薬学領域のコア免疫学

元静岡県立大学教授
今 井 康 之
編 集

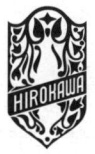

東京 廣川書店 発行

執筆者一覧（五十音順）

伊奈田 宏康	鈴鹿医療科学大学薬学部教授
今井 康之	元静岡県立大学教授
宇野 勝次	元福山大学教授
岡崎 克則	北海道医療大学薬学部教授
岸原 健二	長崎国際大学薬学部教授
中島 敏治	横浜薬科大学教授
深澤 昌史	長崎国際大学薬学部教授
福原 正博	新潟薬科大学薬学部准教授
松原 大	第一薬科大学教授
村田 和子	元医療創生大学教授

薬学領域のコア免疫学

編者 今井 康之（いま い やす ゆき）

平成25年11月30日 初版発行 ©
平成28年3月31日 2刷発行
令和5年8月30日 3刷発行

発行所 株式会社 廣川書店

〒113-0033 東京都文京区本郷3丁目27番14号
電話 03(3815)3651　FAX 03(3815)3650

序　文

　免疫学の学習は，言葉の学習と似たところがあります．目新しい単語がかなり多く，研究が進むにつれ新しい用語や概念が次々と誕生していく点です．また，免疫学を積み上げ方式で系統的に授業することにも困難があります．それは基本的な概念の説明でも，まだ説明していない概念を引用せざるを得ないことがあり，学習者を混乱させるかもしれません．しかし，学習者にはしばらく我慢していただいて学習を進めると，徐々にそれらの用語や概念の間に関係性が生じて，全体を統合的に理解できるようになります．ちょうど単語を不十分な理解で使っているうちに，文が構成できるようになり，自分の考えを表現できるようになるのと近いのです．本書では，統合的な免疫学の理解を最終目標として，まず免疫学の基礎をひととおり説明します．次に，免疫が関係する疾患や病態と，それらの治療薬について説明します．そのうえで，目次の進行順序とは別次元で，統合的な理解につながる学習目標を意識して下さい．まず，免疫学の基本概念を押えます．例えば

- 自然免疫と獲得免疫の違い
- 様々な抗原に対処できる基本的な仕組み
    - クローン選択
    - 抗原受容体の多様性獲得機構
    - 免疫記憶
    - 親和性成熟
- 自己寛容：自己に対する免疫応答を避ける仕組み
- 免疫系が体全体を守る仕組み

　基本概念を理解したうえで，疾患との関係を含めて免疫が関係する具体的な事柄を自分で説明できるようにします．例えば，「アレルギーには獲得免疫の働きが必須」，「臓器移植が困難なのはなぜか？」，「ワクチンの効果は獲得免疫に由来する」，「自然免疫には免疫記憶が存在しない」，「同じ抗原に結合するIgMとIgG抗体がどのように作られるのか？」，「IgGのほうがIgMよりも結合親和性が高いのはなぜか？」，「T細胞受容体に体細胞突然変異が起きると不都合な理由」，「ワクチンの接種率は高いほうが良いが，全員に接種する必要はない」など，いくつもあります．そこで初めて統合的な理解が得られたといえます．

　本書は，薬学領域における免疫学のコアを意識して執筆しましたが，早分かりを目的とはしていません．学習成果として免疫を自分の言葉で表現できることを目指します．執筆方針に賛同いただき出版の機会を賜りました編集部の花田康博氏，編集作業でお世話になった荻原弘子氏をはじめ，廣川書店のスタッフの皆様に深く感謝申し上げます．

平成25年11月

著者を代表して　　今井　康之

目 次

第Ⅰ部　序　章 …………………………………………………………… 1

第1章　免疫応答のあらまし ……………………………………（今井　康之）3

1-1　「免疫」とは何か　3
1-2　予防接種とワクチン　4
1-3　免疫の2つの武器：体液性免疫と細胞性免疫　4
1-4　免疫の手段：能動免疫と受動免疫　5
1-5　免疫の機構：自然免疫と獲得免疫　6
1-6　獲得免疫の性質　7
　　1-6-1　クローン選択　7
　　1-6-2　免疫記憶　8
　　1-6-3　自己寛容　9
1-7　過剰な免疫応答の結果：アレルギー　9
1-8　想定外の免疫：移植免疫　10

第Ⅱ部　基礎免疫学 ……………………………………………………… 11

第2章　免疫担当細胞と組織 ……………………………………（今井　康之）13

2-1　血液細胞の概要と分化　13
2-2　免疫担当細胞の種類　14
　　2-2-1　リンパ球　14
　　2-2-2　顆粒球　16
　　2-2-3　単球とマクロファージ　16
　　2-2-4　樹状細胞　17
　　2-2-5　マスト細胞（肥満細胞）　18
2-3　免疫系の器官，組織　18
　　2-3-1　一次リンパ器官　18
　　2-3-2　二次リンパ器官　20
　　2-3-3　局所免疫系　23

第3章 白血球の移動 ……………………………………………（今井　康之）27

- 3-1 リンパ球再循環 *27*
- 3-2 細胞接着分子とケモカインの働き *28*
- 3-3 炎症部位への白血球の浸潤 *30*
- 3-4 リンパ器官からのリンパ球の退出 *30*
- 3-5 粘膜部位と皮膚へのホーミング選択性 *31*

第4章 自然免疫 ……………………………………………………（岡崎　克則）33

- 4-1 自然免疫の機構 *33*
    - 4-1-1 物理学的バリアー *33*
    - 4-1-2 化学的バリアー *33*
    - 4-1-3 インターフェロン *34*
    - 4-1-4 貪　食 *36*
    - 4-1-5 ナチュラルキラー（NK）細胞 *39*
- 4-2 自然免疫による異物認識機構 *40*
    - 4-2-1 異物識別の対象 *40*
    - 4-2-2 自然免疫の受容体 *42*
- 4-3 炎　症 *47*
    - 4-3-1 炎症の徴候 *47*
    - 4-3-2 感染と炎症 *48*
    - 4-3-3 炎症の帰結 *48*

第5章 抗原と抗体 …………………………………………………（岸原　健二）51

- 5-1 抗原と抗原決定基 *51*
- 5-2 抗体の基本構造：可変部と定常部 *53*
- 5-3 抗原特異性を生む抗原結合部位の構造多様性 *56*
- 5-4 抗体のクラスと機能 *58*
    - 5-4-1 IgG *58*
    - 5-4-2 IgM *61*
    - 5-4-3 IgA *61*
    - 5-4-4 IgE *62*
    - 5-4-5 IgD *62*
- 5-5 Fc受容体の種類と機能 *62*

第6章 補体とは ……………………………………………………（岡崎　克則）67

- 6-1 補体とは *67*
- 6-2 補体系カスケード *68*

6-3　膜侵襲複合体の形成と標的の破壊　*70*

　　　6-4　補体系の制御機構　*71*

　　　6-5　補体と炎症　*72*

　　　6-6　貪食促進，抗体産生の促進　*73*

第7章　抗原抗体反応の利用 ……………………………（松原　大，岡崎　克則）*75*

　　　7-1　沈降反応と凝集反応　*75*

　　　　　7-1-1　沈降反応　*76*

　　　　　7-1-2　凝集反応　*79*

　　　7-2　中和反応　*80*

　　　7-3　抗体を用いた検出系　*81*

　　　　　7-3-1　酵素抗体法　*81*

　　　　　7-3-2　蛍光抗体法　*86*

　　　7-4　アフィニティークロマトグラフィー　*88*

　　　7-5　ポリクローナル抗体とモノクローナル抗体　*89*

　　　7-6　モノクローナル抗体を用いた免疫細胞の分類（CD 分類）　*91*

　　　　　（コラム）　イムノクロマトグラフィー　*94*

第8章　抗原受容体の多様性獲得機構 ………………………………（岸原　健二）*97*

　　　8-1　免疫グロブリン遺伝子の構成　*97*

　　　8-2　遺伝子再構成による可変部の構築　*100*

　　　8-3　抗体可変部多様性の獲得原理　*104*

　　　　　8-3-1　ヌクレオチドの欠失　*104*

　　　　　8-3-2　P-ヌクレオチドの付加　*105*

　　　　　8-3-3　N-ヌクレオチドの付加　*106*

　　　8-4　B 細胞抗原受容体と可溶性抗体の関係　*106*

　　　8-5　抗体のクラススイッチと親和性成熟　*107*

　　　　　8-5-1　親和性成熟と抗体における体細胞超変異　*109*

　　　　　8-5-2　抗体のクラススイッチ　*110*

　　　8-6　T 細胞抗原受容体の構造と抗体との機能的相違点　*113*

　　　8-7　T 細胞抗原受容体遺伝子の構成　*114*

　　　8-8　T 細胞抗原受容体可変部多様性の獲得原理　*117*

第9章　主要組織適合抗原 ………………………………………………（岸原　健二）*119*

　　　9-1　MHC 抗原とは　*119*

　　　9-2　MHC クラス I 分子　*121*

　　　9-3　MHC クラス II 分子　*123*

　　　9-4　抗原処理と抗原提示　*124*

9-4-1　MHCクラスI経路　*126*
9-4-2　MHCクラスII経路　*129*
（コラム）　クロスプレゼンテーション　*131*
9-5　MHCの遺伝的多様性とその意義　*132*

第10章　サイトカイン ……………………………（村田　和子）*135*

10-1　サイトカインとは　*135*
10-2　主なサイトカインとその機能　*136*
10-2-1　免疫応答に関与するサイトカイン　*141*
10-2-2　血液細胞の分化とサイトカイン　*142*
10-2-3　細胞死に関与するサイトカイン　*143*
10-3　サイトカイン受容体とシグナル伝達　*143*
10-4　炎症とサイトカイン　*146*
10-5　ケモカイン　*147*
10-5-1　免疫機能におけるケモカインの役割　*149*
10-5-2　免疫細胞分化におけるケモカインの役割　*149*
10-5-3　疾患におけるケモカインの役割　*150*

第11章　リンパ球の分化成熟機構 ………………（深澤　昌史）*151*

11-1　B細胞の発生と分化　*152*
11-2　胸腺におけるT細胞の分化　*153*
11-3　正の選択と負の選択　*156*
11-4　MHC拘束性と自己寛容の確立　*158*
11-4-1　クローナルデリーションと活性化誘導細胞死　*159*
11-4-2　アナジー　*160*
11-4-3　制御性T細胞による抑制　*161*
（コラム）　化学物質と胸腺萎縮　*162*

第12章　抗原特異的なリンパ球活性化 ……………（深澤　昌史）*163*

12-1　抗原特異的なT細胞の活性化　*163*
12-2　TCR複合体の構成　*164*
12-3　TCR複合体からのシグナル伝達経路　*165*
12-4　ヘルパーT細胞　*167*
12-4-1　共刺激分子とその受容体の働き　*170*
12-4-2　サイトカイン産生と機能の分極化：T_H1細胞とT_H2細胞　*172*
12-4-3　抗体産生の補助と抗体のクラススイッチ　*174*
12-5　細胞傷害性T細胞（キラーT細胞）　*175*
12-6　B細胞受容体としての細胞膜貫通性抗体　*178*

12-7　B 細胞の活性化　*179*

（コラム）　制御性 T 細胞（Treg）と T$_H$17　*183*

第 13 章　免疫応答の全体像：自然免疫と獲得免疫の連携 ……………（今井　康之）*185*

13-1　樹状細胞による抗原の捕獲と T 細胞への抗原提示　*185*

13-2　二次リンパ器官での T 細胞の活性化　*186*

 13-2-1　エフェクター T 細胞　*186*

 13-2-2　記憶 T 細胞　*187*

13-3　二次リンパ器官での抗体産生細胞への活性化　*187*

 13-3-1　抗原提示細胞としての B 細胞の役割　*188*

 13-3-2　胚中心　*188*

13-4　抗体による貪食の促進　*189*

13-5　抗体による補体の活性化　*189*

13-6　抗体依存性細胞性細胞傷害（ADCC）　*189*

13-7　細胞傷害性 T 細胞の弱点を補う NK 細胞　*190*

第Ⅲ部　応用免疫学 …………………………………………………………… *191*

第 14 章　感染免疫とワクチン …………………………………………（福原　正博）*193*

14-1　病原微生物の戦略と免疫系の戦略　*193*

 14-1-1　細胞外細菌　*194*

 14-1-2　細胞内寄生細菌　*196*

 14-1-3　ウイルス　*198*

14-2　ワクチンの種類と特性　*200*

 14-2-1　弱毒生ワクチン　*200*

 14-2-2　不活化ワクチンとトキソイド　*201*

14-3　代表的なワクチン　*201*

 14-3-1　BCG ワクチン　*201*

 14-3-2　ポリオワクチン　*202*

 14-3-3　麻疹・風疹（MR）混合ワクチン　*202*

 14-3-4　ジフテリア・百日咳・破傷風（DPT）三種混合ワクチン　*202*

 14-3-5　日本脳炎ワクチン　*203*

 14-3-6　インフルエンザワクチン　*203*

 14-3-7　水痘ワクチン　*204*

 14-3-8　B 型肝炎ワクチン　*204*

 14-3-9　肺炎球菌ワクチン　*204*

 14-3-10　インフルエンザ菌 b 型（Hib）ワクチン　*205*

14-4　予防接種　*205*

第 15 章　免疫不全症 ……………………………………………（村田　和子）*207*

15-1　原発性免疫不全症　*207*
　　15-1-1　リンパ球分化の障害　*208*
　　15-1-2　リンパ球活性化の障害　*211*
　　15-1-3　食細胞の障害　*212*
　　15-1-4　白血球浸潤の障害　*213*
　　15-1-5　補体成分の欠損　*213*
15-2　続発性免疫不全症　*214*
　　15-2-1　後天性免疫不全症候群（エイズ）　*214*

第 16 章　アレルギーおよび抗アレルギー薬 ……………………（中島　敏治）*219*

16-1　I 型アレルギーの機構　*220*
　　16-1-1　IgE およびマスト細胞の働き　*220*
　　16-1-2　I 型アレルギーの遅発型反応（遅発相）と好酸球の働き　*222*
　　16-1-3　アナフィラキシーショック　*222*
16-2　II 型および III 型アレルギーの機構　*222*
16-3　IV 型（遅延型）アレルギーの機構　*224*
16-4　I 型アレルギーの治療薬　*225*
　　16-4-1　抗ヒスタミン薬　*225*
　　16-4-2　ケミカルメディエーター遊離抑制薬　*226*
　　16-4-3　トロンボキサン A_2 標的薬　*227*
　　16-4-4　ロイコトリエン標的薬　*228*
　　16-4-5　T_H2 サイトカイン経路標的薬　*228*

第 17 章　自己免疫疾患 ……………………………………………（伊奈田宏康）*229*

17-1　自己寛容と自己免疫疾患　*229*
　　17-1-1　遺伝的要因　*230*
　　17-1-2　環境因子　*230*
17-2　自己免疫疾患のスペクトル　*231*
17-3　代表的な臓器特異的自己免疫疾患　*231*
　　17-3-1　自己免疫性内分泌疾患　*231*
　　17-3-2　自己免疫性消化器疾患　*233*
　　17-3-3　自己免疫性血液疾患　*235*
　　17-3-4　自己免疫性神経疾患　*236*
　　17-3-5　自己免疫性腎疾患　*237*
　　17-3-6　自己免疫性呼吸器疾患　*237*

17-4　代表的な全身性自己免疫疾患　*237*
　　17-4-1　関節リウマチ　*237*
　　17-4-2　全身性エリテマトーデス　*239*
　　17-4-3　抗リン脂質抗体症候群　*241*
　　17-4-4　全身性強皮症　*242*
　　17-4-5　多発筋炎・皮膚筋炎　*242*
　　17-4-6　シェーグレン症候群　*243*
　　17-4-7　混合性結合組織病　*244*
　　17-4-8　血管炎症候群　*244*
17-5　自己免疫疾患の治療　*244*
　　17-5-1　副腎皮質ステロイド剤　*244*
　　17-5-2　免疫抑制剤　*245*
　　17-5-3　生物学的製剤　*245*
　　（コラム）癌と免疫の接点　*245*

第18章　移植免疫と免疫抑制薬 ……………………（宇野　勝次）*249*

18-1　ドナーとレシピエント　*250*
18-2　移植の種類　*251*
　　18-2-1　自家移植　*251*
　　18-2-2　同系移植　*251*
　　18-2-3　同種異系移植　*252*
　　18-2-4　異種移植　*252*
18-3　MHCの多様性と移植拒絶　*252*
18-4　移植拒絶の病態　*254*
　　18-4-1　超急性拒絶反応　*254*
　　18-4-2　急性拒絶反応　*255*
　　18-4-3　慢性拒絶反応　*255*
　　18-4-4　移植片対宿主反応　*256*
18-5　移植免疫の制御　*257*
18-6　移植免疫の制御に用いる薬物　*257*
　　18-6-1　リンパ球機能阻害薬　*258*
　　18-6-2　細胞増殖阻害薬　*261*
　　18-6-3　抗炎症（副腎皮質ステロイド）薬　*264*
　　18-6-4　生物学的製剤　*266*
18-7　移植医療　*266*
　　18-7-1　移植医療の現状　*266*
　　18-7-2　移植の適合条件　*267*
　　18-7-3　造血幹細胞移植　*268*

第 19 章　抗体医薬の利用 …… 271

- 19-1　悪性腫瘍　（伊奈田宏康）**271**
- 19-2　アレルギー／炎症性疾患　（中島　敏治）**273**
  - 19-2-1　気管支喘息の治療に用いられる抗体医薬品　**273**
  - 19-2-2　関節リウマチの治療に用いられる抗体医薬品　**273**
- 19-3　移植免疫の制御　（宇野　勝次）**274**

索　引 …… 277

I 序章

1　免疫応答のあらまし

1-1　「免疫」とは何か

　免疫は，英語では immunity という．語源はともかくとして歴史的には，はやり病（疫）から免れるという意味である．「一度かかった病気（感染症）には，二度とかからないか，かかっても軽くてすむ」ということの背景には，免疫がある．感染症の観点からより単純化していうと，免疫とは感染性病原体からの防御を指す．免疫の働きを実現するために働いている細胞や分子から構成される仕組みを免疫系という．免疫系が働いて効果的な防御機能を実現する過程を免疫応答 immune response という．

　しかしながら，感染性ではない異物（自分の体の成分ではない粒子，タンパク質や多糖類などの高分子，場合によっては染料などの低分子化学物質）に対しても，免疫応答が起こることがわかってきた．さらに，免疫応答の過程あるいは結果として，自分自身の組織が傷害されたり，病気の原因となったりすることもある．ある状況では，自分自身の構成成分に対して免疫応答が起こることがあり（自己免疫反応）その結果，病気となることもある（自己免疫疾患）．

　感染症に対して免疫となる働きが体に備わっていることは，古くから経験的に知られてきた．しかし，実験科学の視点から免疫学が発達してきたのは，イギリスの医師である Edward Jenner によってなされた天然痘に対するワクチン vaccine の報告（1798 年）に起源がある．ずっと時代が下って，1960 年代以降になると，細胞培養技術，免疫化学，遺伝子組換え技術，X 線結晶解析，遺伝子改変動物（トランスジェニックやノックアウトマウス），蛍光イメージング技術など，次々と新しい技術が導入され，現在では免疫系を分子構造や分子レベルの反応過程として記述し解明することが不可欠となってきた．

　本書では，免疫系がどんな細胞や分子で構成されていて，それらがどのような仕組みに基づいて働いているのかを説明する．その結果，病原体からの防御免疫の状態がいかに実現されているのか，場合によっては不都合な状態に陥るのかを概説する．

1-2 予防接種とワクチン

　皆さんは，子供のころ予防接種を受けた経験があるだろう．日本では定期接種が実施され，これについては予防接種を受ける努力義務がある．多くの人が予防接種を受けることで，感染症が人から人へと次々に伝わること，すなわち感染症の蔓延を防ぐことができる．予防接種に使われているものの中身を，ワクチンという．ワクチンは体に免疫を付与するので，免疫原 immunogen といえる．より一般的には，抗原 antigen とも呼べる．

　Edward Jenner は，天然痘の蔓延を防ぐため，1つの観察結果に注目した．天然痘よりもより悪性度の低い牛痘にかかって回復したミルク搾りの女性は，天然痘にかからないという観察結果である．そこで，牛痘の皮膚病変部から採取した材料を子供の皮膚に接種した（種痘）．その子供は，その後天然痘にかからなかった．ワクチン接種 vaccination の語源は，ラテン語で牛を意味する *vaccinus* に由来する．1967 年から開始された世界保健機構（WHO）による世界レベルでの種痘実施計画の結果，1980 年に天然痘の根絶が宣言された．現在では，種痘は予防接種の対象ではなくなった．Jenner の実験科学的取り組みが，実社会に大きな成果として還元されたといえる．

　余談だが，予防接種のことを英語では immunization という．すなわち「免疫」という言葉がそのまま使われている．

1-3 免疫の2つの武器：体液性免疫と細胞性免疫

　ワクチンとの関連で，抗原という言葉をすでに取り上げたが，抗原はもともと抗体 antibody と対となり，抗原-抗体として理解されてきた用語である．そこで抗体について，まず説明する必要がある．

　抗体は「免疫された状態」を実現する実体の1つであり，血液中に見られる一群の糖タンパク質である（5章参照）．抗体の側から見た場合，抗体が特異的に結合する対象（病原体や分子）を抗原という．特異的とは，分子レベルで考えると次のようになる．いま，抗体A，抗体B，抗原A，抗原Bがあったとする．ただし，抗原Aと抗原Bは，その立体構造が十分に異なっていると仮定する．抗原Aに結合する抗体Aは，構造の異なった抗原Bには結合しない．逆に，抗原Bに結合する抗体Bは，抗原Aには結合しない．このように，抗原の構造を分子レベルで見分けることができることを特異的という（図1-1）．ただし，抗原Aと抗原Cが構造的に似ていた場合には，例えば抗体Aが抗原Cにゆるく結合できるかもしれない．これを交差反応という．

　ところで，抗体が免疫の主役となっている場合を体液性免疫 humoral immunity という．抗体は，リンパ球 lymphocyte のうちB細胞（Bリンパ球）が産生する糖タンパク質である（2章お

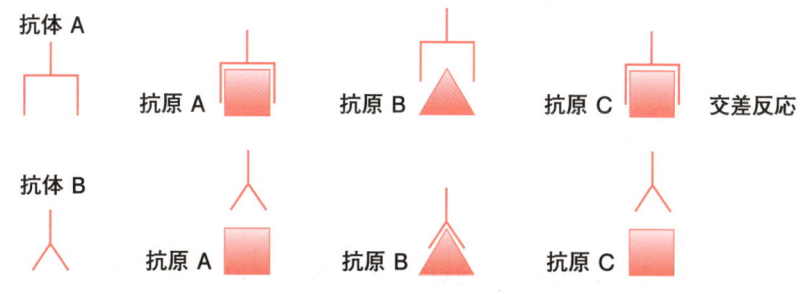

図 1-1　抗原抗体反応の特異性と交差反応
抗体 A は，抗原 A に結合するが，抗原 B には結合しない．逆に抗体 B は，抗原 B に結合するが，抗原 A には結合しない．この関係を抗原特異的という．しかし，抗原 A と抗原 C の構造が似ていた場合，抗体 A が抗原 C にゆるく結合するかもしれない．これを，交差反応という．この例では，抗体 B は抗原 C に交差反応していない．

よび 5 章）．より正確にいえば，免疫されていない動物に抗体を投与することで，免疫状態を付与できる場合を体液性免疫という．例えば，破傷風毒素で免疫したウマから得た血清（破傷風毒素に特異的な抗体が含まれている）を破傷風患者に注射して毒素の作用を妨害して病状の発現を防ぐことが一例である．現在広く用いられるようになった抗体医薬 therapeutic antibody も，体液性免疫の一種といえる．

一方，免疫の状態は必ずしも抗体によって付与できるわけではない．例えば，結核菌に対する抵抗性は抗体では移入できず，免疫された動物から得たT 細胞（T リンパ球）によって未免疫の動物に移入できる．このように，細胞によって初めて付与できる免疫を細胞性免疫 cell-mediated immunity と呼び，T 細胞とその産物であるサイトカイン cytokine が働いている．免疫系の調節に働いている可溶性のタンパク質性因子をサイトカインと呼んでいるが，10 章で詳しく説明する．

とはいえ，B 細胞も T 細胞もリンパ球であり，抗体が作られるためにはリンパ球が必要である．リンパ球はリンパ管を流れる小さな白血球として観察され，1940 年代からリンパ管内のリンパ球の研究は数多く報告されてきた．しかし，長い間，不活性で機能不明な白血球としてしか認識されてこなかった．1960 年代にリンパ球が血液とリンパ液を通って再循環することが発見されてきたが，まだ免疫の中心を担っていることが当然のこととして受け入れられてはこなかった．1950 年代の後半に Macfarlane Burnet によってクローン選択説が発表され，それ以後免疫学の中心として研究が進んできた．

1-4　免疫の手段：能動免疫と受動免疫

ワクチンを接種するか，あるいは感染症にかかった場合には，自らが免疫応答を起こして病原体に対する抵抗性を獲得する．これを能動免疫 active immunity という．一方，破傷風毒素で免疫したウマ血清を注射することで，破傷風の発症を防ぐ場合には，ウマが起こした免疫応答の産

物である抗体によって抵抗性が獲得されている．免疫された個体からの移入によって得られる免疫を**受動免疫** passive immunity という．抗体医薬も受動免疫の一種である．

　能動免疫は，誘導に時間がかかるという欠点があるが，一度獲得するとその効果が持続する．そこで，予防接種を行う意味は，あらかじめワクチン接種によって能動免疫を誘導して感染に備えるということである．ただし，感染から発病までの潜伏期間が長い感染症（例えば狂犬病）の場合には，感染後直ちにワクチンを接種しても効果が得られる．一方，受動免疫の場合は，抗体を注射すると即効性が得られる．ただし，抗体の血中での半減期に基づいて効果が失われていく．また，ウマ血清などはヒトにとって異物であるため，ウマ血清成分に対する免疫応答が起こってしまう．その結果，望ましくない**アレルギー**反応（血清病）が発現する．抗体医薬の場合，できるだけヒトの抗体に近づけたヒト化抗体や，ヒトの抗体遺伝子を利用して作ったヒト抗体が利用できるようになった．

1-5　免疫の機構：自然免疫と獲得免疫

　ここまでは，免疫された状態と免疫されていない状態の比較に焦点をあてて述べてきた．しかし，初めて遭遇する病原体に対して，全く無防備であるはずはない．病原体の侵襲にまず対処できる防御機構が存在するはずである．免疫されていなくても，病原体を認識して排除する機構を**自然免疫** natural immunity または**先天性免疫** innate immunity という．これに対して，抗体やリンパ球が主役として働いており，ワクチンによって獲得できる免疫を**獲得免疫** acquired immunity または**適応免疫** adaptive immunity という．

　自然免疫は，病原体や異物に対して速やかに反応して，初期の防御機構を発揮する．例えば，体内に侵入した細菌を白血球が細胞内に取り込み（貪食という），細胞内で殺菌する作用があげられる．また細菌の侵入局所の血流を増加させ，血管透過性を上げることで体液を滲出させ，抗菌物質や酵素などを供給するとともに，白血球を浸潤させて貪食を実行させる急性炎症が典型例である．自然免疫の場合は，体にとって有害な分子パターンを識別する受容体によって応答が開始される（4章）．受容体としては，細胞膜貫通型受容体である Toll-like 受容体（TLR），細胞質に存在する NOD-like 受容体（NLR）が代表的である．これらの分子は，個々の病原体等の微細な特徴というよりは，認識対象となるグループごとに共通して見られる分子パターンを識別している．病原体に関連した分子パターン（PAMPs）と，ダメージを受けた細胞に発現する分子パターン（DAMPs）があげられる．また，自然免疫によって察知された危険性情報（danger signal という）に基づいて，より特異的，強力，持続性のある獲得免疫が発動される．この鍵となるのが**抗原提示** antigen presentation と呼ばれる過程である（9章）．

　獲得免疫の場合，初めて遭遇した抗原に対しては，応答の開始に時間がかかり，応答も強くないかもしれない．しかし，同じ抗原に再びさらされることによって，応答の開始が早くなり，より強力な応答が起こる．前者を**一次応答** primary response，後者を**二次応答** secondary response という（図1-2）．すなわち，抗原に対する暴露回数によって免疫応答に増強が見られ

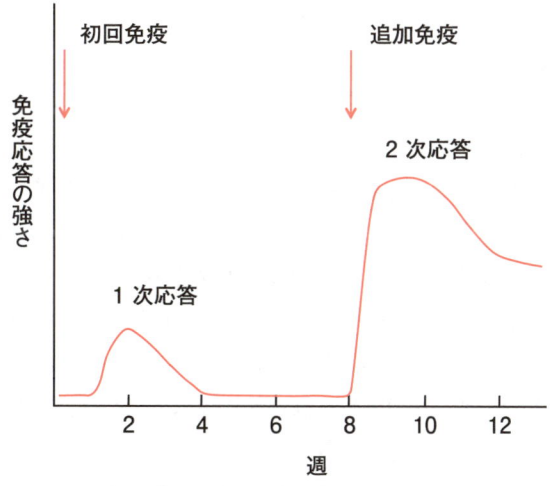

図1-2　一次応答と二次応答
初めて抗原と出会ったとき（初回免疫）と比べて，再び抗原と遭遇したとき（追加免疫）の方が，免疫応答の開始が早く，強い免疫応答が起きる．免疫応答の強さは，例えば血液中の抗原特異的な抗体の力価などで判定できる．

る．免疫系が抗原にさらされて免疫応答が開始されることを**感作** sensitization ともいう．

　二次応答が起こる機構としては，**免疫記憶** immunological memory という自然免疫にはない獲得免疫の特徴がある．獲得免疫の主役はリンパ球であるが，抗原受容体の性格が自然免疫とは根本的に異なっている．すなわち，リンパ球はあらかじめ多様な抗原受容体を用意しており，出会った抗原と結合できる受容体をもったリンパ球のみが免疫応答しているのである．これをクローン選択と呼び，次に説明する．

1-6　獲得免疫の性質

　獲得免疫の特徴を考えると，(1) なぜ多様な抗原に対して特異的に免疫応答を起こすことが可能なのか，(2) 抗原への暴露回数が増えると免疫応答が増強する機構は何か，(3) なぜ自分自身の細胞や分子に対して免疫応答を起こさないように保障されているのかという疑問点がある．

1-6-1 ● クローン選択

　B細胞およびT細胞は，細胞表面に抗原特異的な受容体をもっている．B細胞とT細胞で受容体の性質が異なるが，共通した部分もある．それは，相手となる抗原それぞれに応じて，抗原と結合する部位の立体構造が，個々の受容体ごとにそれぞれ異なっている点である．別のいい方をすれば，1つのリンパ球は，ある抗原に特異的な1種類の**抗原受容体**をもつ．個々のリンパ球ごとに異なった抗原受容体をもつので，リンパ球集団全体としては，極めて多数の抗原特異性をカバーしている．リンパ球が多様な抗原受容体をつくる機構には遺伝子組換えが働いており，詳細

は8章で説明する．重要な点は，**多様性** diversity の獲得機構にはランダムな過程が組み込まれており，その結果いかなる抗原にも対応できる点である．

リンパ球が多様な抗原受容体を獲得する過程は，抗原の存在に依存していない．また，この過程は一次リンパ器官内（2章）で起こる．

病原体など免疫応答の対象となる抗原が体内に入ると，抗原に特異的なリンパ球のみが抗原によって活性化され，細胞増殖を起こし，免疫応答の効果を発揮できる細胞（**エフェクター細胞** effector cell）に分化する．すなわち，1つのリンパ球の子孫（**クローン** clone）からなる細胞集団が作られ，免疫応答を遂行する．抗原の側から見ると，抗原特異的なリンパ球クローンが選ばれるので，**クローン選択** clonal selection と呼ばれている（図1-3）．抗原特異的にリンパ球が増殖するため，量的に十分な免疫応答が保障される．B細胞の場合は，クローン選択の結果ある抗原に特異的な抗体を産生する細胞が得られる．T細胞の場合は，抗原特異的な**細胞傷害性T細胞** cytotoxic T cell や**ヘルパーT細胞** helper T cell が得られる．クローン選択は，二次リンパ器官内（2章）で起こる．

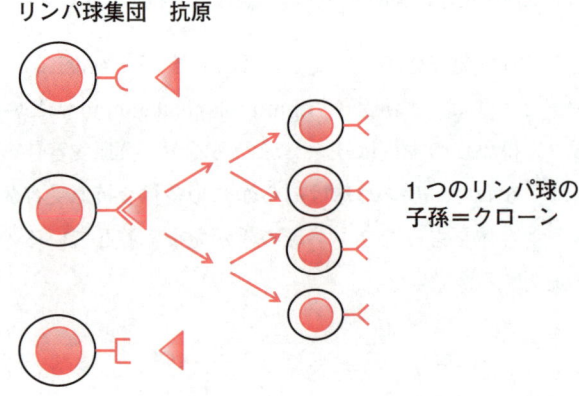

図1-3　クローン選択

集団としては，多様な抗原受容体をもつリンパ球集団があらかじめ準備されている．個々のリンパ球は，1種類の抗原受容体しかもたない．抗原刺激を受けると，その抗原に特異的に結合する抗原受容体をもつリンパ球のみが増殖／分化して，エフェクター細胞や記憶細胞となる．1つのリンパ球の子孫からなる細胞集団をクローンという．抗原によってリンパ球クローンが選ばれるので，クローン選択と呼ばれている．

1-6-2 ● 免疫記憶

初めて抗原と出会ったときの一次応答に比べ，再び抗原と遭遇したときに見られる二次応答のほうが，免疫応答に要する時間が短縮し，より強い免疫応答を起こすことができる（図1-2）．また，抗体のクラスや抗原に対する親和性など，免疫応答の質も異なっている（8章）．これらの性質は，**免疫記憶**と呼ばれている．その機構は，クローン増殖したリンパ球集団の一部が**記憶細胞**（**メモリー細胞** memory cell）に分化し，長期間体内で生存することによる．再び抗原が侵入すると，記憶細胞が活性化されて再びクローン増殖する．抗原と出会ったときに一定数の記憶

細胞が作られるため，一次応答の時よりは抗原特異的なリンパ球の頻度が高くなっている．さらに，記憶細胞の一部は抗原が侵入しそうな部位に分布していたり，全身を循環して抗原の侵入に備えたりしているため，より速く抗原に反応し，個体レベルで見るとより強い免疫応答が実現できる．

1-6-3 ● 自己寛容

　自分自身の細胞や分子に免疫応答を起こすと，自分自身が免疫系によって傷つけられることになる．このような不都合を防ぐ手だてはどうなっているのだろうか．自己とは何かという点が，免疫学の中心的な課題となってきた．

　自然免疫の場合，病原体関連分子パターンのように不都合な分子パターン以外には反応しない．また識別の基準としては，例えば細菌など宿主とは異なる生物種の分子を識別できればよい．したがって，自然免疫的な観点からは同種であれば自分と他人との区別がない．

　それに対して，獲得免疫の抗原受容体はランダムに作られるため，どんな分子に結合するのかあらかじめわからない．当然，自分の分子にも反応する受容体が生成されてくる．そこで，獲得免疫においては，免疫系が努力して自分に反応する受容体をもったリンパ球を排除している．外来抗原には反応するが，自己抗原には反応しない状態のことを自己寛容 self tolerance という．この過程を担っているのが一次リンパ器官である．

　特にT細胞においては，抗原認識に主要組織適合抗原（MHC）が必須である．MHCは自己を表現する分子として獲得免疫の中心的な存在であり，詳細は9章で説明する．またT細胞レベルの自己寛容には胸腺の働きが重要である．MHCは多型性のある分子であり，人によって異なっている．そのため，獲得免疫の観点からは，他人は非自己である．詳細は11章で説明する．

1-7　過剰な免疫応答の結果：アレルギー

　病原体を排除する過程で宿主の組織が傷つくことは避けられないことでもある．例えば，白血球が細菌を貪食して殺菌するための重要な武器の1つとして活性酸素があげられる．しかし，活性酸素は白血球の外にも漏れ出し，体の組織にもダメージを与える．また，体のなかでウイルス感染の広がりを防ぐためには，細胞傷害性T細胞の働きが重要である．この細胞は，ウイルスに感染してしまった細胞を丸ごと殺してしまい，ウイルスが体内で広がるのを防ぐ．当然宿主組織が傷害される．ただし，免疫系にはダメージを受けた組織を元通りに修復する働きも組み込まれている．

　一方，病原体ではない無害な抗原に過剰に反応して不都合な結果をもたらす場合がある．これをアレルギー allergy という．例えば，スギの花粉は感染性病原体ではなく，宿主に有害なものでもない．しかし，スギの花粉に対して不必要でもあり，過剰な免疫応答が起こった結果，スギ花粉症に悩まされる人も多いだろう．同様なアレルギーには，食物中のタンパク質に対して免疫

応答が起こってしまう食物アレルギーもよく知られている．小麦，牛乳，卵，大豆などが代表例である．食品には多くの食材が用いられており，それを食事のたびに注意深く選別するのは大変手間のかかる作業である．

　食物アレルギーの場合でもありうるが，ときには致命的なショック症状が起こることがある．これをアナフィラキシーショックという．薬剤の場合にも起こりうるので十分な注意が必要である．このような不都合な免疫反応が起こる機構については16章で説明する．また，自己構成成分に対して免疫応答が起こった結果病気となる場合を自己免疫疾患 autoimmune disease という．これも，不適切で過剰な免疫応答としてアレルギーの一種といえる．代表的な自己免疫疾患については，17章で説明する．

1-8　想定外の免疫：移植免疫

　移植医療 transplantation は，生命維持に必要な臓器などが働かなくなった場合，他人から臓器，組織，細胞を移植して，生命を助ける目的で行われている．広い意味では，輸血が最も古くから普及していた移植医療といえる．臓器移植には高度な外科的技術が必要であり，その一方で免疫系としては想定外の事態でもある．獲得免疫は自己と非自己を厳密に見分けるので，他人は基本的には自己ではない．しかし，自己である他人も存在する．それは一卵性双生児であり，同じ遺伝子をもっているからだ．自己を表現する分子としてすでに述べた MHC が同一であることによる．MHC は，T 細胞が抗原を認識する場合に不可欠な細胞表面の分子であり，自己の MHC に強く結合する T 細胞はあらかじめ排除されて自己寛容が成立している．ただし他人の MHC と遭遇することは想定外であるため，免疫寛容 immunological tolerance の対象ではない．そのため，少し異なった構造をもった他人の MHC に免疫応答する T 細胞は残存している．移植を成功させるためには，できるだけ MHC の違いを少なくすることが求められる．すなわち，ドナー donor（臓器提供者）とレシピエント recipient（臓器移植者）の組合せをどのように選ぶのかが肝要だ．そのため，できるだけ多くの人がドナー候補者として登録すれば，良い組合せが実現される可能性が高まる．

　もう1つの進歩は，移植医療に欠かせない免疫抑制薬の開発があげられる．免疫抑制薬の研究では，T 細胞の抗原特異的な活性化過程において細胞内でどのような分子機構が働いているのかについての理解が重要であった．これらについては，12章と18章で説明する．

II

基礎免疫学

2 免疫担当細胞と組織

🔴 2-1 血液細胞の概要と分化

　免疫を専門に担当する細胞は血液細胞の一種の白血球 leukocyte である．まず血液細胞がどのようにできてくるのかを概観しよう．
　血液細胞は赤血球 erythrocyte，白血球，血小板 platelet からなり，成人では骨髄 bone marrow に存在する多能性造血幹細胞 hematopoietic stem cell に由来する．血液が作られることを造血 hematopoiesis という．
　多能性造血幹細胞は自己再生するとともに，様々な血液細胞に運命づけられた細胞を作り出す．

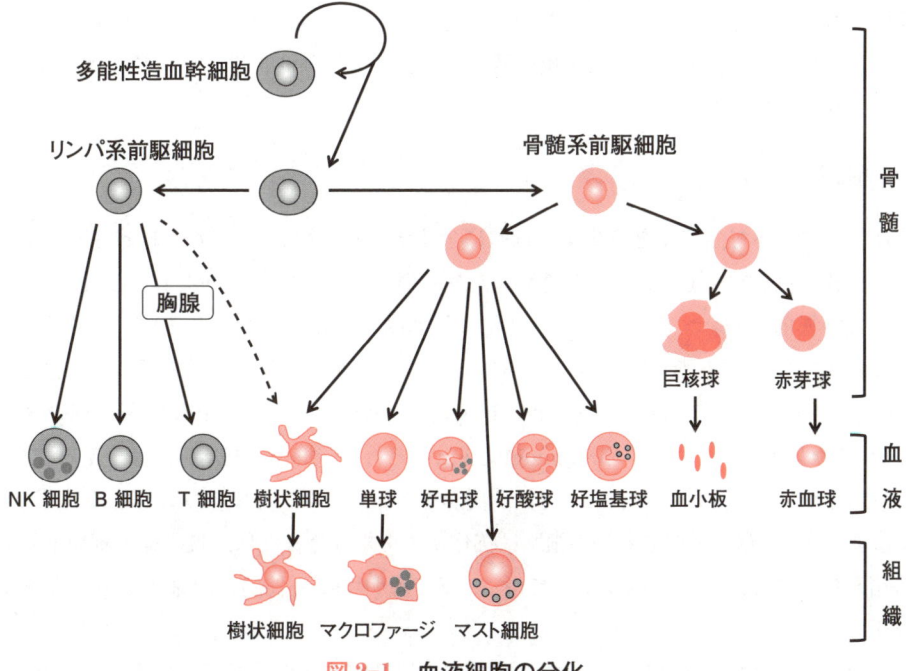

図 2-1　血液細胞の分化

共通の幹細胞から様々な機能を担った細胞に分かれていくことを分化という．まず，**リンパ系** lymphoid と**骨髄系** myeloid 前駆細胞に分かれる．リンパ系の子孫がリンパ球であり，骨髄系からはその他の白血球，赤血球，血小板が生まれる．赤血球の前駆細胞を**赤芽球** erythroblast という．血小板は**巨核球** megakaryocyte という多核の細胞から骨髄内で生み出され，血液循環に供給される（図 2-1）．

2-2 免疫担当細胞の種類

2-2-1 ● リンパ球

獲得免疫が働くのは，**リンパ球**の働きによる．リンパ球は，体を構成する細胞のうち，個別の抗原に対して単一な特異性をもつ抗原受容体をもった細胞である．つまり A という抗原に反応するリンパ球は，構造的に異なる B という抗原には反応せず，逆に B に反応するリンパ球は A とは反応しない．個々のリンパ球に抗原特異性があるが，それぞれのリンパ球ごとで特異性が違うので，リンパ球集団としては多様な抗原に対応できる．成熟したリンパ球で一度も抗原に出会ったことのないものを**ナイーブリンパ球**という．ナイーブリンパ球は，血液・リンパ液を介して二次リンパ器官を循環し，抗原との遭遇に備えている（3章参照）．形態的には直径 8〜10 μm で，ほとんど細胞質のない小型リンパ球である．抗原と出会って活性化されると細胞分裂によってクローン増殖が起こる．その結果，機能を発揮する**エフェクターリンパ球**となるか，長寿命で休止期の細胞である**記憶リンパ球**が作られる．記憶リンパ球のおかげで，再び同じ抗原が侵入した場合に，速やかに強い免疫応答（二次応答）を起こすことができる．リンパ球は血液中の白血球の 3 割程度の数を占める．

A　B 細胞

体液性免疫において，抗体を産生する細胞に分化するリンパ球を **B 細胞** B cell または B リンパ球 B lymphocyte という．細胞膜貫通型抗体が **B 細胞抗原受容体** B cell receptor（BCR）であり，抗原と特異的に結合する．B 細胞の分化は骨髄内でほとんど行われるが，最終段階は脾臓 spleen に移動してから完了し，さらに他のリンパ器官に供給される．最終的に抗体産生細胞に分化した細胞を形質細胞 plasma cell と呼び，それが分泌する血液中の糖タンパク質が**抗体** antibody（または**免疫グロブリン** immunoglobulin）である．抗体の基本構造は，5 章で説明する．抗体の多様性が生み出される機構は，遺伝子再構成というリンパ球にのみ存在する特殊な遺伝子組換えによるが，8 章で説明する．B 細胞は抗体産生を担うとともに，抗原提示細胞として T 細胞とも相互作用する．抗原提示については，9 章で説明する．骨髄に由来する B 細胞を B-2 細胞という．

ところで，成体で骨髄が造血の場となる前は，胎児肝が造血の場である．胎児肝に由来する B

細胞を B-1 細胞という．成体において B-1 細胞は腹腔や粘膜固有層に存在し自己再生している．産生される抗体の多様性は限られており，細菌由来の多糖と反応する自然抗体（特に免疫しなくても作られている抗体）があげられる．主に IgM クラスの抗体を作るが，粘膜固有層で作られる IgA クラスの抗体の半数は B-1 細胞由来とも考えられている．抗体のクラスについては 5 章で説明する．

B　T 細胞

T 細胞 T cell は，獲得免疫の中枢を担うリンパ球であり，T リンパ球 T lymphocyte ともいう．骨髄から**胸腺** thymus に移動した T 細胞の前駆細胞は，胸腺内で分化成熟を完了する．胸腺で成熟した T 細胞は，二次リンパ器官の T 細胞領域に移動する．B 細胞とは異なり，細胞膜貫通型の **T 細胞抗原受容体** T cell receptor（**TCR**）を利用して抗原を識別する．抗体のような可溶性分子としての TCR は存在しない．TCR は遺伝子再構成によって抗原結合部位の多様性を生じる点で抗体と似ているが，**主要組織適合抗原** major histocompatibility antigen（MHC）の助けを借りて細胞表面に提示された抗原にしか結合できない点で大きく異なる（9 章）．

T 細胞の働きとしては，免疫応答の開始に関わり免疫の司令塔ともいえる**ヘルパー T 細胞** helper T cell と，ウイルス感染細胞やがん細胞を直接破壊する**細胞傷害性 T 細胞** cytotoxic T cell（CTL）（**キラー T 細胞** killer T cell ともいう）に大別できる．ヘルパー T 細胞は直接病原体を破壊しないが，可溶性分子である**サイトカイン** cytokine の産生や，細胞同士の直接相互作用を介して，別の細胞に働きかけて機能を発揮する．一例をあげると，B 細胞に働きかけて，抗体産生を促進・調節することができる．一般にヘルパー T 細胞は細胞表面に **CD4** 分子を発現し，細胞傷害性 T 細胞は **CD8** 分子を発現する．細胞表面分子の CD 分類については，7 章で説明する．

免疫応答の行き過ぎを抑える**制御性 T 細胞** regulatory T cell（Treg）も知られている．Treg は，CD4 とともに CD25 分子を発現している．

CD4 や CD8 の本来の役割については，抗原提示機構や胸腺での分化成熟過程の理解が必要であり，9 章と 11 章を参照のこと．

胸腺で分化成熟する T 細胞は，TCR として αβ 型をもっているが，それとは異なる γδ 型の TCR を保有する γδT 細胞も知られている．病原体に対する初期防御に働くとも考えられているが，その重要性については未だ不明な点が多い．8 章を参照のこと．

C　NK 細胞 natural killer cell

NK 細胞は，大型で細胞質内に顆粒をもつリンパ球であるが，遺伝子再構成によって多様性を獲得した受容体を使わない．したがって，獲得免疫ではなく自然免疫を担うリンパ球である．標的細胞を直接破壊するので，細胞傷害性 T 細胞と機能的に共通している．また，抗体の Fc 部分に対する受容体を保有し，**抗体依存性細胞性細胞傷害** antibody dependent cellular cytotoxicity（ADCC）の機構で標的細胞を破壊することもできる（13 章）．がん細胞に特異的な抗体医薬が働くためには，NK 細胞による ADCC が重要な役割を担っていると考えられている．

D　NK-T 細胞

T 細胞の一種で，NK 細胞の受容体と $\alpha\beta$ 型 TCR を共に保有するリンパ球として知られている．糖脂質抗原を認識して応答するとされている．

2-2-2 ● 顆粒球 granulocyte

細胞質に顆粒をもつ血液細胞で，以下の 3 つのタイプの細胞がある．

A　好中球 neutrophil

核の形態的特徴から多形核白血球 polymorphonuclear leukocyte とも呼ばれ，自然免疫を担当する数の最も多い白血球（全白血球の 6 割程度）である．骨髄で分化を完了し血中に放出される．1 日に 1000 億個程度作られるが，寿命が 6 時間程度と短い．炎症局所に浸潤し細菌などの異物を貪食 phagocytosis して細胞内に取り込み，細胞内で破壊する．粒子状の異物を細胞内に取り込み破壊する働きを貪食というが，貪食作用を専門にしている免疫細胞を食細胞 phagocyte という．好中球の細胞内顆粒には，様々な酵素やディフェンシンが含まれ異物を分解・破壊するほか，活性酸素の産生によって細菌を破壊する能力が高い．傷口に見られる膿には細菌を破壊して死んだ好中球が含まれている．

B　好酸球 eosinophil

酸性色素で染まる顆粒を細胞質にもつ顆粒球である．すなわち，顆粒には塩基性タンパク質が含まれている．数は少なく，好中球の 1/20 以下である．寄生虫に有害な物質を放出して防御的に働くが，即時型過敏症では宿主組織の傷害にも関与している．

C　好塩基球 basophil

塩基性色素で染まる顆粒を細胞質にもつ顆粒球である．数は少なく，血中白血球の 1% にも満たない．顆粒には，酸性のプロテオグリカンが含まれている他，ヒスタミンなどマスト細胞と共通の化学伝達物質を含んでいるので炎症の開始や即時型過敏症の開始で働く可能性もあるが，生物学的な機能は未解明な点が多い．好塩基球は，組織に存在するマスト細胞の前駆細胞ではない．

2-2-3 ● 単球とマクロファージ

血液細胞である単球 monocyte と，組織に移行あるいは定着した大型の食細胞であるマクロファージ macrophage を総称して単核食細胞 mononuclear phagocyte という．好中球とは異なり核が枝分かれしていないという特徴を表している．単球は，骨髄で作られ途中まで分化して血中を循環している細胞である．炎症部位の組織局所に浸潤するか，組織の間質に定着して最終分化したものをマクロファージという．

組織内のマクロファージには，定着部位によって形態や細胞表面マーカーも異なり，様々な名

称がある．例えば，肝臓の類洞に分布する**クッパー細胞** Kupffer cell，肺の気道上皮の表面に出て異物を貪食する肺胞マクロファージ alveolar macrophage，中枢神経系に分布するミクログリア細胞 microglial cell，骨吸収によって骨代謝で働く**破骨細胞** osteoclast などである．

マクロファージは，専門的殺し屋の好中球とは異なり，多彩な生物機能を発揮する．まず，貪食と細胞内殺菌により病原体を排除するのみならず，体内の死細胞を貪食し除去する．例えば，短寿命の好中球は，炎症部位に浸潤しなかった場合プログラム細胞死（アポトーシス）を起こす．それらはクッパー細胞や脾臓の組織マクロファージによって貪食除去される．一方，T細胞への抗原提示細胞としても働き，獲得免疫への橋渡しを行う．様々なサイトカイン cytokine を産生して，自然免疫および獲得免疫の調節を行う．サイトカインについては，10章で説明する．さらに，様々な細胞増殖因子を産生して，傷害された組織の修復を行う．すなわち，血管を新生させ，結合組織を再生する．

マクロファージの多彩な働きは，異なる細胞集団によって担われている可能性がある．古典的活性化では，1型ヘルパーT細胞（T_H1）依存的に活性化され，炎症性マクロファージとして細菌の殺滅能力が強められる．一方，代替活性化では，組織修復や組織リモデリングに働くマクロファージとなる．

マクロファージの異物認識は，自然免疫の特徴であるパターン認識受容体による認識を基本としている．代表例は，病原体関連分子パターンを認識する**Toll様受容体** Toll-like receptor（**TLR**）であり，4章で説明する．一方，獲得免疫の産物である抗体のFc部分に対する受容体を使って，貪食の促進がはかられる．貪食を促進する働きを**オプソニン化** opsonization という．この場合，獲得免疫のエフェクター細胞としての役割も担っているといえる．

2-2-4 ● 樹状細胞

微生物やその他の抗原を捉えて細胞内で処理し，ヘルパーT細胞に抗原を提示して活性化に導く細胞を，一般に**抗原提示細胞** antigen-presenting cell（APC）という．APCとして働くおもな細胞としては，マクロファージ，B細胞とともに**樹状細胞** dendritic cell（**DC**）があげられる．なかでも樹状細胞は主要なAPCであり，ナイーブT細胞への抗原提示細胞として免疫応答の開始で重要である．多くの樹状細胞は単球と共通の細胞系列に属しており，細胞表面には樹状突起が多数存在する．微生物やタンパク質抗原を細胞内に取り込み，抗原処理／抗原提示を行う（9章）．様々な組織に分布しており，抗原を提示して二次リンパ器官に運ぶ能力をもつ．皮膚の表皮内に分布する樹状細胞として**ランゲルハンス細胞** Langerhans cell が知られている．樹状細胞の仲間の plasmacytoid DC は，ウイルスに応答してⅠ型**インターフェロン**を産生し，初期のウイルス感染防御に貢献すると考えられている．

多くの樹状細胞が骨髄系の前駆細胞に由来するが，リンパ系の前駆細胞から由来する樹状細胞も一部あるとされている．

そのほか，樹状細胞の名前があるために紛らわしいが，造血系の細胞ではなく上皮系の細胞として**ろ胞樹状細胞** follicular dendritic cell（FDC）があげられる．この細胞は，二次リンパ器官の胚中心に存在し，B細胞への抗原の提供や抗体の親和性成熟で働いていると考えられている．

2-2-5 ● マスト細胞（肥満細胞）

マスト細胞 mast cell は，組織に定着し，細胞質に塩基性色素で染まる顆粒をもっている．組織内では，神経や細い血管の周囲に局在している．IgE クラスの抗体の Fc 部分に結合する受容体をもつ．顆粒内には，**ヒスタミン**をはじめとする化学伝達物質が含まれ，炎症や即時型過敏症の開始に働いている．骨髄の造血幹細胞に由来するが，血球である好塩基球が組織に浸潤して定着したものではない．

2-3 免疫系の器官，組織

リンパ球を含む免疫担当細胞の成熟の場を提供する**一次リンパ器官**と，外来抗原に対して効率的な免疫応答の開始を可能にする場を提供する**二次リンパ器官**がある．

2-3-1 ● 一次リンパ器官

A 骨髄

骨の内部には支持細胞（ストローマ細胞）と血管からなる網の目構造と血球で構成された**骨髄** bone marrow がある（図 2-2）．成人では，骨髄が造血の場であり，造血幹細胞が自己再生するとともに，様々な細胞に運命づけられた子孫の細胞が作られる．成人の造血は扁平骨（胸骨，椎骨，腸骨，肋骨）の骨髄で主に行われる．支持細胞（ストローマ細胞）は，分化途中の血球細胞との間で細胞同士の直接接触や，サイトカインなどの可溶性因子を介して分化を促す．血球細胞分化で重要なサイトカインとして，幹細胞因子（SCF；別名 c-Kit リガンド），インターロイキン 7（IL-7），IL-3，赤血球分化に働くエリスロポエチン，血小板分化に働くトロンボポエチン，3 種類のコロニー刺激因子（GM-CSF，G-CSF，M-CSF）などがあげられる．

骨髄で完全に分化成熟して血中に放出される血球は，赤血球，顆粒球，単球である．巨核球も骨髄内で分化し，細胞質の断片である血小板を血液に送り出す．リンパ球のうち B 細胞は，ほとんどの分化過程を骨髄で完了し，未熟 B 細胞（細胞表面に IgM のみを保有）として脾臓などの二次リンパ器官に送り出される．そこでは，成熟 B 細胞（細胞表面に IgM と IgD の両方を保有）に分化する．もし骨髄内で自己抗原が未熟 B 細胞と強く結合すると，その B 細胞クローンは死滅して自己抗原に対する免疫応答は未然に防がれる．これを，B 細胞レベルでの**自己寛容** self tolerance という．

T 細胞の場合は，骨髄から胸腺に前駆細胞が移動してそこで分化を完了する．NK 細胞の場合は，骨髄内で分化して血液中に放出されるが，NKT 細胞は胸腺で最終分化すると考えられている．

第 2 章　免疫担当細胞と組織　　　　　　　　　　　　　　　*19*

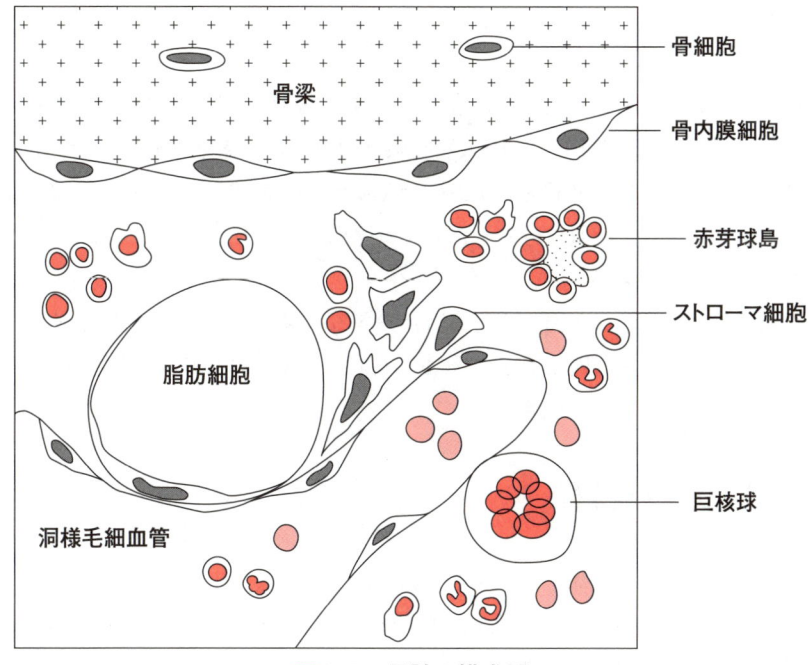

図 2-2　骨髄の模式図

B　胸　腺

　胸腺は胸腔内で心臓の上部に位置し，結合組織の被膜で覆われいくつかの小葉に分かれた器官である（図2-3）．骨髄から移動してきたT細胞の前駆細胞が分化および選択をうけて成熟する部位である．T細胞の名称は，胸腺 thymus の頭文字である"T"に由来する．胸腺の被膜の近くには，細胞密度の高い領域である皮質があり，未熟なT細胞である胸腺細胞 thymocyte が分布する．皮質の内側には，細胞密度の低い領域があり髄質という．髄質の中央には，タマネギの芯を思わせる特徴的なハッサル小体が観察される．胸腺には，非リンパ系細胞である胸腺上皮細

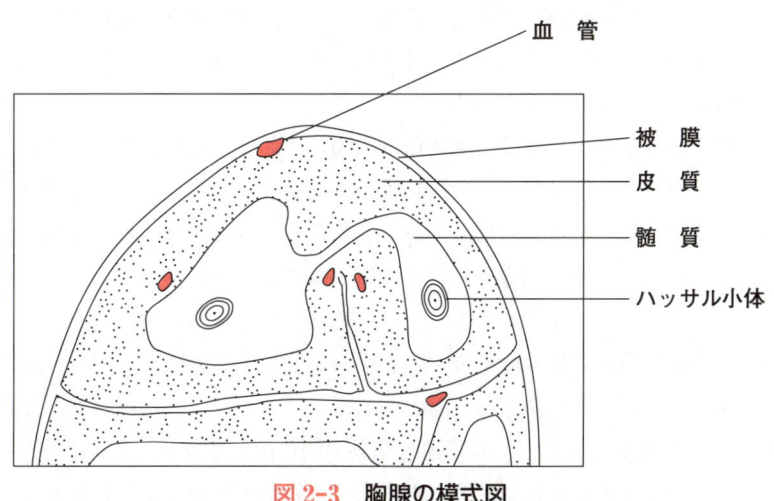

図 2-3　胸腺の模式図

胞が存在し，IL-7などのサイトカインを供給するとともに，T細胞に自己抗原を提示して，自己反応性のT細胞を除去する過程で働いている．

骨髄から移動した細胞は胸腺に入る．最も未熟な胸腺細胞は，CD4⁻CD8⁻であるが，TCRを細胞表面に発現するとともにCD4⁺CD8⁺の未熟胸腺細胞となる．未熟胸腺細胞は，皮質に分布している．その後，胸腺での選択過程を経て，CD4⁺CD8⁻またはCD4⁻CD8⁺の成熟胸腺細胞として髄質に分布するようになる．髄質に分布した成熟胸腺細胞は，血管を通って二次リンパ器官にナイーブT細胞として供給される．

胸腺の選択過程では，自己のMHCに弱く結合できる細胞が選ばれる一方で，強く結合して自己免疫の原因となるようなT細胞は除去される．後者の仕組みにより，T細胞レベルでの自己寛容が成立する．詳しくは，11章で説明する．

2-3-2 ● 二次リンパ器官

免疫系が体内に侵入する病原体を監視するためには，白血球が体内をパトロールする必要がある．血管系によって体の隅々にまで白血球は駆けつけることができる．炎症 inflammation は病原体の侵入局所に白血球を動員する働きを担っている．ところで，獲得免疫系は，抗原特異的なリンパ球クローンの集団で構成されているが，1つ1つが特定の抗原に特異的なため，じっとしていては抗原と出会う確率が低い．そこで，体の各部位から抗原を特定の器官に集め，そこにリンパ球を循環させて抗原と出会う機会を高める仕組みが必要である．抗原とリンパ球を集め，獲得免疫を効率的に開始させる役割を担っているのが，二次リンパ器官である．

A　リンパ節 lymph node

まず，リンパ管のネットワークについて説明する．血管からは組織に液体が移行しているため，余分な体液を血管に回収する必要がある．体液量の恒常性を維持しているのがリンパ管系である．リンパ管は，血管と異なり閉鎖系の脈管系ではない．リンパ管の内皮には隙間があるので，体液や血球細胞がリンパ管に入り込むことができる．リンパ管内を流れる体液をリンパ液という．逆流防止の弁があるため，リンパ液は一方向に流れる．リンパ液は次第に太いリンパ管にまとめられ，最終的にはリンパ本幹（胸管と右リンパ本幹）に至り，静脈に戻る．ヒトでは，毎日2Lのリンパ液が血液に戻ると見積もられている．

さて，リンパ管のもう1つの役割は，獲得免疫の開始における役割である．病原体が侵入する入り口としては，皮膚，消化管粘膜，呼吸器粘膜が主な部位である．これらの部位は上皮層とその下の結合組織で構成され，抗原提示細胞である樹状細胞が含まれている．また，リンパ管が存在している．微生物を捉えた樹状細胞や可溶性抗原が組織からリンパ管に入る．リンパ管ネットワークの中間地点には，リンパ節が配置され，リンパ液のフィルターの役割を果たしている．リンパ液を流れて来た微生物を食細胞の働きで除去することも1つの役割である．もう1つは，リンパ管を通って抗原をリンパ節に集めることである．ナイーブリンパ球はリンパ節に出入しているため（3章），ここで抗原と出会って獲得免疫が効率的に開始される．

リンパ節は，結合組織性の被膜におおわれた器官で，複数の輸入リンパ管を介してリンパ節に

リンパ液が流入する（図2-4）．輸入リンパ管は被膜直下のスペースである辺縁洞に開口している．辺縁洞からリンパ節内部に向かって皮質，傍皮質，髄質に区画化されている．辺縁洞に入ったリンパ液は，髄質を経由して，1つの輸出リンパ管を通ってリンパ節から出て行く．したがって，リンパ節は体内のリンパ管を集合させるポイントに配置されているといえる．なお，リンパ節には粘膜部位のリンパ節（腸間膜リンパ節）mesenteric lymph node と末梢リンパ節 peripheral lymph node があり，前者は腸管からのリンパ液を受けているのに対して，後者は皮膚や組織の間質からのリンパ液を受けている．

皮質には B 細胞，傍皮質には T 細胞が局在し，区画化されている．成熟 B 細胞が集積している領域をリンパろ胞 lymphoid follicle と呼ぶ．抗原刺激を受けて B 細胞が活性化されると，胚中心 germinal center がリンパろ胞に形成される．胚中心では，抗原特異的な B 細胞クローンの増殖とともに，高親和性抗体を産生する B 細胞の選別，抗体のクラススイッチ，記憶 B 細胞および長寿命の形質細胞への分化といった，体液性免疫の主要な過程が進行する．胚中心をもたないリンパろ胞を一次リンパろ胞，胚中心のあるものを二次リンパろ胞という．

一方，T 細胞は傍皮質に局在している．ここには，血液系からリンパ節への入り口である高内皮細静脈 high endothelial venule（HEV）が通っている．リンパ球は HEV からリンパ節組織内部に入り，もし抗原と出会わなかった場合には，輸出リンパ管を経由して再び血液循環に戻る（3章参照）．

一方，抗原は輸入リンパ管を通ってリンパ節に集められる．可溶性の抗原として，あるいは樹状細胞によって運ばれる場合もある．一方，ナイーブ T 細胞は HEV から T 細胞領域に入り，そこで樹状細胞により抗原提示を受けて活性化される．T 細胞領域で抗原を取り込んだ樹状細胞，あるいはリンパ管経由で抗原を運んできた樹状細胞のいずれも抗原提示細胞として働く．ところ

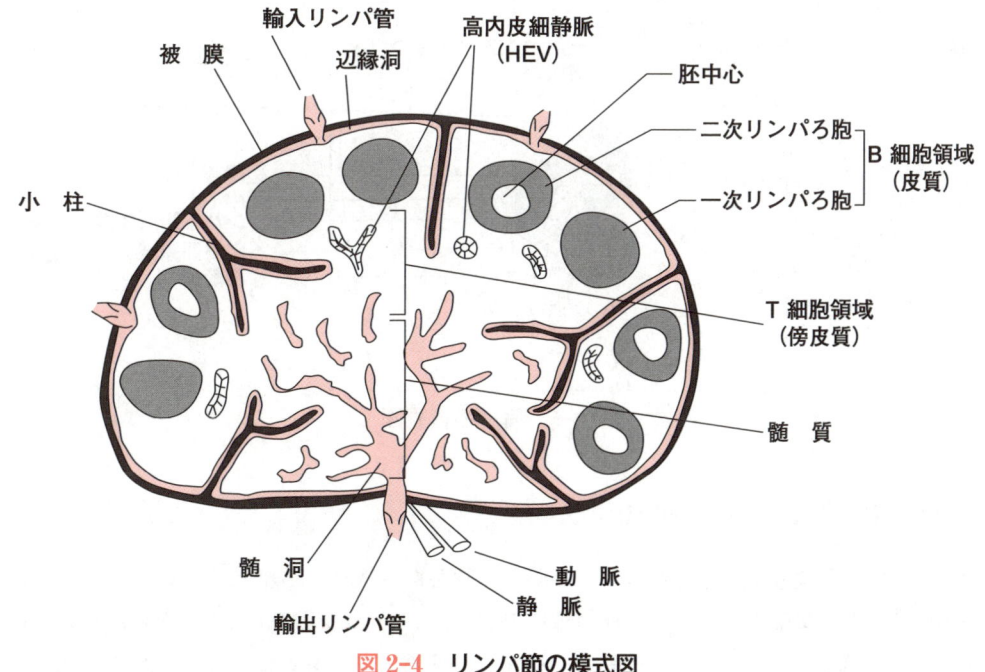

図 2-4　リンパ節の模式図

で，個体が抗原刺激を受けると，それまで異なる区画に分離していたT細胞とB細胞の配置が変化して，互いに区画の境界を越えていくことが観察されている．これによりT-B相互作用が可能となり，抗体産生に至る体液性免疫応答が開始される．

　以上まとめると，リンパ節には多くのリンパ球が偵察に現れる仕組みがあり，一方でリンパ管を通って抗原を集める仕組みがある．これにより，細胞集団のなかで頻度が低い，特定の抗原に特異的なリンパ球を効率的に活性化することができ，獲得免疫の開始が可能となる．

B　脾臓 spleen

　腹腔内の左上部にある臓器で，血液で満ちているので赤く見える．血液のフィルターの役割があり，老化した赤血球や細菌などの粒子状の異物を血液から除去する．さらに血中に入った抗原に対する免疫応答を開始させる働きがある（図2-5）．

　脾臓は**赤脾髄** red pulp と**白脾髄** white pulp に区画化されている．赤脾髄は洞様血管が豊富にあり，そこに存在するマクロファージが異物を貪食除去する．白脾髄は免疫応答を開始させるための二次リンパ器官であり，赤脾髄の中に点在している．赤脾髄と白脾髄の境界を**辺縁帯** marginal zone という．T細胞は中心細動脈の周囲 periarteriolar lymphoid sheath（PALS）に局在し，B細胞は辺縁帯とPALSの間に位置してろ胞を形成している．リンパ節とは異なり脾臓にはHEVがなく，リンパ球の出入りは辺縁帯を経由していると考えられている．また，血中から抗原が白脾髄に入る場合も辺縁帯に樹状細胞によって運ばれるか，辺縁帯に存在するマクロファージに取り込まれるかによる．

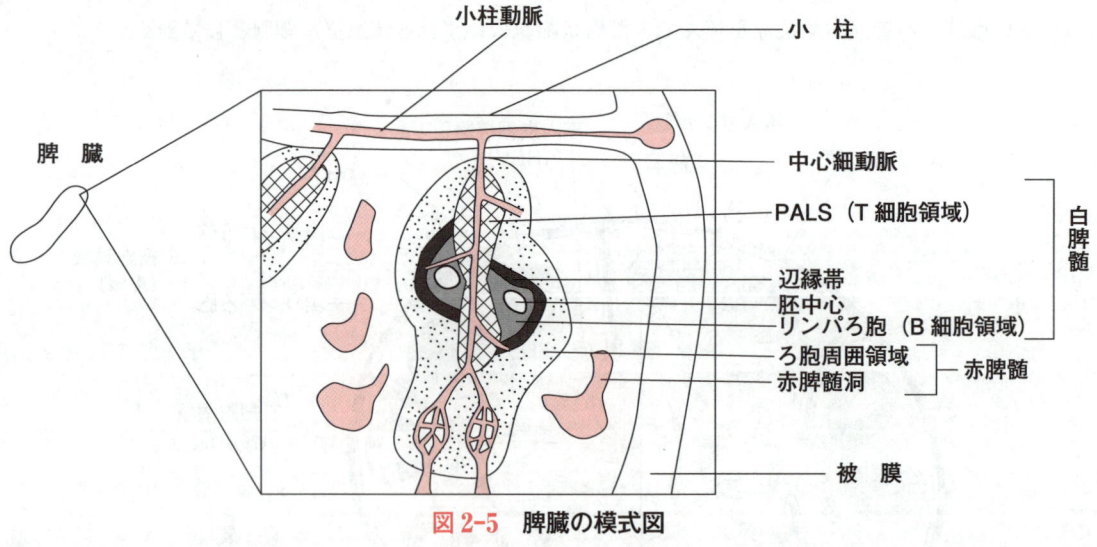

図2-5　脾臓の模式図

C　パイエル板 Peyer's patch

　消化管の粘膜関連リンパ組織のうち，小腸に付随した二次リンパ組織である（図2-6）．被膜に覆われていない組織だが，リンパ節同様にHEVをもち，リンパ球はHEVからパイエル板内に入る．一方抗原は，輸入リンパ管経由ではなく，粘膜上皮にある特殊化した上皮細胞（**M細**

図2-6 パイエル板の模式図

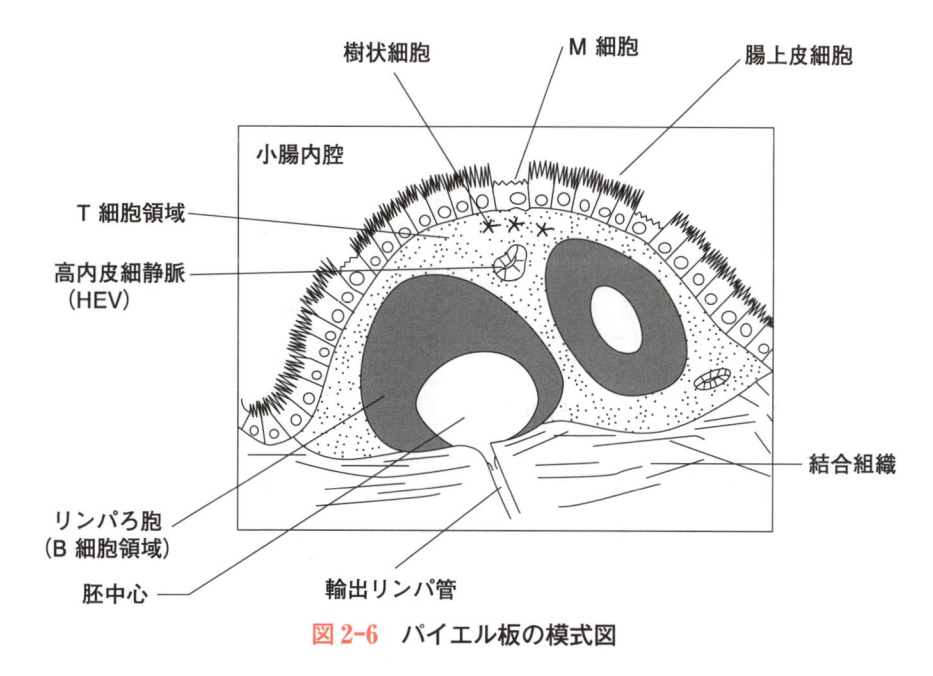

胞という）から直接パイエル板に送り込まれる．パイエル板もT細胞領域とB細胞領域に区画化されているが，B細胞領域のほうが広い領域を占有してろ胞を形成し，胚中心の形成も見られる．T細胞領域には樹状細胞が存在し，抗原提示を担っている．

2-3-3 ● 局所免疫系

二次リンパ器官は，獲得免疫応答を開始させるための部位である．異物は体の様々な部位から侵入するため，免疫担当細胞が直接移動して効果を発揮する必要がある場合がある．また可溶性タンパク質である抗体分子は局所に供給され，局所に常在している免疫担当細胞と協力して異物を排除する．

A 粘膜免疫系

粘膜 mucosa は，体表面の広い領域を占め，特に腸管粘膜の表面積が最も大きい．腸管粘膜からの病原体の侵入を防ぐとともに，常在細菌叢や食品由来の抗原に対して過剰な免疫応答が起こらないように調節がなされている．その機構の1つとして，腸管粘膜に豊富に存在する制御性T細胞（Treg）の役割が指摘されている．

腸管の粘膜免疫系において，獲得免疫応答の開始，すなわち抗原の提示，クローン増殖，エフェクターリンパ球や記憶リンパ球への分化は，パイエル板などの二次リンパ器官で起こる．その他の二次リンパ器官としては，腸間膜リンパ節や，被膜をもたない孤立リンパ小節があげられる．獲得免疫を開始させる組織を，誘導組織 inductive site という．

一方，腸管免疫系で抗原刺激を受けたリンパ球は，パイエル板や腸間膜リンパ節の輸出リンパ管を経由して血液循環に戻る．その後，粘膜の結合組織である粘膜固有層 lamina propria に選択的に移動する．このような選択的な細胞移動を一般的にホーミング homing という（3章参

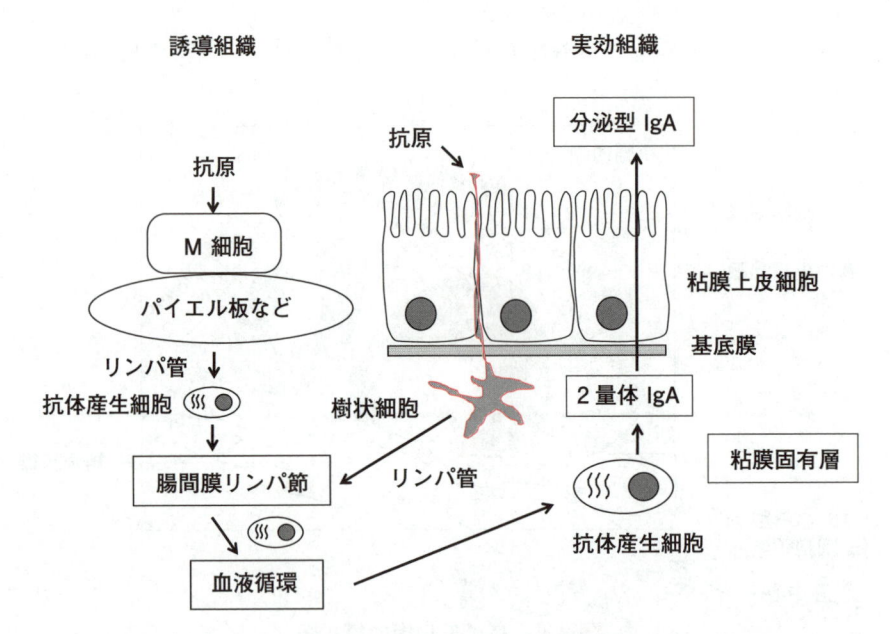

図2-7 腸管免疫系における抗体産生細胞の誘導と粘膜表面へのIgA抗体の分泌
抗原は，M細胞経由（パイエル板）あるいは，粘膜組織に分布する樹状細胞がリンパ管経由（腸間膜リンパ節）で運ばれる．抗体産生細胞は誘導組織のパイエル板や腸間膜リンパ節で作られる．抗体産生細胞が実効組織である粘膜固有層に移動して2量体IgAを産生し，粘膜上皮細胞のポリIg受容体によって管腔側へ一方向性に輸送される．

照）．粘膜で抗原刺激を受けたリンパ球が，再び選択的に粘膜部位に帰っていくことで，粘膜から侵入する病原体に対抗して効率的に防御機能を発揮できる．粘膜固有層のような部位を実効組織 effector site という（図2-7）．誘導組織で抗原刺激を受けて増殖・分化したB細胞は，粘膜固有層でIgAを産生する．粘膜の上皮細胞は，粘膜固有層から管腔側にIgAを一方向性に輸送する**ポリIg受容体** poly-Ig receptor を発現している．管腔側に輸送されたIgAは，ポリIg受容体の細胞外ドメイン（分泌片という）を結合した形をとり，分泌型IgAと呼ばれる．分泌片は，タンパク質分解酵素に対する抵抗性を与え，腸管内で働く抗体として有利な性格を付与する．また，腸管の粘膜免疫系で誘導されたIgA産生B細胞は乳腺にもホーミングできるため，母乳中にも分泌型IgAが含まれ，新生児の腸管感染症の予防に役立っている．

B 皮膚免疫系

皮膚 skin は，粘膜と並んで病原微生物や異物の侵入門戸となっている．多層のケラチノサイトからなる**表皮** epidermis と結合組織の**真皮** dermis で構成される．表皮では細胞同士が密に接着して物理的バリヤーを形成するとともに，ケラチノサイトが抗菌物質や様々なサイトカインを産生して，炎症や免疫応答の開始，調節を行っている．

獲得免疫についていえば，ヒトの皮膚全体で 2×10^{10} のT細胞が分布しているとされている．一部のT細胞は表皮間に存在しているが，ほとんどのT細胞は，真皮に分布しており，CD4$^+$，CD8$^+$両方のタイプが存在している．これらの細胞は，機能的には活性化されたエフェクター細胞あるいは記憶細胞である．

皮膚には樹状細胞が分布し，表皮のランゲルハンス細胞と真皮の樹状細胞に大別される．これらの細胞は，皮膚で抗原を取り込み，リンパ管経由で所属リンパ節に移動してT細胞に抗原を提示する．皮膚の所属リンパ節で抗原提示を受けたT細胞は，選択的に皮膚にホーミングする性質を獲得する．ちょうど，粘膜の場合と同様に，抗原が侵入した場所に戻って，効率的に防御機能を発揮することができる．

C 骨髄の別の役割

骨髄は，一次リンパ器官として知られるが，長寿命の抗体産生細胞が定着する場でもある．IgG抗体の持続的な産生に重要な実効組織といえる．

3 白血球の移動

　白血球は血液細胞であり血管内を循環しているが，例えば感染性病原体を排除するためには，血管から組織内に移動する必要がある．高速で流れている血液の流れの中で，特定の部位（例えば感染や組織にダメージのある部位）にある血管を見つけ出して必要な組織部位に移動するためには，その部位にある血管内皮細胞と白血球との選択的な相互作用が必要である．特定の組織への白血球の移動をとくにホーミング homing と呼び，白血球が組織内に移動する過程を一般的には動員 recruitment という．

3-1　リンパ球再循環 lymphocyte recirculation

　獲得免疫の主役であるリンパ球は，細胞集団としては多様な抗原に対処できるが，個々のリンパ球からすればある抗原に特異的な1種類の抗原受容体をもっているに過ぎない．ある抗原に特異的なリンパ球の頻度が低いといえる．そこで，抗原と出会う機会を増やす必要が生じる．1つの機構として，二次リンパ器官内に抗原が集められていることをすでに2章で説明した．リンパ球としては，二次リンパ器官を定期的に巡回し，抗原の存在をチェックする必要がある．この問題を解決するため，リンパ球は血管とリンパ管を使って，二次リンパ器官の間を行き来している．この過程を，リンパ球再循環という．

　リンパ節やパイエル板のような高内皮細静脈（HEV）をもつ二次リンパ器官では，血管内を循環するリンパ球は HEV を構成する高内皮細胞 high endothelial cells（HEC）に選択的に細胞接着した後，HEV を越えて組織実質に移動する．HEV への細胞接着はランダムではなく，末梢リンパ節とパイエル板とでは異なる選択性があることが示されてきた．末梢リンパ節は皮膚や臓器の間質から，パイエル板などの粘膜関連リンパ組織には粘膜表面から抗原が集められている．末梢リンパ節とパイエル板へのホーミングが選択的であることで，免疫応答の相手となる抗原の侵入が期待される器官に選択的にリンパ球が再循環し，免疫応答の効率を高めていることが考えられる（図3-1）．

　リンパ節やパイエル板の組織実質に入ったリンパ球のうち，抗原と出会ったリンパ球クローンは抗原特異的に活性化され，細胞増殖を起こし，エフェクター細胞もしくは記憶細胞に分化する．

図 3-1　リンパ球再循環

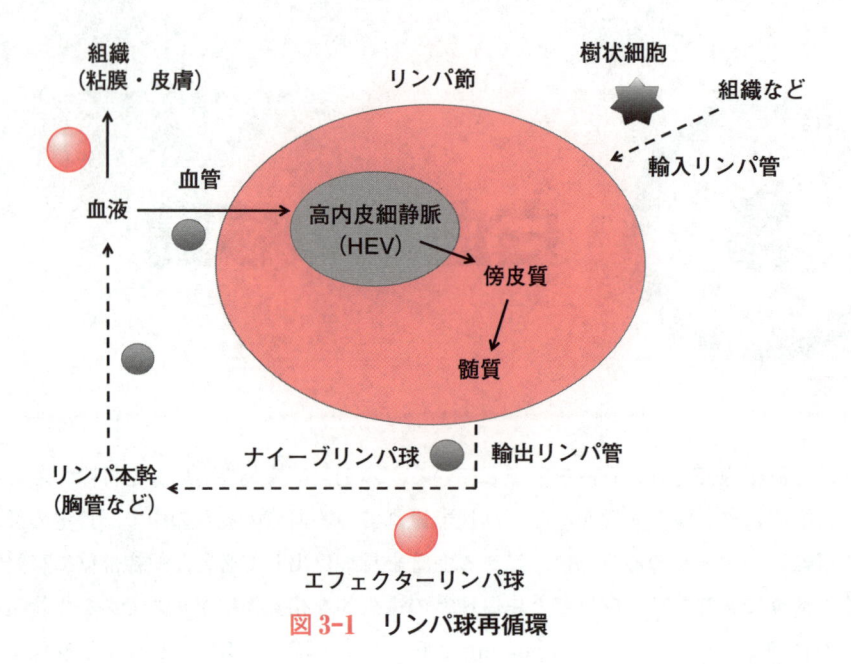

　抗原と出会わなかったナイーブリンパ球のクローンは，再び抗原との出会いを求めてリンパ器官を脱出する．この場合，直接血管に戻るのではなく，組織実質からリンパ管系の内皮を越えて**輸出リンパ管**内に入る．輸出リンパ管は，より太いリンパ管さらには**胸管** thoracic duct もしくは右リンパ本幹に合流し，静脈系から血液循環に戻る．ナイーブリンパ球は，再び HEV を通ってリンパ節やパイエル板に再循環する．エフェクター細胞や記憶細胞の一部は，それらを必要としている組織（例えば粘膜や皮膚）にホーミングする．
　HEV をもたない脾臓の場合には，リンパ球は赤脾髄と白脾髄の境界にある辺縁帯を経由して，血液循環と白脾髄の間を行き来している．

3-2　細胞接着分子とケモカインの働き

　血液の流れは，血球の大きさからするとかなり速いといえる．実際，生体顕微鏡を用いてビデオ撮影を行うと，流れている個々の赤血球を見分けることはできない．高速で流れている状態で，どのようにして必要な血管の局所を白血球が識別し，血管外に移動できるのだろうか？　そこでは，白血球と血管内皮細胞との間での細胞接着と，可溶性分子による白血球の活性化からなる3段階の過程が働いている．これら個々の過程にそれぞれ選択性があり，どのような白血球がどこから組織内部に移行するのかが制御されている．まず，リンパ球再循環の場合を具体例として，この過程について説明する（図 3-2）．
　第1段階では，流れているリンパ球が，高内皮細胞との結合/解離をくり返して減速する．生体顕微鏡で観察すると，血管内皮にそって白血球が転がっている様子が観察されるので，ローリングとも呼ばれている．この過程では，リンパ球の**細胞接着分子** adhesion molecule である **L-**

第3章　白血球の移動

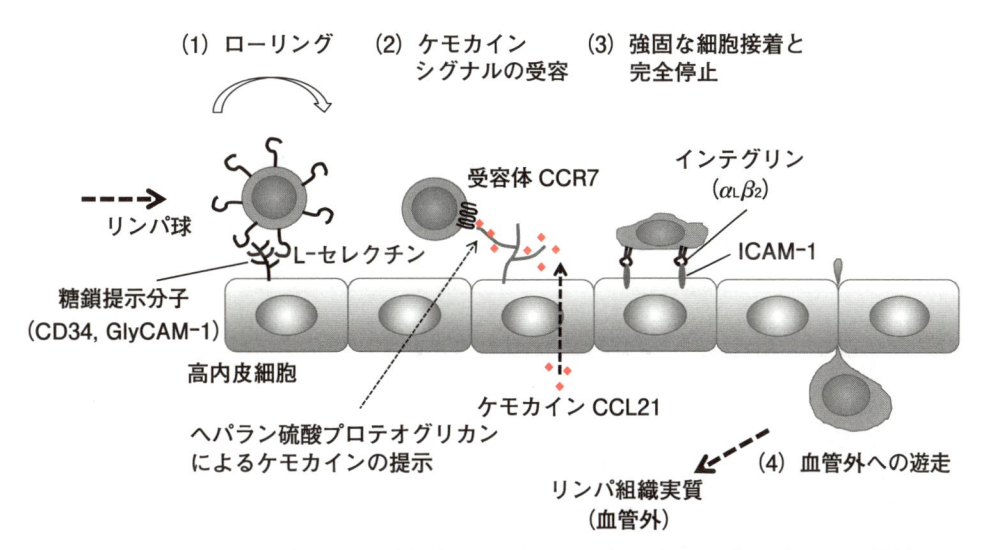

図3-2　リンパ球の血管外遊走（末梢リンパ節 HEV）における多段階の分子機構
細胞接着分子およびケモカインの役割.

セレクチン L-selectin（別名 CD62L）と高内皮細胞の GlyCAM-1 や CD34 などの糖タンパク質に提示された糖鎖との間で起こる，結合および解離速度の速い相互作用による．末梢リンパ節では，シアル酸，フコースおよび N-アセチルグルコサミン6硫酸を構成要素とする4糖（6-sulfo-sialyl Le^x）が L-セレクチンの標的糖鎖であることがわかっている．

第2段階では，**ケモカイン** chemokine と呼ばれる可溶性タンパク質因子によって，白血球の活性化が起こる．ケモカインは，白血球の**走化性** chemotaxis を誘導する比較的低分子量の一群のサイトカインである（10章参照）．走化性とは，誘因物質に向かって細胞が移動する現象であり，ケモカインは白血球の誘因物質の1つといえる．ケモカインの受容体は，Gタンパク質共役型の7回膜貫通型受容体である．HEVの局所から供給されるケモカイン CCL21 もしくは CCL19 がリンパ球の受容体CCR7に結合してリンパ球を活性化する．その結果，リンパ球の細胞接着分子である**インテグリン** integrin の接着活性が上昇する．CCL21の場合，高内皮細胞のヘパラン硫酸プロテオグリカンによって，HEVの内腔に係留されていると考えられている．

インテグリンは，α鎖，β鎖からなる2量体の細胞膜貫通型分子であり，ケモカインのシグナルを受けて立体構造を変化させるとともに，細胞膜上でクラスターを形成することにより，血管内皮への接着性が上昇する．すでにローリングによって減速しているリンパ球は，高内皮細胞に強く接着するようになり，完全に停止する．強く接着したリンパ球は，高内皮細静脈を越えて組織内に移動することができる．

高内皮細胞側に存在するインテグリンの結合相手は，**免疫グロブリンスーパーファミリー** immunoglobulin superfamily に属する分子である．免疫グロブリンとは抗体のことであり，5章を参照のこと．免疫グロブリンのドメイン（タンパク質の部分構造としてまとまりのある領域）に相同性の高いドメインをもった一群のタンパク質を免疫グロブリンスーパーファミリーと呼び，細胞接着分子や受容体分子として広く存在が知られている．

末梢リンパ節へのリンパ球再循環では，リンパ球側のインテグリンとして $\alpha_L\beta_2$ インテグリン

（別名 CD11a/CD18 あるいは LFA-1）が働き，リンパ節 HEV 上の相手は ICAM-1 である．一方，パイエル板では，リンパ球側の $\alpha_4\beta_7$ インテグリンと HEV 側の MAdCAM-1 が働いている．このように，セレクチンによるローリング，ケモカインによる白血球の活性化，インテグリンによる強固な細胞接着の各段階で異なる分子種が利用され，血管の局所が識別され，必要な部位で白血球が組織内に移行することができる．

3-3 炎症部位への白血球の浸潤

　もう1つの例として，炎症部位の血管における，好中球や単球の組織内浸潤を説明する．前述した3段階の過程を経ているが，使われる分子が異なる．

　好中球の場合，L-セレクチンとともに，P-セレクチン（CD62P）に対する糖鎖リガンドおよび E-セレクチン（CD62E）に対する糖鎖リガンドを発現しており，これらの分子がローリングで働いている．炎症部位の血管では，TNF-α や IL-1 といった**炎症性サイトカイン**の働きで，後毛細血管細静脈の血管内皮細胞に P-セレクチンや E-セレクチンが誘導される．これらの**セレクチン**と好中球上の糖鎖が相互作用する．P-セレクチンに対する糖鎖リガンドを提示する分子として，PSGL-1 が知られている．好中球はケモカイン受容体として CXCR1 と CXCR2 を発現し，CXCL8（IL-8）によって活性化される．インテグリンとしては，$\alpha_L\beta_2$ と $\alpha_M\beta_2$（別名 CD11b/CD18 または Mac-1）を使って，ICAM-1 に結合して強い接着を完成させる．

　単球の場合，使われているセレクチンと糖鎖リガンドは好中球と同様である．ケモカイン受容体としては，CCR2 が主に使われ，対するケモカインは CCL-2（別名 MCP-1）である．インテグリンとしては，$\alpha_L\beta_2$ と $\alpha_4\beta_1$（別名 CD49d/CD29 または VLA-4）を使って，それぞれ ICAM-1 と VCAM-1 に結合して強い接着を起こす．

　このように，白血球の動員は分子レベルで制御されており，必要な組織，必要な時に必要な白血球が供給されるのである．

3-4 リンパ器官からのリンパ球の退出

　以上，血管から組織へのリンパ球や白血球の動員における分子機構を説明したが，逆にリンパ器官からリンパ球が血液循環に戻る時の分子機構についてはどうだろうか？　免疫応答が始まると，リンパ節が腫れることは経験があるであろう．これは，リンパ節内の T 細胞がリンパ管経由で血液循環に戻る過程が阻害されたからである．

　脂質メディエーターの1つである**スフィンゴシン 1-リン酸** sphingosine 1-phosphate（S1P）がリンパ球への信号を担っていることがわかってきた．S1P はリンパ球に対して走化性因子として働き，リンパ球にはGタンパク質共役型の S1P 受容体1（S1P$_1$）が発現している．リンパ節で

は，S1P からリン酸基を除去する酵素によって S1P 濃度が低く抑えられている．一方，血液やリンパ液中の S1P 濃度は高い．リンパ節内に存在するナイーブリンパ球は，この S1P 濃度勾配によって組織から輸出リンパ管へと導かれる．その結果，血液循環に戻ることになる．ところで，血中の S1P 濃度は高いので，血液中に戻ったリンパ球上の $S1P_1$ の発現は S1P によって下方制御 down regulate される．リンパ球が HEV 経由でリンパ節に入ると，S1P 濃度が低く保たれているため，しばらくすると $S1P_1$ の発現が回復する．その結果，再び S1P 濃度勾配にそってリンパ節から退出できるようになる．一方，リンパ節内で活性化を受けたリンパ球では $S1P_1$ の再発現が一定期間抑制される．その結果，免疫応答が起こっている部位のリンパ節の細胞数が増加し，リンパ節の腫れとして観察されるのである．S1P 経路は，胸腺から成熟 T 細胞が送り出される過程でも利用されている．

　S1P 経路は，免疫抑制薬フィンゴリモド fingolimod (FTY-720) の研究開発の過程で判明したものである．生体内では FTY-720 はリン酸化され，S1P を模倣する．その結果，T 細胞の $S1P_1$ 発現を低下させ，リンパ器官からの T 細胞の退出を阻害する．自己免疫疾患である多発性硬化症へのフィンゴリモドの適用が 2011 年に認められている．

3-5 粘膜部位と皮膚へのホーミング選択性

　ホーミングの本来の意味からすると，例えば腸管に付随するパイエル板で抗原刺激を受けた B 細胞が抗体産生細胞となって粘膜固有層に戻り，そこで IgA 抗体が産生される機構などの解明が必要である．

　リンパ球のインテグリンおよびケモカイン受容体発現に関する刷り込み現象 imprinting が提唱されている．これは，腸管の粘膜関連リンパ組織に存在する樹状細胞によって担われているようである．腸管の樹状細胞は，レチナール・デヒドロゲナーゼを発現し，ビタミン A をレチノイン酸に変換できる．その樹状細胞から抗原提示を受けて活性化された T 細胞は，樹状細胞によって分泌されたレチノイン酸の影響下，$\alpha_4\beta_7$ インテグリンおよびケモカイン受容体 CCR9 を発現するように刷り込まれる．前者は，腸管の粘膜固有層の後毛細血管細静脈に発現する MAdCAM-1 に結合し，後者は腸管上皮から産生されるケモカイン CCL25 に対する受容体である．その結果，腸管粘膜部位にホーミングすると考えられている．

　皮膚ではどうだろうか．皮膚にはエフェクター T 細胞や記憶 T 細胞が多数分布しており，皮膚へのホーミングには E-セレクチンに対するリガンド糖鎖 (cutaneous lymphocyte antigen, CLA と呼ばれている) およびケモカイン受容体 CCR4 および CCR10 が関わっている．真皮の樹状細胞は，プレビタミン D_3 を活性型ビタミン D_3 に変換する酵素をもっている．真皮の樹状細胞が皮膚から抗原を提示して所属リンパ節に移動するか，もしくは真皮の樹状細胞が皮膚で作った活性型ビタミン D_3 がリンパ管経由で所属リンパ節に運ばれる．所属リンパ節でビタミン D_3 の存在下，抗原提示を受けた T 細胞では，CCR10 の遺伝子の転写が促進され，CCR10 を発現するようになる．また，樹状細胞由来の IL-12 は，CLA の発現を促す．さらに，機構は不明だが，

CCR4 の発現が上昇し，$\alpha_4\beta_7$ インテグリンの発現が低下する．その結果，皮膚の所属リンパ節内で抗原提示を受けて活性化された T 細胞は，腸管には行かずに（$\alpha_4\beta_7$ が低下）優先的に皮膚にホーミング（CLA，CCR4，CCR10 の発現上昇）するエフェクター T 細胞や記憶 T 細胞となる．

以上のように，微量栄養素が免疫系に及ぼす影響についても，研究の重要な焦点となると考えられる．

4 自然免疫

4-1 自然免疫の機構

4-1-1 ● 物理学的バリアー

　生体は，皮膚および体腔面を覆う結膜・気道・消化管・泌尿生殖器などの粘膜によって外界と接している．正常な皮膚は角化層を有し，野兎病菌（*Francissella tularensis*）のような特殊な例を除いて微生物の侵入に対する物理的障壁となる．粘膜では，粘液に覆われた微生物は上皮細胞への付着を妨げられる．さらに，呼吸器粘膜では上皮細胞が線毛運動によって粘液とともに異物を排除する．腸管では蠕動運動によって感染因子を移動させ，結膜では涙，尿路では尿によって異物を洗い流す．また，タイトジャンクションを始めとする細胞接着装置は粘膜下組織への異物の侵入を阻止する．これらに加え，皮膚や腸管などの上皮細胞の表面に存在する正常細菌叢を形成する細菌は，病原菌の上皮細胞への付着や栄養摂取において競合する．

4-1-2 ● 化学的バリアー

　強酸である胃液や様々な消化酵素，胆汁酸は消化管における感染に対して化学的バリアーとして働く．唾液や涙に含まれるリゾチームは外膜をもたないグラム陽性菌細胞壁のペプチドグリカン層に直接作用して溶菌を起こし，ホスホリパーゼ A はその内側の細胞膜のリン脂質に作用する．唾液中にはヒスタチンと呼ばれるヒスチジンに富む塩基性ペプチドも含まれ，主に抗真菌作用を示す．好中球や小腸のパネート細胞ならびに上皮細胞が産生する塩基性ペプチドである α-ならびに β-ディフェンシンは多型性に富み，それぞれ特異的に細菌，真菌，ウイルスに作用する．特に，α-ディフェンシンの一種であるクリプチジン-4 は病原細菌に対しては強い抗菌活性を示すのに対し，多くの腸内常在菌には抗菌作用を示さない．血清中に存在するマンノース結合レクチン mannose-binding lectin（MBL）ならびに肺のサーファクタントや羊水中に存在するサ

ーファクタントタンパク質 A および D は**コレクチン**と総称され，Ca^{2+} 要求性糖鎖結合領域（EPN モチーフ）を介して多くの細菌やヒト免疫不全ウイルス（HIV）などのエンベロープウイルスに結合する．なお，糖鎖結合タンパク質は，総称してレクチンと呼ばれている．結果として，ウイルスは宿主細胞への吸着・侵入を阻害され，あるいは**補体**系が活性化することによってウイルスエンベロープや感染細胞膜が溶解される．また，コレクチンが結合した細菌やウイルス感染細胞は，コレクチン受容体ならびに補体受容体を介して貪食細胞に取り込まれる．このように血清成分によって貪食を促進する現象を**オプソニン化**という．血清中の**フィコリン**はフィブリノーゲン様領域を介して *N*-アセチルグルコサミンを含むオリゴ糖鎖に結合し，MBL と同様のメカニズムで補体を活性化する．乳汁中に大量に含まれる**ラクトフェリン**は，グラム陰性菌の外膜に存在する**リポ多糖（LPS）**に結合して殺菌に働き，リゾチームと相乗効果を示す．その殺菌作用は，N 末端側の塩基性に富むペプチドが細胞膜に作用して菌体内容物を漏出させることによると考えられている．ラクトフェリンの N 末端側 47 残基（ヒトの場合）からなるペプチドであるラクトフェリシンはまた，C 型肝炎ウイルス，ポリオウイルス，ロタウイルスなどに直接作用し，あるいは多くのウイルスの受容体として機能するヘパラン硫酸プロテオグリカンに結合することによって，多くのウイルスの感染を阻害することが知られている．

4-1-3 ● インターフェロン

インターフェロン interferon（**IFN**）は，長野泰一らによって「ウイルス干渉因子」として初めて報告され，1957 年に英国の A. Isaacs らによって非特異的な「ウイルス増殖抑制因子」として命名された．その後**抗腫瘍作用**が発見され，今日ではウイルス性の B 型および C 型肝炎ならびにいくつかの腫瘍や白血病の治療に用いられている．IFN はウイルス感染によって誘導される I 型および III 型と LPS 等のマイトジェンや抗原感作によって誘導される II 型に分類され，I 型には **IFN-α**，**-β** を含む 5 種，II 型には **IFN-γ**，III 型には **IFN-λ** が属する（表 4-1）．ヒトの IFN-α には 13 種以上のサブタイプが存在する．また，IFN-λ には 3 種のサブタイプが存在し，発見当初には各々インターロイキン interleukin-28A（IL-28A），-28B，-29 と呼ばれた．IFN-α および -β はアミノ酸配列に相同性が認められ，共通の IFNAR1/IFNAR2 ヘテロ二量体を受容体とすることから同じ作用を示す．同様に**抗ウイルス作用**を示す III 型の IFN-λ は，I 型 IFN とのアミノ酸配列の相同性は低いもののシステインや疎水性アミノ酸残基の位置はよく保存されている．C 型肝炎に対する IFN-α および -β の効果には，ウイルス側因子のみならず患者の遺伝子多型が関与する．近年，その宿主因子の遺伝子座が IFN-λ のそれと一致することが明らかになり，I 型 IFN と IFN-λ の相乗効果が示唆された．また，IFN-λ は IL-10 受容体サブユニットを受容体の一部とし，その体内分布も I 型 IFN 受容体とは大きく異なる．そのため，I 型 IFN 治療による重篤な有害事象である間質性肺炎やうつ病を回避する意味でも，IFN-λ の医薬品としての開発が期待されている．II 型 IFN である IFN-γ は I 型および III 型 IFN とのアミノ酸配列の相同性はなく，二量体で作用し，受容体も異なる．抗ウイルス作用は弱く，自然免疫においてはマクロファージの活性化が第一の作用である．IFN の誘導経路については 4-2-2 で述べる．

いずれの IFN も細胞表面に存在する受容体に結合し，IFN 情報伝達系を活性化する．すなわち，

表4-1　各種ヒトIFNとその性状

	I型		II型	III型
	IFN-α	**IFN-β**	**IFN-γ**	**IFN-λ**
分子量（kDa）	15〜23	20〜23	21〜26（ホモ二量体：50）	22〜33
アミノ酸数	165, 166	172	146	175, 181
糖鎖	なし	あり	あり	あり
サブタイプ	13以上	1	1	3
主な産生細胞	白血球，樹状細胞	線維芽細胞	T_H1, NK	形質樹状細胞
染色体上の位置	9q21	9q21	12q24.1	19q13.13
受容体	IFNAR1（CD118）/IFNAR2	IFNAR1（CD118）/IFNAR2	IFNGR1（CD119）/IFNGR2	IFNLR1/IL-10R2
受容体の遺伝子座	21q22.1	21q22.1	6q16-q12	1p36.11
シグナル伝達因子	STAT1α, STAT1β, STAT2	STAT1α, STAT1β, STAT2	STAT1α	STAT1α, STAT1β, STAT2
活性化JAK	Tyk2/JAK-1	Tyk2/JAK-1	JAK-1/JAK-2	Tyk2/JAK-1
作用	抗ウイルス作用，MHCクラスI発現増強	抗ウイルス作用，MHCクラスI発現増強	マクロファージ活性化，MHC分子の発現増強，T_H2抑制	抗ウイルス作用

JAK（Janus kinase）と呼ばれる受容体に付随するチロシンリン酸化酵素が自己リン酸化によって活性化し，これが細胞質内の**STAT**（signal transducers and activators of transcription）をリン酸化する．IFN-α, -β, -λ の場合は，JAK-1とTyk2の活性化によってSTAT1α/β とSTAT2がリン酸化し，interferon-regulatory factor-9（IRF-9）とともに核内に移行してIFN-stimulated gene factor 3（ISGF3）と呼ばれる複合体を形成する．これがIFN-stimulated response element（ISRE）下流に存在するオリゴアデニル酸合成酵素（*2-5AS*），タンパク質リン酸化酵素（*PKP*）遺伝子などの抗ウイルス活性に関わる遺伝子を含む多くの遺伝子の転写を活性化する．2-5ASにより合成された2′-5′オリゴアデニル酸はRNaseLを活性化して細胞内のRNAを分解し，PKPはタンパク質合成開始因子（eIF-2α）をリン酸化して不活化する．これらの酵素はウイルスに由来する二本鎖RNAによって活性化される．そのため，ウイルス感染細胞では著明なRNAの分解およびタンパク質合成阻害が生じ，これが抗ウイルス作用として認められる（図4-1）．一方，非感染細胞では*2-5AS*や*PKP*遺伝子の活性化に留まり，感染に対して即応可能な抗ウイルス状態が誘導されることになる．

IFN-γの場合は，活性化JAK-1およびJAK-2によってリン酸化されたSTAT1αが二量体を形成して核へ移行し，gamma-activated sequence（GAS）からの転写を活性化する．これにより，樹状細胞やマクロファージはCD40の発現亢進を介してIL-12の産生を増強し，後述のNK

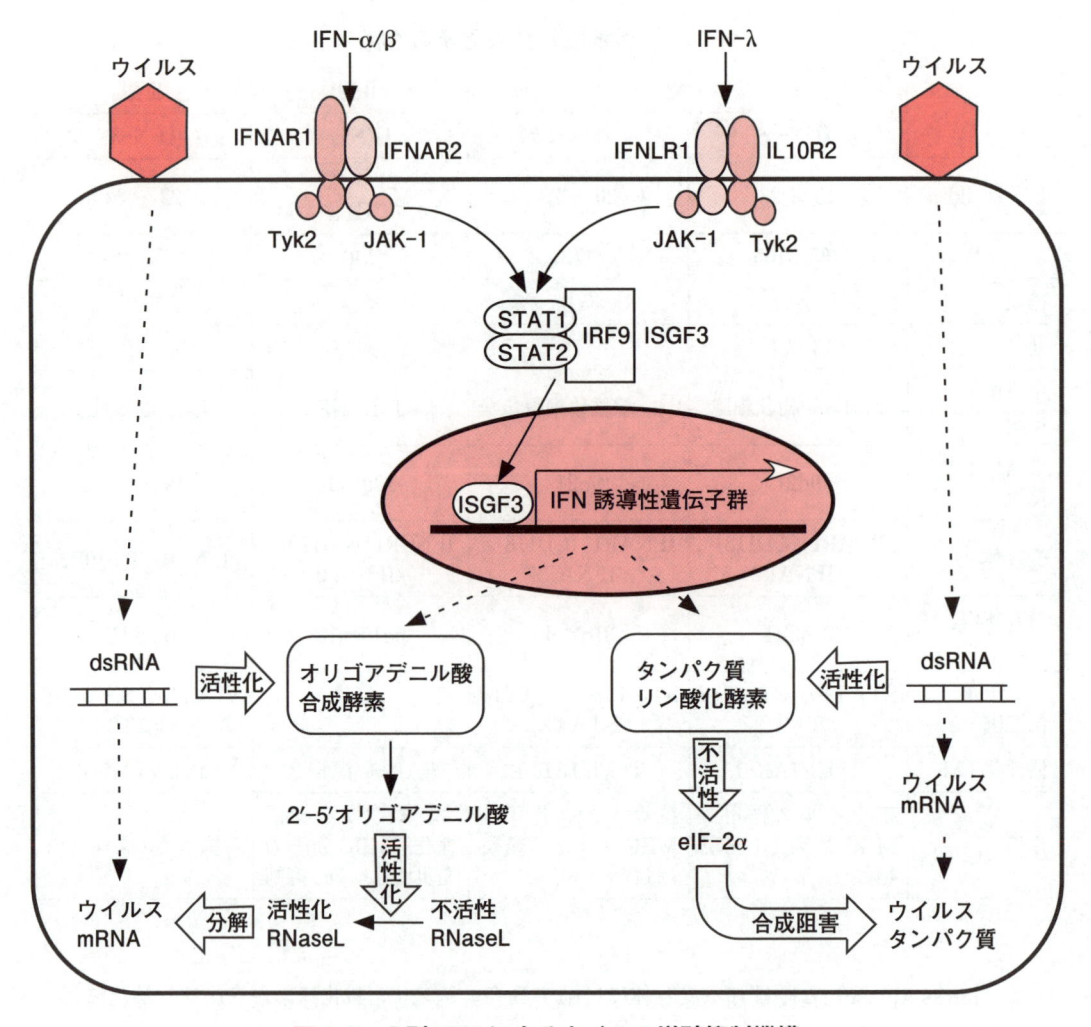

図 4-1　I 型 IFN によるウイルス増殖抑制機構

細胞活性化や T$_H$0 細胞の T$_H$1 細胞への分化を促す．さらに，IRF-1 の転写活性化を介して一酸化窒素合成酵素の合成を促し，貪食細胞の活性化に働く．また ISRE からの転写にも作用し，IFN-γ 誘導性タンパク質 10（IP-10）の産生を促す．IP-10 は CXCL10 とも呼ばれ，単球やマクロファージ，T 細胞，NK 細胞，樹状細胞に作用する走化因子（**ケモカイン**）であり，免疫賦活，特に細胞性免疫の増強に重要な役割を果たしている（図 4-2）．

4-1-4 ● 貪　食

微生物が上皮の物理的バリアーを突破して宿主の組織内に侵入すると，**マクロファージ**や**樹状細胞**による貪食を受ける．マクロファージとは血中を循環している**単球**が血管外へ出たものを指し，組織に定着したものを特に**組織球**と呼ぶことがある．また，組織毎に固有の命名もなされており，神経組織に存在するマクロファージは**ミクログリア**，肝臓では**クッパー細胞** Kupffer cell と呼ばれる．マクロファージは**グルカン受容体**や**マンノース受容体**ならびに**スカベンジャー受容**

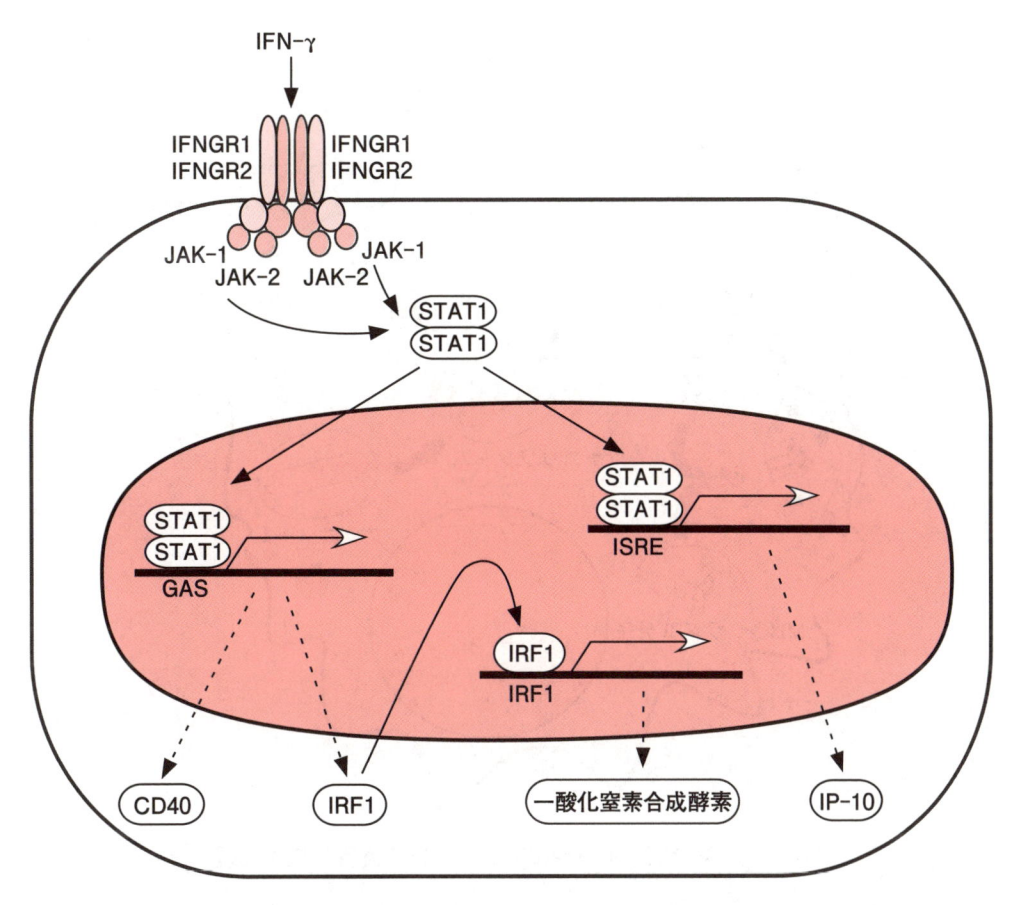

図4-2　IFN-γによる細胞性免疫の増強機構

体を発現し，多くの菌体表面や一部のウイルス表面に存在する糖鎖ならびにグラム陰性菌 **LPS** やグラム陽性菌細胞壁の リポタイコ酸 などに結合する．各々の受容体に結合した病原体は膜動輸送によって ファゴソーム と呼ばれる小胞内に取り込まれ，一酸化窒素 および NADPH オキシダーゼによって生成される 活性酸素 や スーパーオキサイドアニオン の作用あるいは小胞内の pH 低下によってほとんどが死滅する．さらに，リソソームと融合してファゴリソソームが形成されると，取り込まれた病原体はリソソームに含まれるリゾチームや酸性ホスファターゼ，N-アセチル-$β$-グルコサミニダーゼおよび数種の酸性プロテアーゼを含む様々な加水分解酵素によって分解される（図4-3）．また，IFN-γによって誘導されるチオールレダクターゼは分子内ジスルフィド結合を切断し，抗原ペプチドのプロセシングを増強する．同時に，マクロファージは後述の **Toll 様受容体** Toll-like receptors（**TLRs**）を介して細胞外の菌体成分あるいはファゴソーム内のウイルス核酸を認識して活性化し，**TNF-α**（tumor necrosis factor-α）などの 炎症性サイトカイン を産生する．TNF-α は MHC クラス II 分子の発現を促し，CD4 陽性 T 細胞への抗原提示（9章参照）を増強する．

　マクロファージはまた，発生の段階でアポトーシスを起こした細胞を速やかに貪食する．アポトーシスを起こした細胞では本来細胞膜の内側に存在するホスファチジルセリンが外側に露出し，MFG-E8 と呼ばれるタンパク質の橋渡しによってマクロファージ上のインテグリンに結合する．

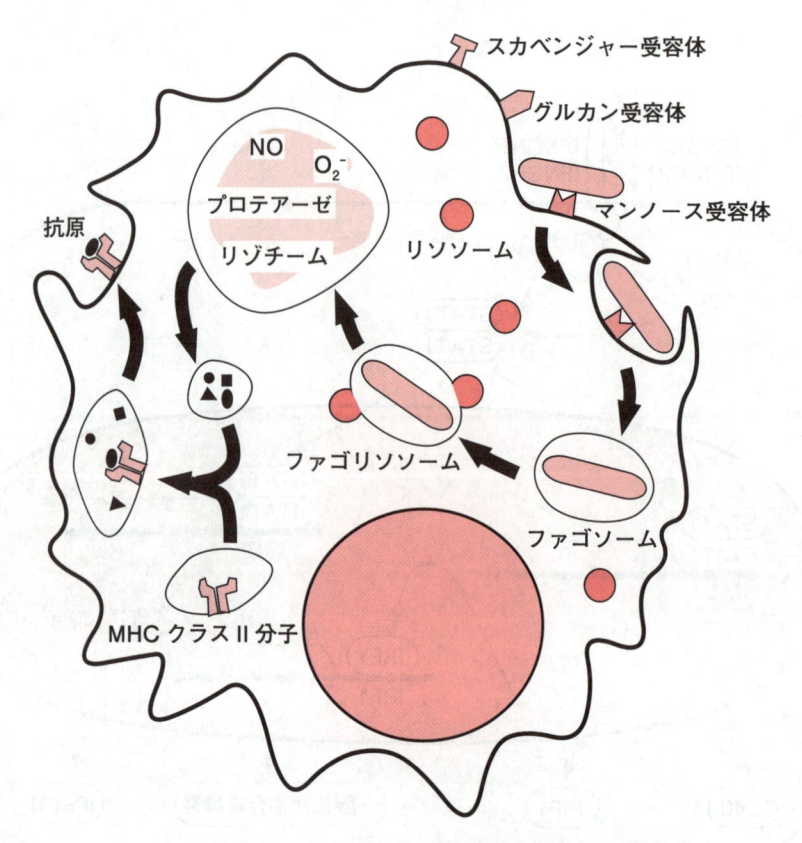

図4-3 マクロファージによる微生物の貪食と抗原処理

　この際の貪食で炎症が惹起されないことは，TLRsからの病原体シグナルがないこととよく一致する．

　表皮中に存在する**ランゲルハンス細胞**は未熟な樹状細胞であり，ランゲリン langerin と呼ばれる膜結合型マンノース受容体を発現する．ランゲルハンス細胞はこれによって盛んに病原体を捕捉して貪食すると同時に，**マクロピノサイトーシス**によって細胞外抗原を周囲の液体とともに飲み込む．樹状細胞は真皮および粘膜固有層にも多数存在し，**DEC205**と呼ばれる膜結合型レクチンを介して病原体を貪食する．腸管粘膜固有層の樹状細胞にはまた，上皮細胞間隙に突起を伸ばして腸管管腔内の細菌を貪食する機構やM細胞と呼ばれる特殊な細胞によって管腔内抗原の提供を受ける機構も存在する．TLRsからのシグナルによって樹状細胞は活性化して外来抗原の処理を進め，所属リンパ節に移動する．リンパ節では直ちに抗原取り込み能を失うが，MHCクラスⅠおよびクラスⅡ分子ならびにナイーブT細胞の活性化に必要な**共刺激分子**を発現して成熟樹状細胞となる．また，成熟樹状細胞はDC-SIGNなどの細胞接着分子を強く発現し，ナイーブT細胞に特異的なケモカインを産生する．このような樹状細胞の変化を，T細胞を活性化できる状態に分化するという意味で，ライセンシング licensing と呼ぶことがある．樹状細胞にはファゴソームで部分消化した外来抗原をトランスコロンと呼ばれるチャネルを介して細胞質に輸送する機構が存在する．そのため，樹状細胞は内因性抗原のみならず外来抗原もMHCクラスⅠ分子を使ってCD8陽性T細胞に提示し，活性化することができる（**交叉抗原提示** cross-presentation).

　活性化したマクロファージは TNF-α を含む炎症性サイトカインの他，ケモカインや様々な化学メディエーターを産生して炎症を引き起こし，血中に多数存在する貪食細胞である好中球を局所に動員する．好中球は運動性に富む細胞であり，近傍の細菌を盛んに取り込む．そのリソソームにはミエロペルオキシダーゼが含まれ，NADPH オキシダーゼによって生成される活性酸素と共同して次亜塩素酸などを産生する．そのため，好中球はマクロファージや樹状細胞に比べてより強力な殺菌作用を示す．一方，MHC クラスⅡ分子を発現しないために外来抗原を提示する能力はない．好中球は短命な細胞であり，膿の主要成分は貪食後の好中球の死骸である．

　好酸球も貪食能を有する細胞であるが，末梢血白血球の約 2％を占めるにすぎず，貪食細胞としての役割は小さい．好酸性顆粒には主要塩基性タンパク質，好酸球陽イオンタンパク質などが含まれ，種々の刺激により活性化された好酸球から脱顆粒により放出される．これらは寄生虫や虫卵に対する傷害活性を示す．

　貪食細胞の表面には IgG の Fc 部分に対する受容体である FcγR および補体成分に対する受容体が存在し，これらで被覆（オプソニン化）された病原体を効率良く取り込む．前述のように，これらの受容体や様々なレクチン受容体へのリガンドの結合は，貪食細胞の取り込み能や殺菌作用ならびにマクロファージや樹状細胞による抗原提示能の増強に働く．好酸球表面には IgE および IgA の Fc 部位に対する受容体も存在し，アレルギー反応に関わる IgE 刺激に対しては好酸球ペルオキシダーゼを，粘膜免疫に関わる IgA 刺激に対しては好酸球由来神経毒を放出する．好酸球ペルオキシダーゼは強い組織傷害活性を示す一方，好酸球由来神経毒の細胞傷害活性は弱く樹状細胞の成熟と遊走に深く関わっている．

4-1-5 ● ナチュラルキラー（NK）細胞

　NK 細胞はウイルス感染細胞が産生する I 型 IFN によって活性化され，T 細胞による獲得免疫が十分に機能するまでの間，ウイルス感染細胞を攻撃して感染の拡がりを阻止する．また，活性化マクロファージの産生する TNF-α の作用によって大量の IFN-γ を産生し，MHC クラス I およびクラス II 分子の発現ならびに抗原ペプチドへの分解を促進して獲得免疫の立ち上げを促す．このように，NK 細胞はウイルス感染の初期段階において極めて重要な役割を果たす．

　NK 細胞は多様なレクチン様および免疫グロブリン様受容体を有し，一部はウイルス感染や腫瘍化による代謝性ストレスで誘導される MHC クラス I 分子様分子（MIC-A および MIC-B タンパク質）を認識して積極的にウイルス感染細胞や腫瘍細胞を攻撃する．このような活性型受容体の中には正常細胞に共通して存在する糖鎖を認識するものも存在するが，通常は抑制性シグナルを発する抑制型受容体によって制御されている（図 4-4）．抑制型受容体は自己の MHC クラス I 分子を認識し，十分量の MHC クラス I 分子を発現している細胞に結合した場合には活性型受容体からのシグナルを遮断する．そのため，正常細胞は自己の NK 細胞による攻撃を受けることはない．これらの活性型受容体と抑制型受容体はほぼ共通の細胞外ドメインを有して対をなしていることから，ペア型受容体と呼ばれる．ヒトの免疫グロブリン様抑制型受容体 KIR-2DL および -3DL は自己の MHC クラス I 分子に結合するが，対をなす活性型受容体 KIR-2DS およ

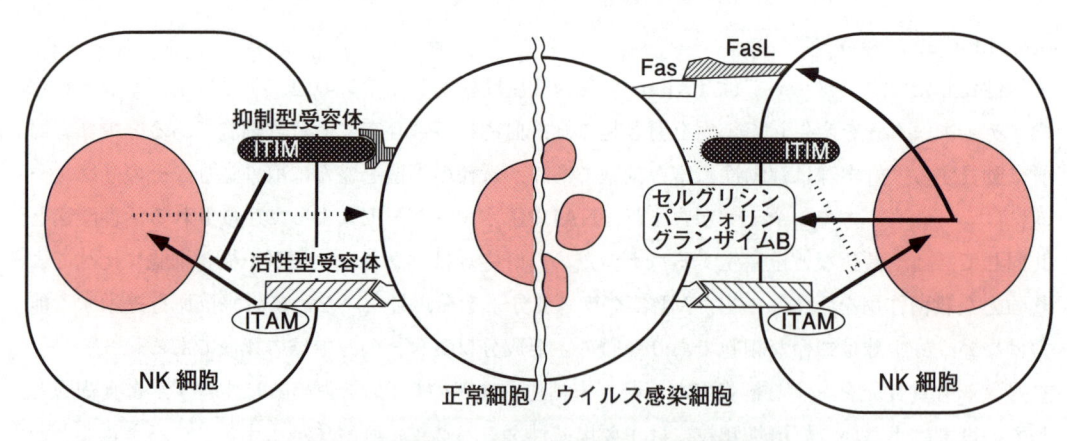

図 4-4 NK 細胞による標的の認識と細胞傷害作用

び -3DS は自己の MHC クラス I 分子に結合することはない．活性型受容体はその細胞質領域で **ITAM**（immunoreceptor tyrosine-based activation motif）をもつシグナル伝達膜タンパク質と会合するのに対し，抑制型受容体は細胞質領域に **ITIM**（immunoreceptor tyrosine-based inhibitory motif）を有する．自己の MHC クラス I との結合によって活性化した ITIM は，細胞質のチロシン脱リン酸化酵素を活性化する．これによって様々なシグナル分子のリン酸基を除去し，活性型受容体による細胞傷害作用を阻害する．

NK 細胞はまた，FcγR を発現しており，IgG によって被覆された細胞を効率良く傷害する．このように，FcγR を介して標的細胞に結合した NK 細胞による細胞傷害を，**抗体依存性細胞性細胞傷害** antibody-dependent cellular cytotoxicity（**ADCC**）と呼ぶ．

NK 細胞による標的細胞の傷害は，細胞傷害性 T 細胞と同様，**アポトーシス**の誘導によって行われる．活性型受容体からのシグナルによって活性化した NK 細胞は，標的細胞との接着部位に細胞傷害顆粒を放出する．顆粒中に含まれるセルグリシン，パーフォリンおよびセリンプロテアーゼの一種であるグランザイム B が多量体の複合体を形成して細胞質内に移行する．細胞内に移行したグランザイム B はカスパーゼおよび BID と呼ばれるタンパク質を活性化してアポトーシスを誘導する．活性化 NK 細胞はまた，Fas リガンドを合成して細胞接着面に発現する．これが標的細胞膜上の Fas に結合し，Fas 関連デスドメインを介してアポトーシスを誘導する．

4-2 自然免疫による異物認識機構

4-2-1 ● 異物識別の対象

自然免疫では，これまで遭遇したことのない病原体に対応する．そのため，脊椎動物には認められない一方，特定の微生物に共通して認められる構造 pathogen-associated molecular patterns（**PAMPs**）を認識することによって自己との識別を行う．以下，病原体に認められる

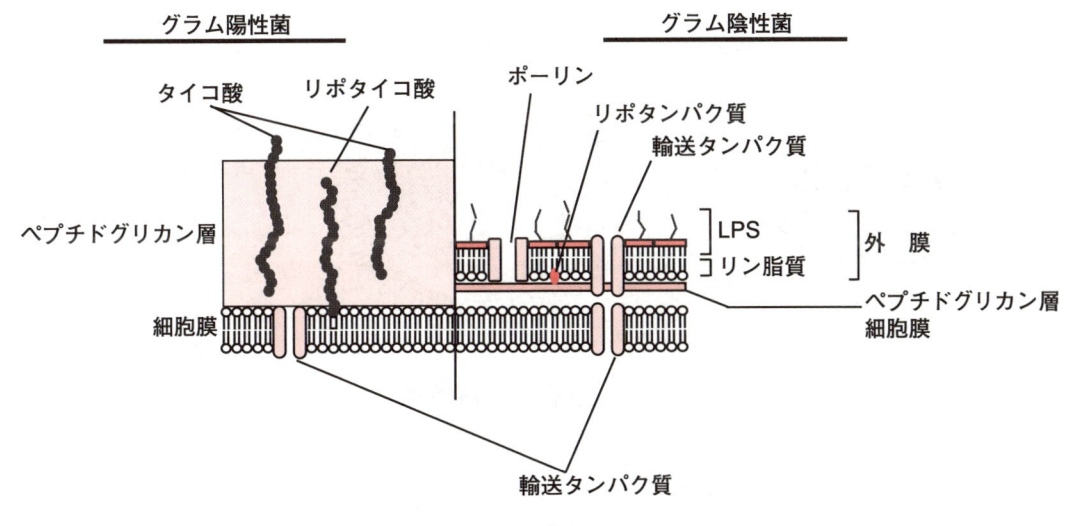

図 4-5　細菌細胞壁の構造

　分子パターンを具体的に見ていこう．
　病原細菌は，その細胞壁の構造からグラム陽性菌と陰性菌に大別される（図4-5）．グラム陽性菌の細胞壁は厚いペプチドグリカン層を有し，タイコ酸，リポタイコ酸およびタンパク質を含む．タイコ酸は様々な修飾を受けたリビトールリン酸あるいはグリセロールリン酸の重合体で，リポタイコ酸はタイコ酸に結合した脂肪酸によって細胞膜に繋がれている．一方，グラム陰性菌の細胞壁では，薄いペプチドグリカン層の外側に外膜が存在する．外膜はLPSとリン脂質からなる脂質二重層であり，ポーリンと呼ばれるチャネルタンパク質とリポタンパク質を含む．LPSは細菌O抗原の本態であり，極めて多様性に富む糖鎖部分と種間でよく保存されたリピドAからなる．さらに，正常な哺乳動物細胞はその表面がシアル酸を末端にもつ複合糖鎖で覆われているのに対し，細菌表面の糖鎖ではマンノースやN-アセチルグルコサミンが非還元末端に存在する．また，真菌細胞壁の主成分はβ-グルカンであり，細胞表面糖鎖の末端にはマンノースが存在する．原核細胞のタンパク質合成は，真核細胞と異なりホルミルメチオニン（fMet）によって開始される．fMetは合成開始直後に酵素的に除去されるが，菌体の破壊に伴ってアミノ酸数残基のホルミルペプチドとして放出される．運動性のある細菌はフラジェリンと呼ばれるタンパク質からなる鞭毛を有する．鞭毛抗原はH抗原と呼ばれ多様性に富むが，フラジェリンのN末およびC末端部分はすべての有鞭毛細菌でよく保存されている．
　ウイルスは偏性細胞内寄生性の生命体で，エネルギー合成とタンパク質合成のすべてを宿主細胞に依存する．その基本構造はRNAあるいはDNAどちらか一方からなるゲノムをタンパク質（カプソメア）の殻が取り囲んだものであり，一部のウイルスはその最外層に宿主細胞に由来する脂質二重膜（エンベロープ）を被っている（図4-6）．RNAをゲノムとして有するウイルスは，宿主細胞に吸着した後，一部の例外を除いて細胞質内にゲノムを注入する．真核細胞mRNAの5'末端は7-メチルグアノシンが結合したキャップ構造を有しているのに対し，多くのRNAウイルスゲノムのそれは三リン酸化された状態である．また，レトロウイルスを除くすべてのRNAウイルスはそのゲノム複製過程で通常の細胞内には存在しない二本鎖RNAを形成する．

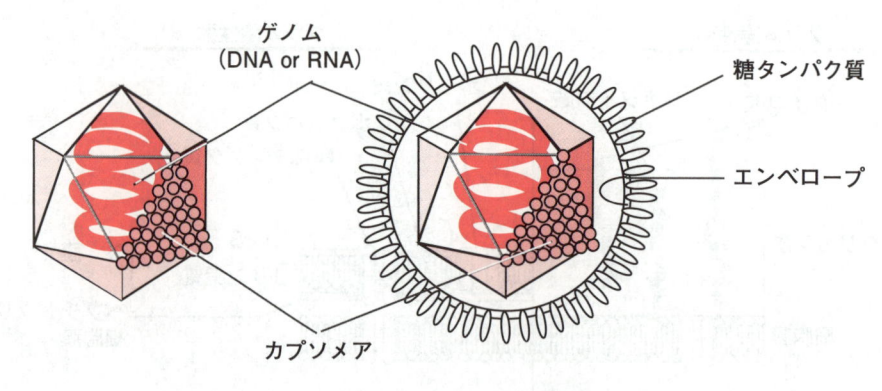

図 4-6 ウイルスの模式図

DNA ウイルスの一部は一本鎖 DNA をゲノムとする．また，哺乳動物のゲノムでは約 80% の **CpG 配列**がメチル化修飾を受けているのに対し，ウイルスのゲノム DNA ではメチル化の度合いは低い．エンベロープ上にはスパイク状の糖タンパク質が存在し，一部のウイルスでは細菌の糖鎖と同様に末端のシアル酸を欠いている．

4-2-2 ● 自然免疫の受容体

自然免疫における微生物の認識は，上述の **PAMPs** を認識するパターン認識受容体 pattern recognition receptors（**PRRs**）によって行われる．PRRs は MBL やコレクチンのような分泌型，マクロファージが発現するマンノース受容体やスカベンジャー受容体あるいは TLRs のような膜結合型ならびに細胞質型の 3 種に分けられる．分泌型 PRRs は病原体のオプソニン化による貪食の効率化に寄与し，膜結合型 PRRs のうちのマクロファージマンノース受容体などは直接貪食のための受容体として機能する．ここでは，受容体の下流でシグナル伝達経路が活性化される膜結合型 PRRs および細胞内 PRRs について述べる．

A　Toll 様受容体（TLRs）

TLRs は，ショウジョウバエの真菌に対する感染防御において重要な役割を果たす Toll 受容体の相同分子として発見された．ヒトやマウスでは 10 種類の *TLR* 遺伝子が発現しており，それらの産物は各々異なる PAMPs を認識する．TLRs は細胞膜あるいはエンドソーム膜上に存在し，細胞外ドメインはロイシンに富む繰り返し構造 leucin-rich repeat（LRR）を有する．細胞内ドメインは Toll/IL-1 receptor（**TIR**）からなり，その多くは，タンパク質同士の相互作用を介して情報を伝達するアダプター分子の一つである MyD88（myeloid differentiation factor 88）を介して転写因子 NF-κB あるいは interferon-regulatory factor（IRF）を活性化し，各々炎症性サイトカインあるいは I 型 IFN の産生を促す．また，一部の TLRs はアダプター分子 **TRIF**（TIR-domain-containing adaptor-inducing IFN）を介して IFN 産生シグナルを伝達する（図 4-7）．
　マクロファージ，好中球，樹状細胞上に発現する **TLR4** は，ホモ二量体を形成してグラム陰性菌の **LPS** を認識する．TLR4 は MD-2 と呼ばれる分子と共受容体を形成しており，MD-2 が

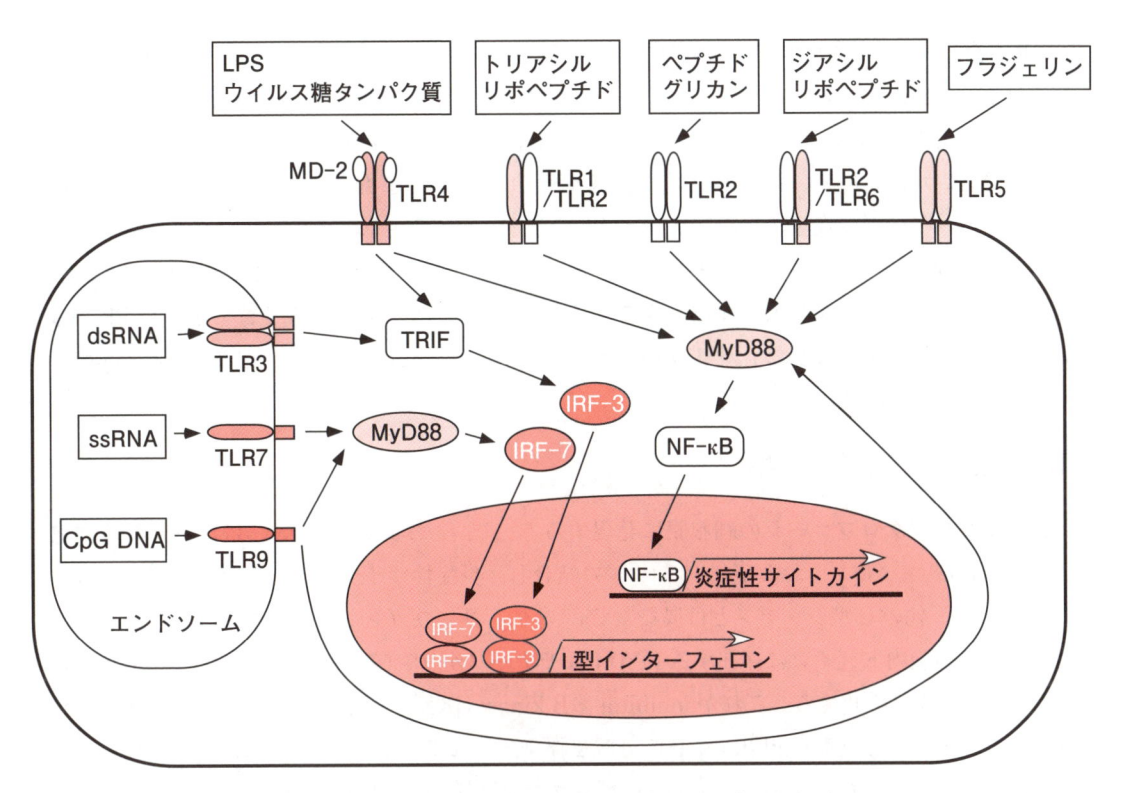

図4-7 TLRsによる微生物の認識とシグナル伝達

　LPSの活性中心である**リピドA**と結合することがわかっている．マクロファージは極めて微量のLPSによって活性化し，炎症性サイトカインや化学メディエーターを産生してLPSの生理活性発現に中心的役割を果たす．LPSは血中のLPS結合タンパク質（LBP）と複合体を形成してマクロファージ上のCD14に結合する．その後，リガンドの結合したCD14はTLR4と会合することから，マクロファージによるLPSの認識にはLBPとCD14が重要と考えられる．TLR4はまた，組織の損傷によって生じる大量の細胞外マトリクスを認識して炎症性サイトカインの産生を促す．さらに，TLR4はMyD88のみならずTRIFもアダプター分子として利用し，いくつかのエンベロープウイルス糖タンパク質を認識してIFN産生に働く．
　TLR2は細胞膜上でホモ二量体を形成して細菌細胞壁の主成分である**ペプチドグリカン**を認識する．また，**TLR1**および**TLR6**とヘテロ二量体を形成し，各々グラム陰性菌の**リポタンパク質**（トリアシルリポペプチド）およびマイコプラズマのリポタンパク質（ジアシルリポペプチド）を認識する．さらに，トリパノソーマという血液原虫のGPIアンカータンパク質の認識にも関与している．TLR2はMyD88依存性にシグナルを伝達する．
　TLR5はモノマーとして存在し，グラム陽性，陰性を問わず細菌の**鞭毛**を構成する**フラジェリン**タンパク質を認識する．TLR5は腸管上皮細胞の管腔側には発現がみられず，体腔側のみに発現している．鞭毛をもつ細菌が消化管から体内に侵入した場合にのみTLR5が活性化され，ホモ二量体を形成してMyD88を介した炎症性サイトカインの産生を誘導する．
　TLR3，**TLR7**，**TLR8**および**TLR9**は**エンドソーム**膜に存在し，**核酸**を認識して**I型IFN**の産生に働く．TLR3はRNAウイルスに由来する**二本鎖RNA**に結合すると二量体を形成し，

TRIF を介して I 型 IFN の産生を誘導する．TLR7 および TLR8 は一本鎖 RNA を認識する．これらは MyD88 をアダプター分子とし，TRIF とは異なる経路で I 型 INF の誘導を行う．TLR9 は非メチル化 CpG 配列を有する DNA を認識して MyD88 依存的経路を活性化する．非メチル化 CpG 配列はウイルスゲノムのみならず細菌や原虫のゲノムにも多数存在する．古典的 CpG DNA（B 型）では主に炎症性サイトカインである IL-12 が誘導されるのに対し，パリンドローム構造と 3′ 末端にグアノシン残基の繰り返しを有する A 型 CpG DNA では I 型 IFN の産生が誘導される．A 型 CpG DNA は大きな粒子構造を形成してエンドソーム内に長く留まり，TLR9 からのシグナルが持続することで I 型 IFN の誘導に働くものと考えられている．また，CpG DNA に対する応答は，細胞種によって異なる．

B　C 型レクチン様受容体

樹状細胞やマクロファージの細胞膜に発現する Dectin-1 および Dectin-2 は，各々真菌細胞壁に含まれる β-グルカンおよび α-マンナンに結合し，炎症性サイトカインの産生を誘導する．Dectin-1 は，他の C 型レクチンとは異なり Ca^{2+} 非依存性にリガンドを認識する．リガンドが結合すると，細胞内ドメインに存在する ITAM 様モチーフがリン酸化され，細胞質内の Syk チロシンキナーゼを活性化する．これが inhibitor κB kinase（IKK）を活性化し，NF-κB の核移行シグナルをマスクしている inhibitor κB の分解を促す．これによって NF-κB は核内に移行し，転写活性化に働く．一方，Dectin-2 は他の C 型レクチン同様，Ca^{2+} 依存性の EPN（Glu-Pro-Asn）モチーフによってリガンドに結合する．Dectin-2 は NK 細胞活性型受容体と同様，ITAM を有するシグナル伝達膜タンパク質と細胞内ドメインで会合している．

C　G タンパク質共役型受容体

原核細胞においてすべてのタンパク質合成の開始に用いられる fMet を含むペプチドは，好中球に対する遊走因子として働く．その細胞膜に発現されるホルミルペプチド受容体は，トリペプチドに高い親和性をもっているため fMet-Leu-Phe（fMLP）受容体としても知られる．リガンドが結合したホルミルペプチド受容体は G タンパク質を活性化し，いわゆる PI レスポンス（ホスファチジルイノシトール代謝回転）を引き起こす．これによって好中球の細胞内 Ca^{2+} 濃度が上昇し，活性酸素産生および遊走能発現が促される．

D　NOD 様受容体

細胞質内で菌体成分を認識し，炎症反応を誘導する受容体も存在する．これらは分子中央部にヌクレオチド結合性多量体形成ドメイン nucleotide-binding oligomerization domain（NOD）を有することから NOD1 および NOD2 と呼ばれ，NOD 様受容体（NLRs）と総称される．NLRs の C 末端側には TLRs と同様 LRR が存在し，N 末端にはカスパーゼと結合するドメイン caspase-recruitment domain（CARD）が存在する．NOD1 は LRR を介してグラム陰性菌ペプチドグリカンの分解産物である γ-グルタミルジアミノピメリン酸（iE-DAP）を認識し，同様にして NOD2 はグラム陽性および陰性菌両方のペプチドグリカンに存在するムラミルジペプチドを認識する（図 4-8）．リガンドと結合した NLRs は多量体を形成し，CARD を介して RICK プロ

テインキナーゼを活性化する．これが IKK をリン酸化し，NF-κB 経路の活性化を引き起こす．NLRs と TLRs をともに発現するマクロファージや樹状細胞では，両者は異なる経路で NF-κB を活性化することによって炎症性サイトカインの産生を相乗的に促進している．一方，上皮細胞では TLRs はほとんど発現されておらず，NLR 経路でケモカインや抗菌ペプチドであるディフェンシンの産生が誘導される．

　NLRs の一種である NLR protein 3（NLRP3）は**インフラマソーム** inflammasome を形成し，炎症誘発性サイトカインの前駆体を活性化して炎症を引き起こす．NLRP3 自体は CARD を欠くが，アダプタータンパク質の ASC（apoptosis-associated speck-like protein containing a CARD）を介してカスパーゼ 1 前駆体を集め，巨大タンパク質複合体の NLRP3 インフラマソームを形成する．オリゴマー化したカスパーゼ 1 前駆体は自己分解によって活性型ヘテロダイマーを形成し，**IL-1β** および IL-18 の前駆体を開裂活性化する．NLRP3 のリガンドは，特定のウイルス感染や細菌毒素，あるいは ATP，尿酸結晶，アスベストなどのダメージ関連分子パターン damage-associated molecular patterns（DAMPs）によって損傷を受けたミトコンドリア DNA と考えられている．NOD1 および NOD2 は細菌感染に対する自然免疫受容体として進化してきた

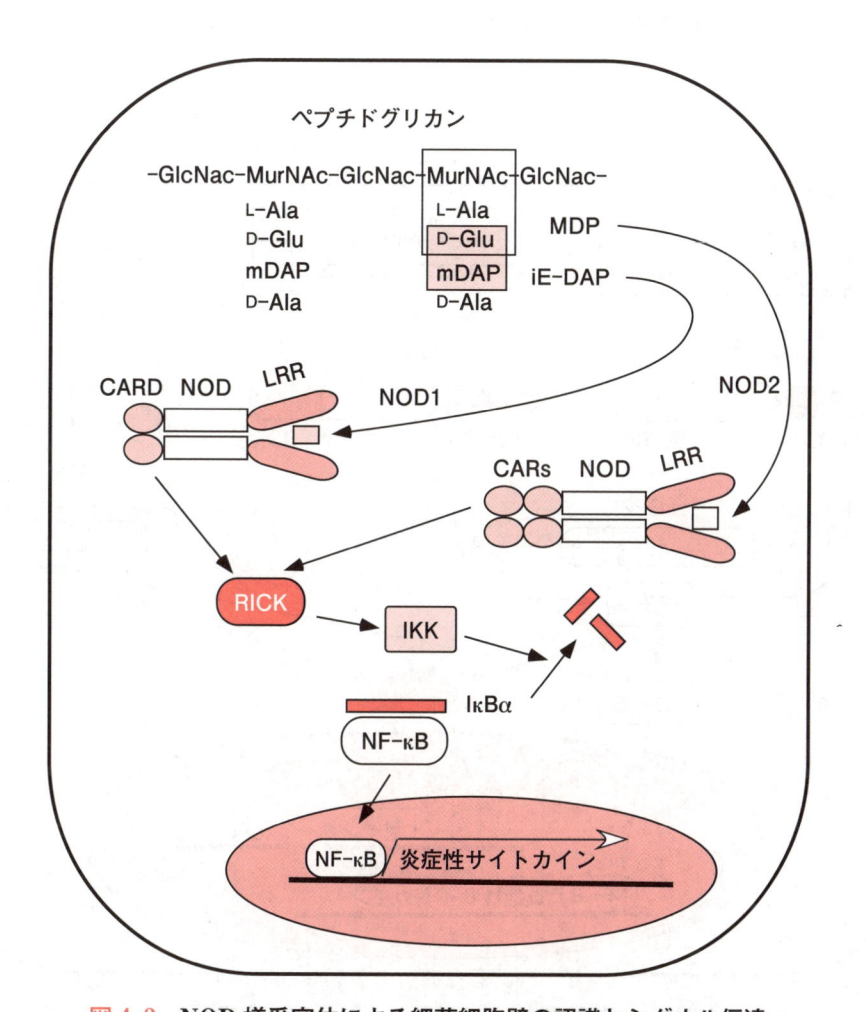

図 4-8　NOD 様受容体による細菌細胞壁の認識とシグナル伝達

のに対し，NLRP3 インフラマソームは不特定刺激による宿主の恒常性破綻を認識する受容体として進化してきた可能性がある．

E 細胞質内核酸受容体（図 4-9）

1）RIG-I 様受容体

細胞質内 RNA センサーとして，**RIG-I**（retinoic acid-inducible gene-I），**MDA-5**（melanoma differentiation-associated gene 5）および **LGP2**（laboratory of genetics and physiology-2）がある．これらは RIG-I 様受容体（RLRs）と総称され，RIG-I と MDA-5 は N 末端側に 2 つの CARD，中央部にヘリカーゼドメイン，C 末端側に抑制ドメイン（RD）を有するが，LGP2 は CARD を欠いている．ヘリカーゼドメインと RD は RNA の認識に重要であり，CARD はシグナル伝達を担う．RIG-I は 5′-三リン酸化一本鎖 RNA および短い二本鎖 RNA を認識し，MDA-5 は長い二本鎖 RNA を認識する．両者は CARD からのシグナルによって interferon-β promoter stimulator-1（IPS-1）を活性化して I 型 IFN の産生を誘導する．III 型 IFN の産生の誘導にも RIG-I → IPS-1 → IRF 経路が機能している．IPS-1 はまた，NF-κB を介して炎症性サイトカインの産生も誘導する．一方，CARD を欠く LGP2 は RIG-I および MDA-5 によるシグナルの抑制に働くと考えられている．

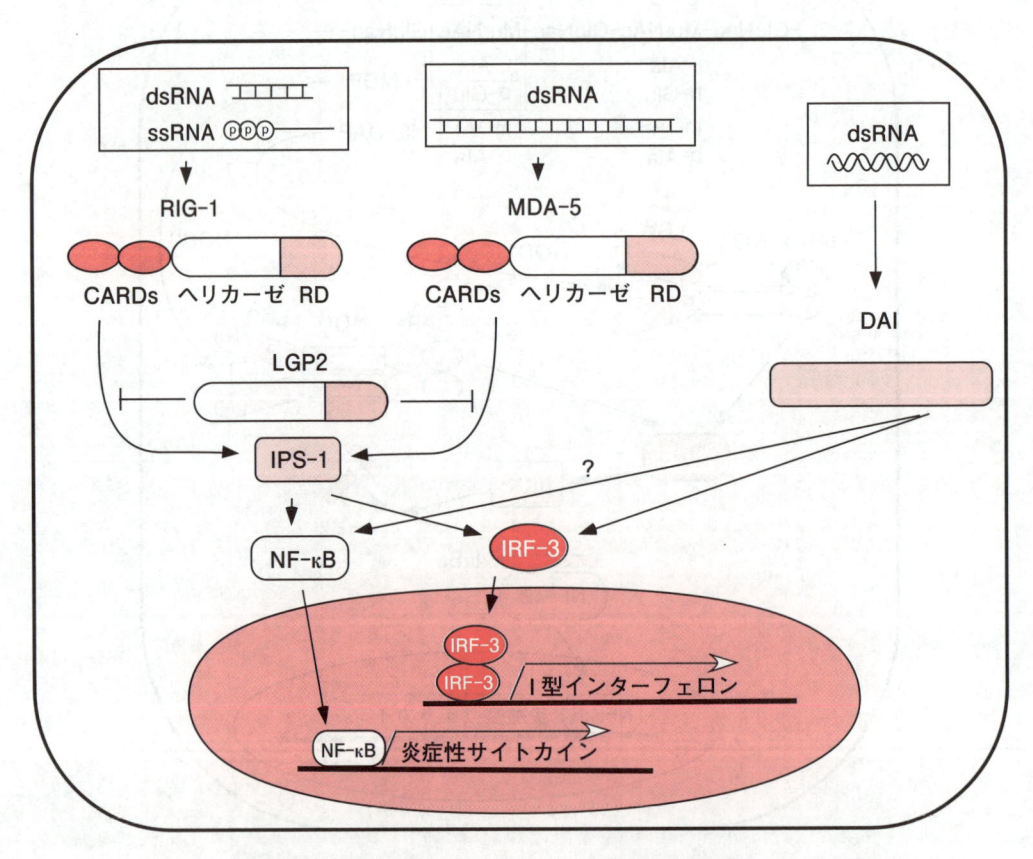

図 4-9 細胞質内核酸受容体によるウイルス核酸の認識とシグナル伝達

2) DAI

DAI（DNA-dependent activator of IRFs）は，文字通りDNA依存性にIFN転写調節因子である IRF を活性化する分子である．腫瘍間質に存在するマクロファージで発現が増強する遺伝子として *DLM-1* という名前でクローニングされたが，実際は広い範囲の組織で発現している．細胞質内に局在し，N末端側に DNA 結合ドメイン，C末端側に TANK-binding kinase 1（TBK1）および IRF-3 が会合するドメインを有する．DNAと結合したDAIはTBK1を介してIRFを活性化し，Ⅰ型IFNの産生を誘導する．また，NF-κBを介して炎症性サイトカインの産生を誘導することも考えられているが，詳細は不明である．DAIの転写開始点上流にはISREおよびGAS配列が存在し，その発現はⅠ型およびⅡ型IFNによって増強される．

4-3 炎 症

4-3-1 ● 炎症の徴候

炎症の4徴候とは，発赤，熱感，腫脹および疼痛をいい，5徴候という場合には機能障害を加える．炎症の原因は様々であり，物理的因子としては機械的刺激，熱，寒冷，放射線など，化学的因子としては酸，アルカリ，薬物，毒素など，生物学的要因としては微生物の感染が挙げられる．機械的刺激によって血液が血管内皮細胞下の結合組織コラーゲンと接触すると，第Ⅻ因子が活性化されて血管透過性を亢進させる．また，カリクレインを活性化してキニノーゲンから**ブラジキニン**を遊離させる．ブラジキニンは血管透過性亢進作用，発痛作用，細動脈拡張作用ならびにホスホリパーゼ A_2（PLA_2）活性化作用があり，また肥満細胞の B_2 受容体に結合して**ヒスタミン**を遊離させる．さらに，様々な因子によって組織が損傷を受けると PLA_2 によって細胞膜のリン脂質からアラキドン酸が遊離し，**シクロオキシゲナーゼ**（COX）および**リポキシゲナーゼ**によって各々**プロスタグランジン**および**ロイコトリエン**に変換される．プロスタグランジンは末梢血管拡張作用や発熱・痛覚伝達作用を有し，ロイコトリエンは白血球遊走および血管透過性の亢進作用を有する．また，組織の損傷によって生じる大量のヒアルロン酸，フィブロネクチン，ヘパラン硫酸などの細胞外マトリクスは，マクロファージや樹状細胞の TLR4 によって認識されて様々な炎症性サイトカインの産生を促す．**炎症性サイトカイン**は血管透過性の亢進，細胞の浸潤，全身性の発熱などを引き起こす．炎症4徴候のうち，発赤および熱感は血管拡張による血流量の増大，腫脹は血管透過性増大による血漿成分の漏出ならびに細胞の集積による硬結，疼痛はブラジキニンおよびプロスタグランジンの作用によるところが大きい．

4-3-2 ● 感染と炎症

　グラム陰性菌による感染に対しては，マクロファージ細胞表面の TLR4 および TLR2，あるいは細胞質内の NOD1 および NOD2 からのシグナルによって IL-1，IL-6，TNF-α などの炎症性サイトカインが産生される．グラム陽性菌に対しては TLR2 および NOD2，マイコプラズマに対しては TLR2/6 ヘテロ二量体，真菌に対しては Dectin-1 および Dectin-2，ウイルス感染に対しては TLR4，TLR9，RIG-Ⅰ および MDA-5 などが受容体として働く．また，細菌毒素やある種のウイルス感染によって誘導される NLRP3 インフラマソームは，IL-1β 前駆体を活性化させる．IL-1，IL-6，TNF-α は互いに重複した活性を有し，肝臓に作用して **C 反応性タンパク質** C-reactive protein（**CRP**）や **MBL** などの **急性期タンパク質** の合成を促す．CRP はある種の細菌のホスホリルコリンや真菌細胞壁のリポ多糖に結合してオプソニン化するとともに補体系を活性化する．マクロファージはこれらに対する受容体を介して貪食し，より一層の感染シグナルを感知する．炎症が発生すると，CRP の血中濃度は 2〜3 時間で急激に増加して 2〜3 日でピークに達する．その後，血中濃度は急速に低下することから，CRP は急性炎症の指標として用いられる．IL-1，IL-6，TNF-α はまた，中枢に作用して体温を上昇させる．これによって貪食細胞や NK 細胞の活性は上昇し，さらに病原体の増殖至適温度域を超えるとその増殖は抑制される．IL-1 と TNF-α はまた，血管内皮細胞を活性化して **E-セレクチン** の発現を促し，白血球の **ローリング** および血管外への遊走を助ける．さらに，IL-8（最近は CXCL8 と呼ばれる）は好中球を感染部位に誘導する．炎症部位に入った好中球は貪食作用あるいは **β-ディフェンシン** の作用によって病原体を除去する．また，IL-12 は NK 細胞を活性化して IFN-γ の産生を誘導するとともにウイルス感染細胞の排除を促す．NK 細胞によって傷害を受けた感染細胞は，マクロファージによって貪食されて PRRs を介した感染シグナルを伝える．ここで，NK 細胞の産生する IFN-γ はマクロファージの活性化に作用する．このように，感染による炎症では貪食細胞や NK 細胞は病原体を殺滅するだけではなく，相互に活性化して感染シグナルを増幅する．その結果，抗菌ペプチドや MBL，補体などの化学的バリアーも含めた自然免疫系全体が活性化される（図 4-10）．
　マクロファージや樹状細胞が産生する TNF-α は樹状細胞のライセンシングを促し，ナイーブ T 細胞の活性化を進める．すなわち，樹状細胞のリンパ節への移動，種々の細胞接着分子や共刺激分子，MHC クラスⅠ分子およびクラスⅡ分子の発現，抗原ペプチドのプロセシングを促し，CD4 陽性および CD8 陽性 T 細胞への抗原提示を増強する．NK 細胞によって産生される大量の IFN-γ もまた，MHC クラスⅠ およびクラスⅡ分子の発現ならびに抗原ペプチドへの分解を促進し，CD4 陽性 T 細胞に対しては IL-12 と共同して T$_H$1 細胞への分化を促す．このように，感染による PRRs からのシグナルと炎症によるその増幅があって，初めて獲得免疫への移行は成し遂げられる．

4-3-3 ● 炎症の帰結

　活性化マクロファージによって局所で産生された TNF-α は主に細静脈に働き，血管内皮を刺

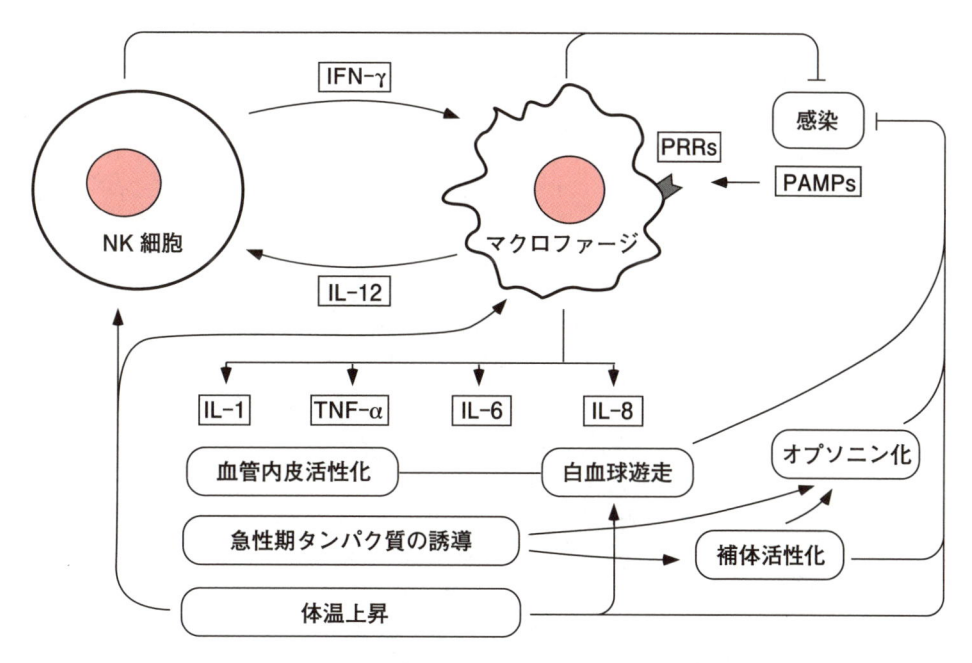

図4-10 炎症による感染シグナルの増幅と自然免疫の活性化

激して透過性を亢進させるとともに，血液凝固タンパク質を発現させて局所の血管を閉塞させる．これによって病原体の血行性播種が妨げられる．一方，血管透過性の亢進によって漏出した体液は病原体を貪食した未熟樹状細胞のリンパ行性の移動を助け，局所リンパ節に到達した樹状細胞は成熟して獲得免疫の立ち上げに働く．こうして感染が局所に留まる限り，炎症は収束に向かう．

　感染が全身に拡がった場合，特にグラム陰性菌が血液中に拡がった場合には，肝臓や脾臓内のマクロファージがその菌体成分であるLPSを検知して血中に大量のTNF-αを放出する．これによって全身性の炎症反応が生じ，単なる菌血症とは質的に異なる**敗血症**を発症することとなる．TNF-αは全身の小血管に働いて血管透過性を増加させ，血漿量の減少を招いてショック症状を起こす．さらに，播種性血管内凝固（**DIC**）を引き起こすことによって多臓器不全を招く．また，DICの結果，凝固因子の不足をきたして出血傾向となる．このような敗血症性ショックでは，予後は極めて不良となる．

5 抗原と抗体

　われわれの体内に非自己由来の成分や細胞が入ると，それを排除するために免疫系は様々な応答を引き起こす．とくに自然免疫の連続的バリヤーを突破した病原体やそれらが産生する成分（毒素タンパク質など）に対しては，獲得免疫が誘導される．獲得免疫の中でも体液性免疫において中心的な役割を果たすのが**抗体** antibody（Ab）であり，それが結合する物質を**抗原** antigen（Ag）という．抗原と抗体の関係は，鍵と鍵穴の関係に例えられるように，抗体は抗原の微細な構造を識別し，特異的に結合する（免疫学的には，認識するという）．この章では，抗原の定義から始まり，抗体の構造と機能を解説しよう．

5-1　抗原と抗原決定基

　これまでに「抗原」という免疫学の専門用語が当たり前のように出てきたが，ここで抗原とは何かを明確に定義しておこう．抗原とは，「Ｔリンパ球やＢリンパ球の抗原受容体および抗体によって特異的に結合される（認識される）物質の総称」である．つまり，抗体が結合する物質はすべて抗原である．また，抗原は生体内や試験管内で免疫反応を引き起こすことができ，そのような抗原の性質を**抗原性** antigenicity または**免疫反応性** immunoreactivity という．比較的高分子であるタンパク質，糖，脂質や低分子の化合物など多様な物質が抗原となりうる．生体内に入って獲得免疫を誘導できる物質を**免疫原** immunogen というが，そのような性質（**免疫原性** immunogenicity）をすべての抗原がもっているわけではない．免疫原性の強さは，抗原の分子量（高分子＞低分子），構造の複雑さ（複雑な立体構造＞単純な立体構造），化学的特性（L-アミノ酸含有ポリペプチド＞D-アミノ酸含有ポリペプチド）などが影響する．一般に炭水化物や脂質の多くは，免疫原性が低い．抗原性と免疫原性の両方をもつ物質を，**完全抗原** complete antigen といい，その代表的なものがタンパク質である．一方，抗原性はあるが免疫原性のない物質を，**不完全抗原** incomplete antigen または**ハプテン** hapten といい，ホルモンや薬剤などの低分子の化合物がこれに相当する．

　抗体が抗原と結合する際，抗体が直接結合する最小単位を**抗原決定基** antigenic determinant または**エピトープ** epitope という．通常，タンパク質には複数のエピトープがあり，動物に免疫

するとそれぞれのエピトープに対する抗体の産生が誘導される（図5-1）．タンパク質の場合は，6〜10個程度のアミノ酸配列がエピトープとなり，これを連続エピトープcontinuous epitopeという．しかし，抗体はタンパク質の立体構造を認識することが多く，その場合，不連続なアミノ酸配列から形成されるエピトープが認識される．そのようなエピトープを，不連続エピトープdiscontinuous epitopeという（図5-2）．

　ハプテンは単独で生体内に入っても，それに対する抗体は産生されない．しかしながら，ハプテンが高分子のキャリアーcarrier（タンパク質）に共有結合すると，生体内でキャリアーに対する抗体とともに，ハプテンに対する抗体も誘導することができる（図5-3）．例えば，ペニシリン系抗生物質は，生体内で単独では免疫原性がないが，血液中のアルブミンと結合することによって免疫原性をもつようになって，ペニシリンショックを引き起こすことが知られている．したがって，免疫原性がない低分子化合物に対する抗体を作製することは可能であり，その抗体はイムノアッセイに利用することができる（7章を参照）．

　抗体産生を誘導できる抗原は，胸腺依存性抗原（TD抗原）T-dependent antigenと胸腺非依存性抗原（TI抗原）T-independent antigenに分類することもできる．胸腺を欠損するヌードマウスにおける抗体産生を指標に，抗体産生における胸腺依存性（つまり，T細胞依存性）で抗原

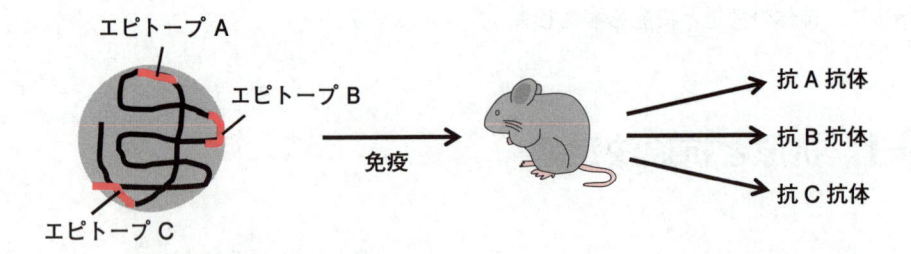

図5-1　タンパク質抗原の各抗原決定基（エピトープ）に対する抗体産生構造

通常，タンパク質抗原の場合，複数のエピトープが存在する．タンパク質を動物に免疫すると各エピトープに対する抗体の産生が誘導される．抗体は，エピトープという部分構造を認識し，タンパク質分子全体を認識するわけではない．

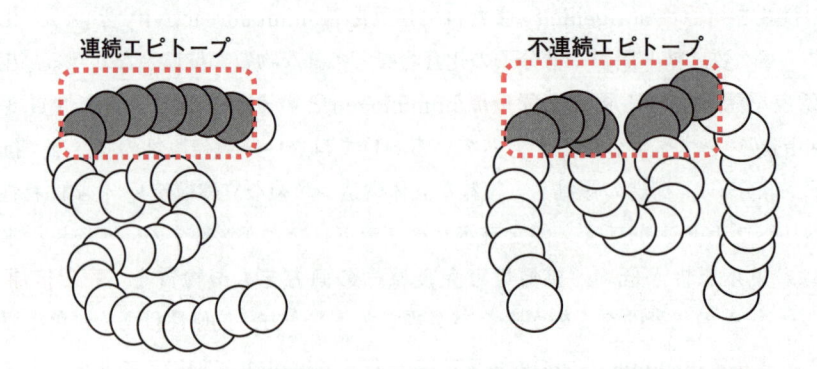

図5-2　連続エピトープと不連続エピトープ

ある種のタンパク質分子の一部の構造を示しているが，◯の1つ1つがアミノ酸残基であり，影を付けた部分が抗体によって認識される部分である．抗体が認識するエピトープは，6〜10アミノ酸残基のペプチド構造である（赤の破線で囲んだ部分）．

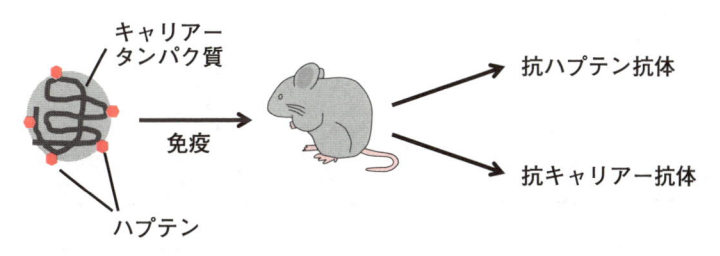

図 5-3　ハプテン-キャリアータンパク質複合体による抗ハプテン抗体の誘導
ハプテンをキャリアータンパク質に共有結合することによって，ハプテンは免疫原性をもつようになり，動物（マウスやウサギなど）に免疫することによって抗キャリアー抗体とともに抗ハプテン抗体も誘導できる．キャリアー（担体）として細胞を用いることもある．

の性質を分けることができる．典型的な TD 抗原は，タンパク質抗原であり，抗体産生にヘルパー T 細胞の介助を必要とする．一方，TI 抗原は，ヘルパー T 細胞の介助を必要とせず，直接 B 細胞に作用して抗体産生を誘導できる抗原である．TI 抗原は，さらに TI-1 抗原と TI-2 抗原に分類される．TI-1 抗原の代表的なものに，グラム陰性桿菌の細胞壁の特徴的な構成成分であるリポ多糖 lipopolysaccharide（LPS）がある．LPS は Toll 様受容体の 1 つである TLR4 のリガンドであり，TLR4 からのシグナルだけでも B 細胞は活性化し，形質細胞へ分化する．TI-2 抗原の代表的なものに，肺炎球菌の莢膜由来の多糖類やデキストランなどの多糖類，サルモネラの鞭毛由来のフラジェリンなどがある．いずれも同じエピトープが多数繰り返された構造をもつ．したがって，そのエピトープに結合できる抗原受容体をもつ B 細胞において，抗原受容体が架橋された結果，強いシグナルが入って，その B 細胞は形質細胞へ分化する．通常，TI 抗原で産生される抗体は，IgM クラスが中心となる．

5-2　抗体の基本構造：可変部と定常部

抗体は，その産生を誘導した抗原に特異的に結合するタンパク質分子の総称である．また，抗体は**免疫グロブリン**または**イムノグロブリン** immunoglobulin（Ig）とも呼ばれる．臨床検査での血清タンパク質の分析によく使われるセルロースアセテート膜電気泳動では，陰極に最も近い位置に泳動する**γ-グロブリン**分画に免疫グロブリンは主に含まれる（図5-4）．抗体の基本構造として，後述する IgG（血清中で一番多い抗体）を例に説明しよう（図5-5）．

抗体は，同一の 2 本の **H 鎖（重鎖）** heavy chain と同一の 2 本の **L 鎖（軽鎖）** light chain が，H 鎖同士および H 鎖-L 鎖間のジスルフィド結合を介して複合体を形成している．L 鎖は分子量約 24,000 で，H 鎖は分子量約 55,000 〜 70,000 である．H 鎖と L 鎖のいずれも N 末端部に可変部（または可変領域）variable region を形成する V ドメインが位置し，それに続いて定常部（または定常領域）constant region を形成する C ドメインが連結している．H 鎖と L 鎖において，V ドメインをそれぞれ V_H および V_L と，C ドメインをそれぞれ C_H および C_L と表記する．図5-5 に示すように，H 鎖は V_H-C_H1-C_H2-C_H3（C_H4 まで連結している抗体のクラスもある）から，L

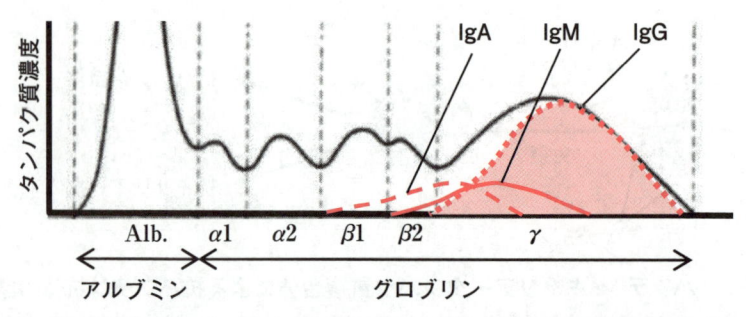

図 5-4　血清タンパク質のセルロースアセテート膜電気泳動
免疫グロブリン（抗体）は，主に γ-グロブリン分画に含まれる．

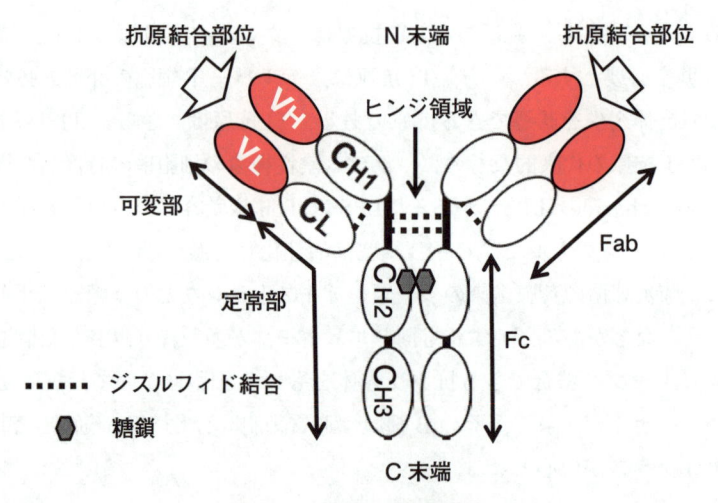

図 5-5　抗体の基本構造
抗体分子の代表として，IgG の基本構造を示した．抗体分子は，2 本の H 鎖と 2 本の L 鎖から構成される．H 鎖-H 鎖間および H 鎖-L 鎖間のジスルフィド結合によって複合体が形成される．H 鎖と L 鎖は，いずれも可変部を形成する V ドメインと定常部を形成する C ドメインからなる．C_H2 ドメインには糖鎖が付加している．

鎖は V_L-C_L から構成される．抗原結合部位は，N 末端部にある V_H/V_L からなる可変部に存在する．したがって，単量体の抗体 1 分子には，2 個の抗原結合部位が存在することになる．抗体の抗原への結合は，水素結合，ファンデルワールス力，静電気力，疎水結合など非共有結合であり，可逆的である．

各 V および C ドメインは，1 つの鎖内ジスルフィド結合を含む約 110 アミノ酸残基からなる基本単位であり，免疫グロブリン様ドメインと呼ばれる．図 5-6 に，X 線結晶解析によって得られた抗体の L 鎖の立体構造を示した．V_L は 4 本 + 5 本の β ストランドからなる 2 組の逆並行 β シートが，C_L では 3 本 + 4 本の β ストランドからなる 2 組の逆並行 β シートが，それぞれ鎖内ジスルフィド結合で結びつき，円筒状の立体構造を形成している．このような免疫グロブリン分子に特有のドメイン構造をもつ多くの免疫関連の細胞表面分子は，**免疫グロブリンスーパーファミリー** immunglobulin (Ig) superfamily に属している．

H 鎖の定常部は，H 鎖間のジスルフィド結合を含む C_H1 と C_H2 の間の領域は**ヒンジ領域** hinge

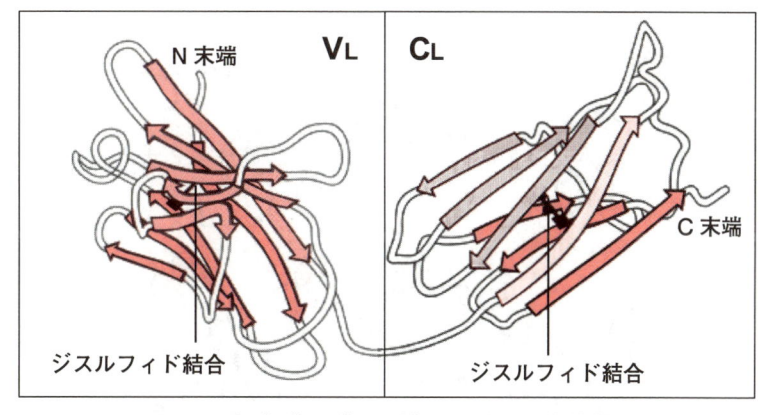

図 5-6 免疫グロブリン様ドメインの立体構造

抗体のL鎖の立体構造を示す．可変部（V_Lドメイン）と定常部（C_Lドメイン）は，いずれも2組の逆並行βシートの層（V_Lドメイン：4本+5本のβストランドからなるシート，C_Lドメイン：4本+3本のβストランドからなるシート）が，鎖内ジスルフィド結合で円筒形の構造にまとまっている．矢印の帯は，それぞれβストランド構造をとっている部分を示す．同じ濃さの帯がそれぞれ逆並行βシートの層を形成している．

region と呼ばれ，抗体の抗原への結合を容易にするために抗体分子の立体構造に柔軟性を与える役割を果たしている．つまり，ヒンジ領域は，抗体の抗原結合部位の向きに自由度を与え，可動域を広げるはたらきをしている．ヒンジ領域を境にN末端側の抗原結合部（V_H-C_H1/ V_L-C_Lのヘテロ二量体）を **Fab部**または**Fab断片**と，C末端側（C_H2-C_H3 または C_H2-C_H3-C_H4 のホモ二量体）を **Fc部**または**Fc断片**と呼ぶ．とくにFc部には，補体結合部や抗体のFc部に対する受容体（Fc受容体）の結合部が含まれるので，抗体の生物学的機能の発現に重要である．その生物機能には，食作用の促進（オプソニン化），補体の活性化（古典経路），胎盤通過性，マスト細胞への結合，粘膜上皮からの分泌などがある．

後述するように，H鎖には，定常部の違いにより5つのクラスの抗体（IgG, IgA, IgM, IgD, IgE）に分類され，それぞれ，γ鎖，α鎖，μ鎖，δ鎖，ε鎖と呼ばれる．抗体のクラスによって機能が異なるは，H鎖の定常部が抗体の生物学的機能を担っていることと関係している．また，L鎖にも定常部のアミノ酸配列の違いに基づいて，**カッパ（κ）鎖**と**ラムダ（λ）鎖**の2種類がある．その使用頻度は，動物種で大きく異なるが，ヒトで67：33，マウスで95：5とκ鎖が優位である．このようなH鎖およびL鎖でみられる定常部の違いにより規定される抗体の種類を**アイソタイプ** isotype と呼び，通常個体にはすべてのアイソタイプが存在する．また，抗体のH鎖の定常部の抗原性の違いによって規定されるものに，**アロタイプ** allotype が存在する．H鎖とL鎖には多型性があり，定常部に生じる1個または2個のアミノ酸の違いによって生じる．したがって，アロタイプは，個体間での変化に基づく抗体の特徴である．一例として，γ鎖にはGmと呼ばれるアロタイプがある．さらに，可変部の構造によって規定されるものに，**イディオタイプ** idiotype がある．イディオタイプは，抗体の超可変領域（抗原に直接結合する部位）における特定のアミノ酸残基によって形成される抗原決定基であり，個々の抗体分子に特異的である．

抗体（IgG）を還元剤で処理すると，鎖間のジスルフィド結合が解離して，2分子のH鎖と2分子のL鎖に分解される（図5-7a）．また，抗体をプロテアーゼであるパパインで限定分解する

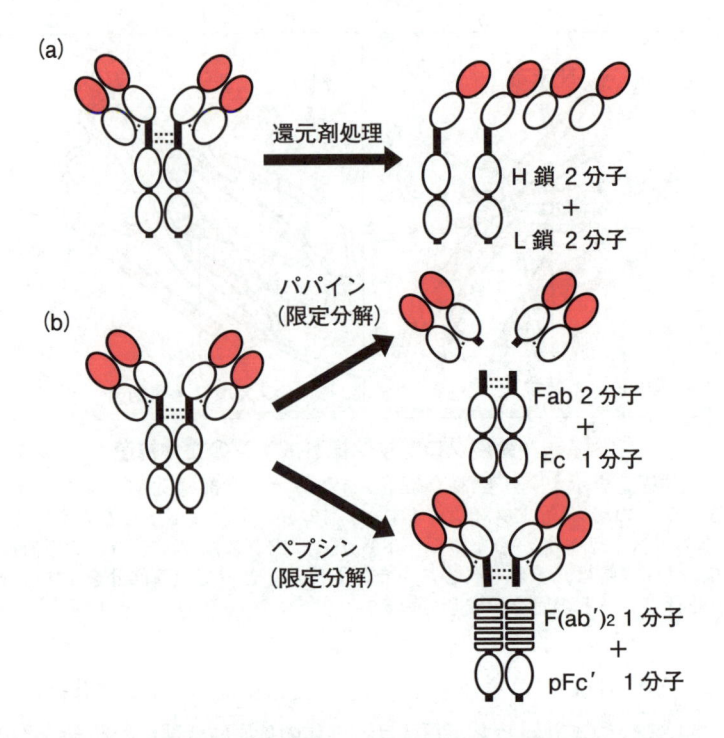

図5-7 抗体の還元剤処理またはプロテアーゼ消化による分解
抗体（IgG）を還元剤やプロテアーゼで処理して生成される抗体の断片を示した．

と，2分子のFab断片と1分子のFc断片に分断される（図5-7b）．さらに，抗体をプロテアーゼであるペプシンで限定分解すると，1分子のF(ab')$_2$断片と数か所で切断されたFc断片に分断される（図5-7b）．切断されたFc断片のうちC$_H$3ドメインを含む断片を，pFc'断片という．

5-3 抗原特異性を生む抗原結合部位の構造多様性

抗体結合部である可変部（V$_H$/V$_L$）のアミノ酸配列によって，それぞれの抗体の抗原特異性が決定する．個々の抗体の可変部のアミノ酸配列を比較すると，きわめて多様性が高い部分（変異が高頻度で出現する部分）が3か所存在し，これらの部分は超可変部あるいは超可変領域 hypervariable region と呼ばれる．また，この部分によって抗体の抗原特異性が決定するので，相補性決定領域 complementarity-determining region（CDR）とも呼ばれ，N末端側からCDR1，CDR2，CDR3という（図5-8）．超可変領域の間に存在する部分は，フレームワーク領域（FR1〜FR4）と呼ばれ，アミノ酸配列の多様性は低く，CDRが互いに隣接するようにポリペプチドの折りたたまれ方を決定している．V$_H$とV$_L$の可変部にあるそれぞれ3つのCDRは，外側へループ状に突出した構造をしており，一次構造上は離れているものの，立体構造上では近傍に位置している（図5-9）．つまり，6個のCDRによって抗原を結合するポケットが形成され，それが1つの抗原結合部位となる（図5-10）．

図 5-8　可変部における超可変部の分布

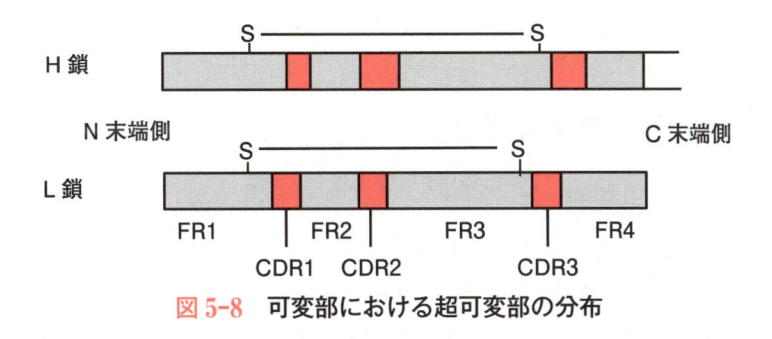

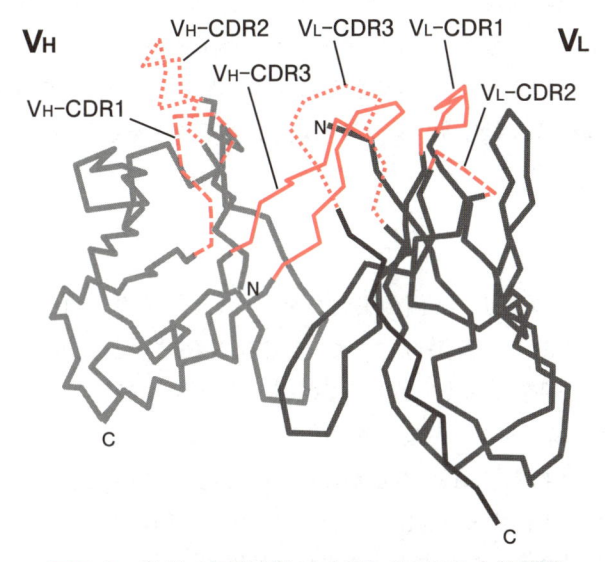

図 5-9　抗体の可変部における CDR の立体構造

X 線結晶解析で明らかにされた抗体の H 鎖および L 鎖の各可変部の立体構造と各 3 個の CDR の位置（赤線）を示した．N は N 末端部，C は定常部へとつながる C 末端側であることを示す．

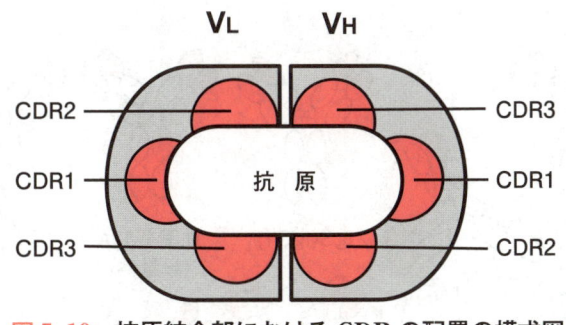

図 5-10　抗原結合部における CDR の配置の模式図

5-4 抗体のクラスと機能

　抗体は，可変部には関係なく定常部の違いにより，いくつかのクラスとサブクラスに分類される．ヒトおよびマウスでは，5種類のクラス（IgG, IgM, IgA, IgE, IgD）と4種類のIgGのサブクラス（ヒト：IgG1, IgG2, IgG3, IgG4；マウス：IgG1, IgG2a, IgG2b, IgG3）が存在する．また，ヒトにおいては，2種類のIgAのサブクラス（IgA1, IgA2）もある．各クラスやサブクラスの抗体において，分子量，基本構造，血中の含量などの物性や特徴と生物学的機能などが異なっている．図5-11に各クラスの抗体の基本構造を図示し，表5-1に物性や機能に関してまとめたものを示した．ヒトとマウスのIgGサブクラスの対応は，表5-2を参照されたい．

5-4-1 ● IgG

　IgGは，血清中のγ-グロブリン分画の主要なタンパク質であり，血中濃度が最も高く，単量体として存在する（図5-11, 表5-1）．また，IgGはH鎖2本とL鎖2本からなる基本構造（H_2L_2）をもっている．通常の免疫応答においても最も大量に産生され，とくに二次免疫応答（同じ抗原が再刺激した時に起きる免疫応答）で産生される主な抗体のクラスである（図5-12）．また，IgGは，血中での半減期も長いことから比較的安定して血中を循環するほか，組織へ浸透性も高く，組織液中でも機能する．IgGは，毒素に対する中和作用を示すほか，ウイルスや細菌などの病原体の抗原に結合することによって凝集や沈降を起こし，それらの機能を阻害し，排除するように働く．また，好中球やマクロファージ上のFc受容体に結合して貪食を促進させるオプソニン化にもかかわる（図5-13(d)）.

　ヒトやマウスでは，それぞれ互いに少しずつ構造の異なる4つのサブクラスがある（表5-1,

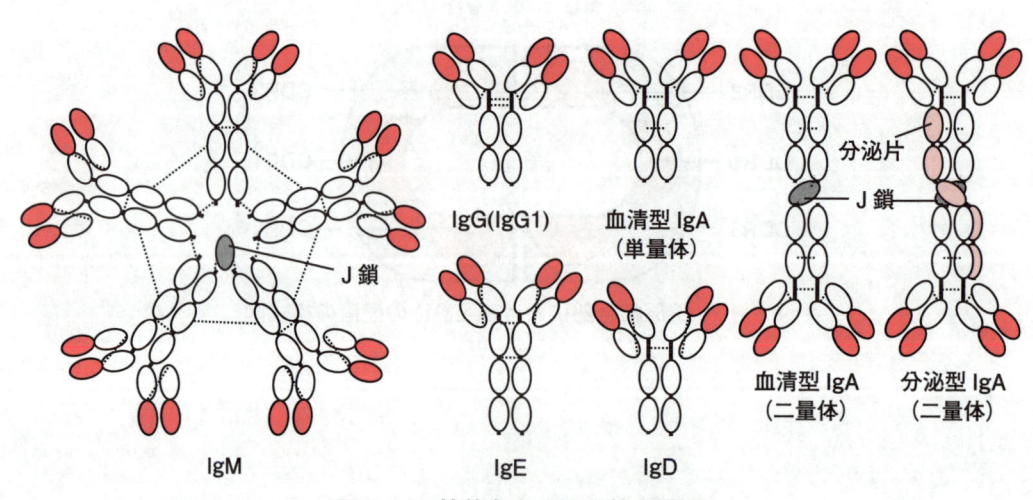

図5-11　抗体各クラスの基本構造

第5章 抗原と抗体

表 5-1　ヒト抗体のクラス・サブクラスとその特徴・機能

クラス	IgG					IgM	IgA			sIgA	IgD	IgE
サブクラス		IgG1	IgG2	IgG3	IgG4			IgA1	IgA2			
H鎖	γ1〜γ4	γ1	γ2	γ3	γ4	μ	α1,α2	α1	α2	α1,α2	δ	ε
分子構成	H_2L_2	H_2L_2	H_2L_2	H_2L_2	H_2L_2	$(H_2L_2)×5$	H_2L_2	H_2L_2	H_2L_2	$(H_2L_2)×2$+SC	H_2L_2	H_2L_2
分子量(×10³)	150	146	146	170	146	970	160	160	160	385	184	188
ヒンジ部の有無	有	有	有	有	有	無	有	有	有	有	有	無
糖含量(%)	2〜3	2〜3	2〜3	2〜3	2〜3	12	7〜11	7〜11	7〜11	7〜11	9〜14	12
血中濃度(mg/dL)	1350	900	300	100	50	150	350	300	50	−	3	0.003
半減期(日)	21	21	20	7	21	10	6	6	6	?	3	2
胎盤通過性	++	+++	±	++	±	−	−	−	−	−	−	−
補体結合能	++	++	+	+++	−	+++	−	−	−	−	−	−
食細胞への結合	+	+	−	+	±	−	+	+	+	+	−	+
マスト細胞や好塩基球への結合	−	−	−	−	−	−	−	−	−	−	−	+++

IgA（IgA1, IgA2）は血清型の単量体，sIgA は分泌型の二量体のデータを示した．分子構成で，H は H 鎖，L は L 鎖，SC は分泌片を示す．抗体の生物学的機能に関しては，各クラス/サブクラス間での比較のために，− 〜 +++ の 5 段階評価で示した．

表 5-2　ヒトとマウスの IgG サブクラスの対応

ヒト	マウス
IgG1	IgG2a
IgG2	IgG2b
IgG3	IgG3
IgG4	IgG1

表 5-2）．個々の IgG サブクラスでは，とくにヒンジ領域の構造（ヒンジ領域の長さやジスルフィド結合の数）が異なっている．このような構造の特徴は，抗原との複合体形成に影響を与えると考えられる．血中濃度は IgG1 が最も高く，IgG4 が最も低い．生物学的機能においては，ヒトではとくに IgG1 と IgG3（マウスでは IgG2a と IgG2b）がオプソニン化や補体活性化に関与する主要な IgG サブクラスであり，さらに抗体依存性細胞傷害作用 antibody-dependent cell-mediated cytotoxicity（ADCC）にも高い活性をもつ（図 5-13）．

　IgG は胎盤通過性をもつ唯一の抗体で，胎盤に存在する Fc 受容体の一種である FcRn（neonatal Fc receptor）を介して母体の IgG が胎児へ輸送される．つまり，IgG のみが胎盤を通過できるのは，FcRn が IgG とのみ特異的に結合できることに関係している．また，IgG は胎児期や新生児期における感染防御にかかわる抗体として重要な役割をもつ．ヒトにおいて胎盤通過性が高い IgG サブクラスは IgG1 と IgG3 である（図 5-11）．

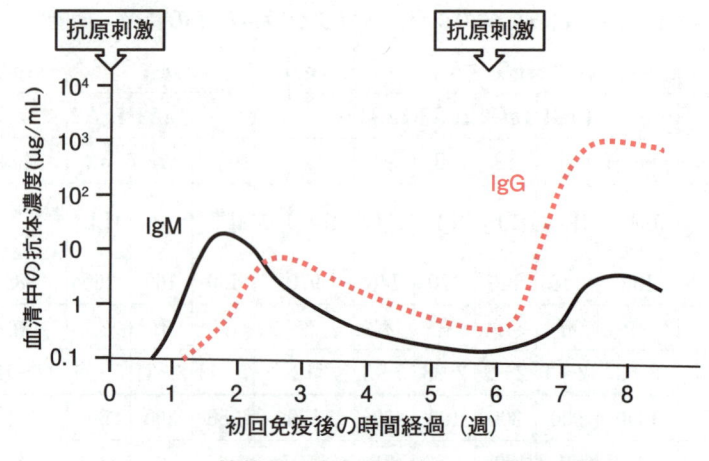

図 5-12 抗体の一次免疫応答と二次免疫応答
抗原で初回免疫した時点を 0 日とし，6 週後に同一抗原で再刺激した．

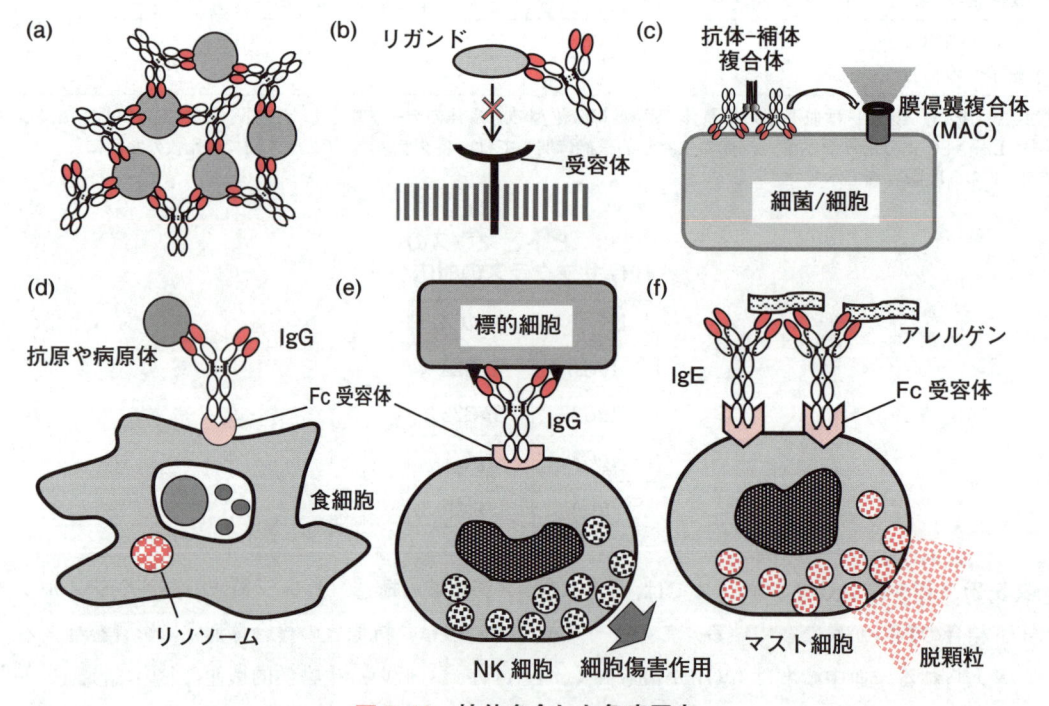

図 5-13 抗体を介した免疫反応
抗体がもつ様々な機能と抗体を介した免疫反応の模式図を示した．(a) 凝集作用と沈降作用（抗体と抗体の複合体（免疫複合体）が形成される），(b) 中和反応：抗体によるリガンドの受容体への結合阻害（リガンドとして，毒素タンパク質や生理活性物質などがある），(c) 補体活性化の古典経路（抗体の結合が起点となって，最終的に MAC が形成される），(d) オプソニン化（抗体が病原体などの抗原に結合すると，食細胞上の Fc 部受容体との結合で，貪食が促進される），(e) ADCC（抗体依存性細胞傷害作用：腫瘍細胞の表面に抗体（IgG）が結合すると，NK 細胞上の Fc 受容体との結合で，NK 細胞が活性化されて細胞傷害活性を発揮する），(f) 肥満細胞の脱顆粒（I 型アレルギーの機序：肥満細胞上の IgE に対する高親和性 Fc 受容体に結合した IgE に，アレルゲン（アレルギーの原因となる抗原）が結合して架橋すると，マスト細胞が活性化して脱顆粒し，ヒスタミンなどを放出する）

5-4-2 ● IgM

　IgGに比べてC_Hドメインが1個多い4個であることから，IgMは単量体としての分子量（180,000）もより大きいが，IgMは五量体として分泌されるので，最も分子量が大きい抗体分子である（分子量約970,000）．IgM分子は，ヒンジ領域を欠くH鎖2本とL鎖2本からなる基本構造（H_2L_2）が，ジスルフィド結合とJ鎖joining chain（ポリペプチド，分子量12,000）を介して重合した五量体構造である（図5-11，表5-1）．したがって，IgMの抗原結合部位は1分子あたり10個あることから，IgMは補体活性化能や細菌凝集能が高い．また，IgMは，抗原や病原体が初めて侵入した際に起こる一次免疫応答において，最も早期に産生される抗体のクラスであり，IgGはIgMの産生に引き続き出現する（図5-12）．
　B細胞の細胞膜上では，単量体の膜結合型IgM分子が抗原受容体として発現している．

5-4-3 ● IgA

　ヒトIgAは，IgA1とIgA2の2種類のサブクラスが存在する．IgAは，血液中だけでなく，涙，唾液，鼻汁，気管支や腸管腔内の粘液などの外分泌液に多量に含まれる．血液中のIgA（血清型IgA）には，単量体とJ鎖によって結合した二量体が存在するが，ほとんどが単量体のIgAである．分泌物中のIgA（分泌型IgA）は，二量体のIgA分子に分泌成分（分泌片）secretory component（SC）というタンパク質（分子量75,000）が巻き付いた構造をしている．図5-14に示すように，ポリIg受容体（pIgR）を介して二量体の血清型IgAが粘膜上皮細胞を通過し，pIgR由来の分泌成分が巻き付いた状態で分泌型IgAが粘液中に放出される．したがって，分泌

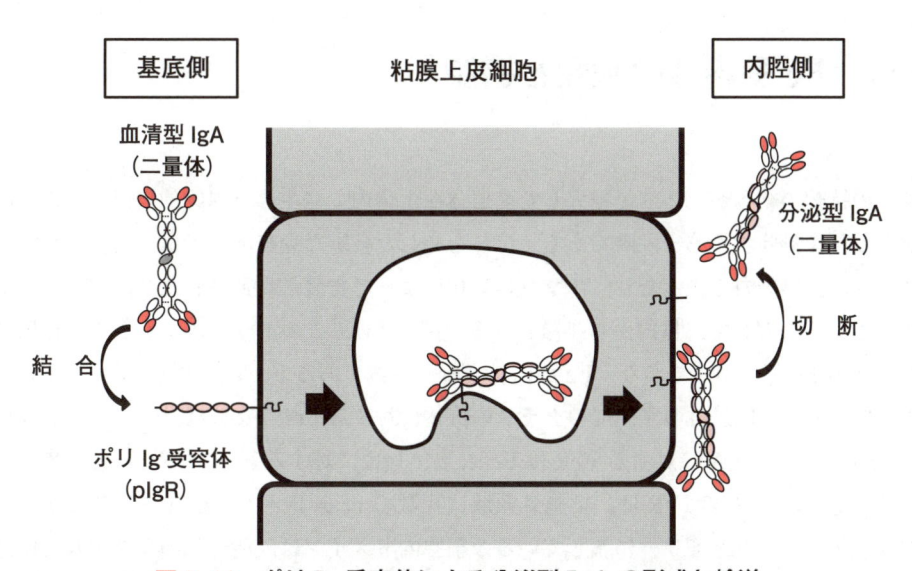

図5-14　ポリIg受容体による分泌型IgAの形成と輸送
粘膜上皮細胞の基底側に発現しているポリIg受容体（pIgR）に二量体の血清型IgAが結合し，トランスサイトーシスによって粘膜表面の内腔側へ移動する．内腔側に存在するプロテアーゼによる切断によって，分泌成分が巻き付いた状態の分泌型IgA分子が遊離する．

型 IgA はすべて二量体であり，分泌成分が付いている．分泌成分は，内腔側のプロテアーゼが豊富な環境において IgA 分子が壊されないように保護する役目を果たしている．

また，IgA は出産後の母乳中にも多く含まれている．胎児において胎盤を通して供給された IgG の血中濃度が出生後に低下するのに対して，分泌型 IgA は新生児において経口摂取で管腔内の防御能を高める役割を果たしている．

5-4-4 ● IgE

IgE は，IgM と同様に C$_H$ ドメインを 4 個もっており，ヒンジ領域を欠く H 鎖 2 本と L 鎖 2 本からなる基本構造（H$_2$L$_2$）をもっており，単量体としては大きな抗体分子（分子量 188,000）である（図 5-11, 表 5-1）．健常人の血液中には非常に微量しか存在していないが，アレルギー疾患や寄生虫（とくに蠕虫）感染で血中濃度が顕著に増加する．IgE 分子は，マスト細胞や好塩基球の細胞表面にある高親和性 IgE 受容体（FcεRⅠ）に結合しており，抗原の結合による架橋で細胞内にシグナルが入ると，脱顆粒が誘導され，ヒスタミンなどが放出される．その結果，即時型である I 型アレルギー反応を引き起こす原因となる（図 5-13）．

5-4-5 ● IgD

IgD は，単量体であり，血液中には微量にしか存在せず，その機能はよくわかっていない（図 5-11, 表 5-1）．末梢の成熟 B 細胞上では，IgM とともに単量体の膜結合型 IgD が抗原受容体として発現しているが，その役割は明確になっていない．

5-5　Fc 受容体の種類と機能

抗原への抗体の結合が，体内で侵入した病原体や生体内で発生した異物的自己（がん細胞や老廃細胞など）を排除する第一段階である．抗体を介した多彩な免疫応答では，抗体が結合した病原体や細胞は，感染力を失ったり，オプソニン化によって貪食が促進されたり，ADCC によって細胞傷害されるなどして，体内から排除される（図 5-13）．このようなエフェクター作用の発現には，抗体の Fc 部が担っており，Fc 部に対する受容体である Fc 受容体（FcR）が重要な役割を果たしている．IgD 以外のすべてのクラスの抗体に対する FcR が同定されており，IgG に対する FcR は FcγR と，IgA に対する FcR は FcαR と，IgE に対する FcR は FcεR と命名されている（表 5-3）．ほとんどの FcR は，細胞外領域に複数の Ig 様ドメインを有することから，免疫グロブリンスーパーファミリーに属している．細胞内ドメインは，活性化のシグナルを伝達するモチーフ（ITAM）をもつもの（FcγRⅡA, FcγRⅡC）や ITAM をもつ γ 鎖ホモ二量体と会合したもの（FcγRⅠ, FcγRⅢA, FcεRⅠ, FcαRⅠ）が多い．一方，抑制性のシグナルを伝達するモチーフ（ITIM）をもつもの（FcγRⅡB）もある（図 5-15）．

第5章 抗原と抗体

表5-3 Fc受容体の種類と特徴

Fc受容体（CD分類）	主要な発現細胞	主なエフェクター作用
FcγRⅠ（CD64）	単球，マクロファージ，樹状細胞，好中球，好酸球	細胞活性化，貪食の促進，エンドサイトーシスの促進，ADCCの誘導
FcγRⅡA（CD32）	マクロファージ，好中球，好酸球，血小板，樹状細胞	細胞活性化，貪食の促進，エンドサイトーシスの促進
FcγRⅡB1（CD32）	B細胞	B細胞の活性化抑制
FcγRⅡB2（CD32）	マスト細胞，好塩基球，マクロファージ，好酸球，好中球，樹状細胞	貪食の促進，好酸球の脱顆粒
FcγRⅡC（CD32）	マクロファージ，単球，好中球，巨核球，血小板	細胞活性化，貪食の促進，エンドサイトーシスの促進
FcγRⅢA（CD16）	単球，マクロファージ，NK細胞，マスト細胞，好酸球，樹状細胞	細胞活性化，貪食の促進，エンドサイトーシスの促進，ADCCの誘導
FcγRⅢB（CD16）	好中球	FcγRⅡAとともに凝集して細胞活性化
FcεRⅠ（－）	マスト細胞，好塩基球，好酸球（誘導性）	マスト細胞・好塩基球からの脱顆粒の誘導，貪食の促進など
FcεRⅡ（CD23）	単球，マクロファージ，好中球，好酸球，T細胞，B細胞，血小板	IgE合成の抑制
FcαRⅠ（CD89）	単球，マクロファージ，好中球，好酸球	細胞活性化，貪食の促進，エンドサイトーシスの促進，ADCCの誘導
Fcα/μR（CD351）	B細胞，T細胞，単球，マクロファージ	細胞活性化，貪食の促進，エンドサイトーシスの促進
pIgR（－）	腸管・気道・腟などの粘膜上皮細胞	IgAおよびIgMの上皮細胞を通した輸送
FcRn（－）	胎盤，腸管上皮細胞，肝細胞	母体から胎児への胎盤を通したIgGの輸送

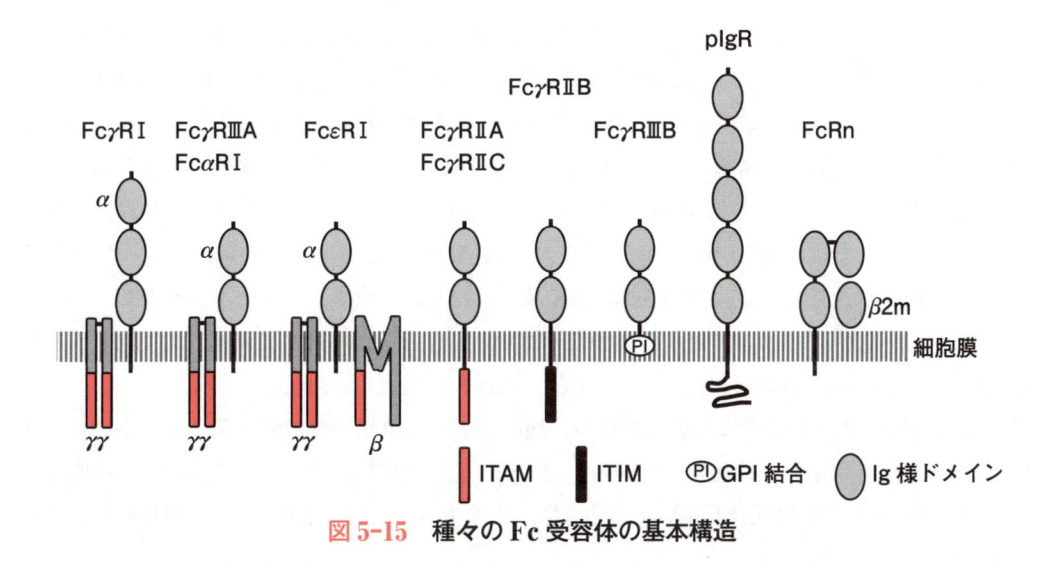

図5-15 種々のFc受容体の基本構造

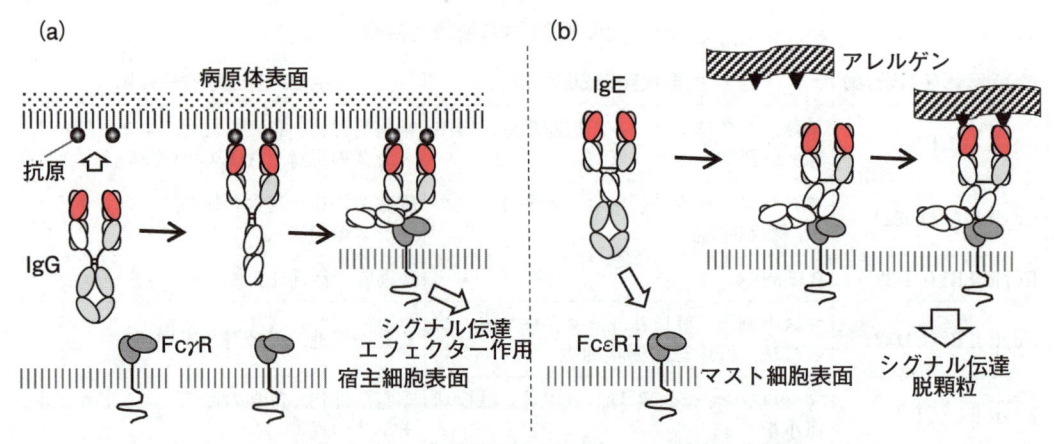

図 5-16　IgG と IgE の Fc 受容体への結合条件の違い
(a) IgG 分子が FcγR へ結合するためには，抗原との結合により Fc 部の構造変化が起こらなければならない．(b) 一方，IgE 分子は抗原との結合に関係なく FcεRI に結合することができる．

　抗体の FcR への結合の条件は，抗体のクラスによって異なる．まず，IgG 分子が FcγR に結合する場合は，第一段階として IgG 分子が抗原と結合することが必要である（図 5-16(a)）．IgG 分子が抗原と結合することによって，IgG 分子の Fc 部の構造変化が起こり，FcγR との結合が可能となる．抗原と結合した IgG 分子が FcγR へ結合し，FcγR が架橋されると，細胞内へシグナルが入り，様々なエフェクター作用（オプソニン化，ADCC，サイトカイン産生など）が誘導される．したがって，抗原と結合していない血清中の IgG 分子は，FcγR へ結合することはなく，勝手にエフェクター作用を発揮することはない．一方，IgE は抗原（アレルゲン）との結合に関係なく，マスト細胞上の FcεRI に結合し，アレルゲンとの接触の機会を待つ．アレルゲンの IgE への結合が FcεRI を架橋し，マスト細胞内へシグナルが伝達され，脱顆粒が誘導される．また，IgA 分子の FcαRI への結合に関しても，IgA 分子への抗原の結合は必要ないことが明らかになっている．

　IgG の高親和性受容体である FcγRI は，細胞の活性化に伴う，貪食と抗原提示の促進に関与している（図 5-13(d)，表 5-3）．マクロファージ，好中球，好酸球などに発現し，IgG1 と IgG3 がとくに強く結合する．次に IgG に対する低親和性 FcR である FcγRIIA と FcγRIIB2 はマクロファージ，好中球，好酸球，血小板，ランゲルハンス細胞（樹状細胞の一種）に発現し，貪食と好中球からの顆粒放出を誘導する．一方，FcγRIIB1 は，IgG1 とは結合するが貪食促進能はなく，免疫応答に対してむしろ抑制的にはたらく．つまり，十分に IgG 分子が産生された場合には，B 細胞表面上で抗原-抗体複合体が形成され，FcγRIIB1 を介した負の刺激によって B 細胞の活性化を抑える．さらに，FcγRIIIA は，NK 細胞，好酸球，マクロファージ，ランゲルハンス細胞に発現し，IgG1 と IgG3 に対する親和性が高い．IgG 分子が結合した細胞に対して，NK 細胞は FcγRIIIA を介して細胞傷害活性（ADCC）を発揮する（図 5-13(e)）．

　IgG 分子の FcγR への結合に重要な要因に，IgG 分子への糖鎖の付加がある．IgG の C_{H2} ドメインには，N 結合型糖鎖が付加されている（図 5-5）．この糖鎖は，Fc 部の構造の変化に関係しているが，Fc 部の内側に埋没しているため，FcγRI，FcγRII，FcγRIII，C1q（補体成分）と直接相互作用することはない．

IgEに対する高親和性FcRであるFcεRIは，α鎖，β鎖，γ鎖ホモ二量体の4分子からなる複合体であり，マスト細胞，好酸球，好塩基球の細胞表面に発現している（図5-15）．FcεRIはIgE分子と強固に結合しており，アレルゲンによる架橋によって脱顆粒が誘導され，ヒスタミン，セロトニンなどが放出される（図5-13(f)）．したがって，FcεRIは，即時型（I型）アレルギーの機序に密接に関係している．一方，IgEに対する低親和性FcRであるFcεRIIは，通常ホモ三量体で細胞表面に発現しており，マクロファージ，好酸球，B細胞，T細胞などに発現している．FcεRIIとIgE分子の複合体形成によって，マクロファージやB細胞によるによる抗原提示が促進されるが，FcεRIIの主要な役割は，IgE合成のフィードバック調節機能である．つまり，過剰なIgEの産生は，FcεRIIによってフィードバック阻害がかかるしくみになっている．

単量体および二量体の血清型IgA分子に対する高親和性FcRであるFcαRIは，IgA分子でコートされた細菌の貪食やエンドサイトーシスに関与するほか，好中球によるADCCやマクロファージによる炎症性サイトカインの産生誘導にも関係している．

Fcα/μRIはIgMに対する高親和性FcRであり，IgAに対しても親和性がある．また，Fcα/μRIは，現在までにヒト，マウスにおいて同定されている唯一のIgMに対するFcRである．細菌とIgM分子の複合体がFcα/μRIを介してマクロファージの細胞内へ効率よく取り込まれていることから，病原体を生体内から排除する際に重要な役割を果たしていると考えられている．

その他に特殊な能力をもつFcRとして，ポリIg受容体（pIgR）と胎児性Fc受容体（FcRn）がある．pIgRは，図5-14に示すように，二量体の血清型IgAを捕捉して，粘膜上皮細胞中を通して粘膜表面へ輸送する役目をしている．pIgRは，五量体のIgMに対する親和性もあり，IgMの粘膜表面への輸送にもかかわっている．FcRnはβ2-ミクログロブリン（β2m）を有するMHC様分子構造をもち，前述のようにIgGの胎盤通過性にかかわっているFcRである（図5-15）．

6 補体とは

6-1 補体とは

　コレラ菌と加熱処理をしていない新鮮な免疫血清を混合すると**溶菌**を起こすことが，1890年代には知られていた．ついで，56℃ 30分加熱した免疫血清では凝集を起こすのみで，これに新鮮血清を加えて初めて溶菌が起こることが示された．血清に含まれる耐熱性の凝集物質が**抗体**であり，易熱性の物質が抗体の作用を補うという意味で**補体** complement と名付けられた．その後，補体の研究は赤血球を用いた**溶血**試験によって進められることとなり，抗原抗体反応を必要としない活性化経路も明らかになった．また，一部の補体成分は刺胞動物であるイソギンチャクなどの段階で存在していることから，多細胞生物の生命維持に必須の機能を担っているものと考えられるようになった．近年のゲノム解析の結果から，補体系は進化の過程で遺伝子重複により成分を増やし，新たな機能を獲得してきたことが示唆されている．

　補体成分は，モルモットやヒトの血清を用いて，主に抗原抗体反応に付随する**古典経路**について研究された．まず，物理化学的性状によって第1成分から第4成分（C1～C4）に分けられた．実験では，血清を水に対して透析し，沈殿する画分と上清画分に分け，両者を合わせると補体活性が回復した（表6-1，カラム a）．一方，アンモニア処理あるいは酵母で処理した血清も活性を

表6-1　各種処理血清による相互補完効果から予想された補体成分

	再構成系の組成										予想される補体成分			
	a	b	c	d	e	f	g	h	i	j	C1	C2	C3	C4
水に対して透析後の上清	○		○	○			○				○		○	
水に対して透析後の沈殿	○			○	○		○					○		○
酵母で30℃ 30分処理		○	○		○			○			○	○		○
アンモニア処理		○		○		○			○		○		○	○
56℃ 30分処理						○	○	○	○				○	○
活性の回復	＋	＋	＋	－	－	＋	－	－	＋	＋				

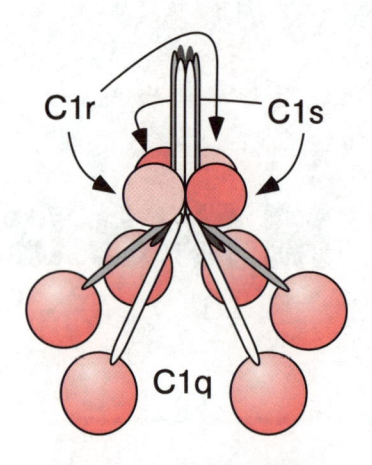

図 6-1 C1 複合体の構造

失うが，両者を合わせると活性は回復した（同 b）．最後に，56℃ 30 分加熱した血清は前者の 2 画分を補完することはできなかった（同 g および h）が，後者の 2 画分に加えられた場合にはいずれも活性の回復が認められた（同 i および j）．すなわち，C1 と C2 は熱に不安定な成分であること，C2 と C4 は低イオン強度で沈殿すること，C3 は酵母で不活化され，C4 はアンモニアで不活化される成分であることが考えられた．その後，タンパク質化学の進展によって，C1 は球状の頭部とコラーゲン状の尾部からなる C1q が花束状に会合した六量体に各 2 分子の C1r および C1s が結合した複合体（図 6-1）であること，C3 は C3，C5，C6，C7，C8，C9 の 6 成分に分けられることがわかった．さらに，各々の成分は活性化の過程で低分子断片に開裂し，一部は病原体表面に結合して貪食を促す**オプソニン**として，一部は食細胞に対する**遊走因子**として，また一部は局所における**炎症**惹起物質として機能することがわかった．溶菌・溶血の際には，C9 が重合して細胞膜上に巨大なチャネルを形成することも明らかにされた．

6-2 補体系カスケード

補体活性化経路には，古典経路の他に，自然免疫において重要な役割を果たすレクチン経路と生理的条件下で自発的に生じている第二経路が存在する．これらの 3 経路は C3 転換酵素の形成で収斂し，引き続いて C5 転換酵素が形成される（図 6-2）．

古典経路 classical pathway は C1q の頭部が抗原抗体複合体に結合することによって開始される．C1q は **IgM** および **IgG** に結合し得るが，補体の活性化には複数の C1q 頭部が抗体の定常部に結合しなければならない．すなわち，IgM では抗原との結合による立体構造の変化（平面構造→笠状構造）によって定常部間の距離が接近すること，IgG では少なくとも 2 分子以上が 30〜40 nm 以内に近接して抗原と結合していることが要件である．このため，IgM は IgG に比べ効率良く補体を活性化することができる．C1q による抗体定常部の架橋が成立すると，(C1r/C1s)$_2$ 複合体に構造変化が起こり，C1r が活性化されてセリンプロテアーゼとして働くようになる．C1r

図6-2 補体活性化経路

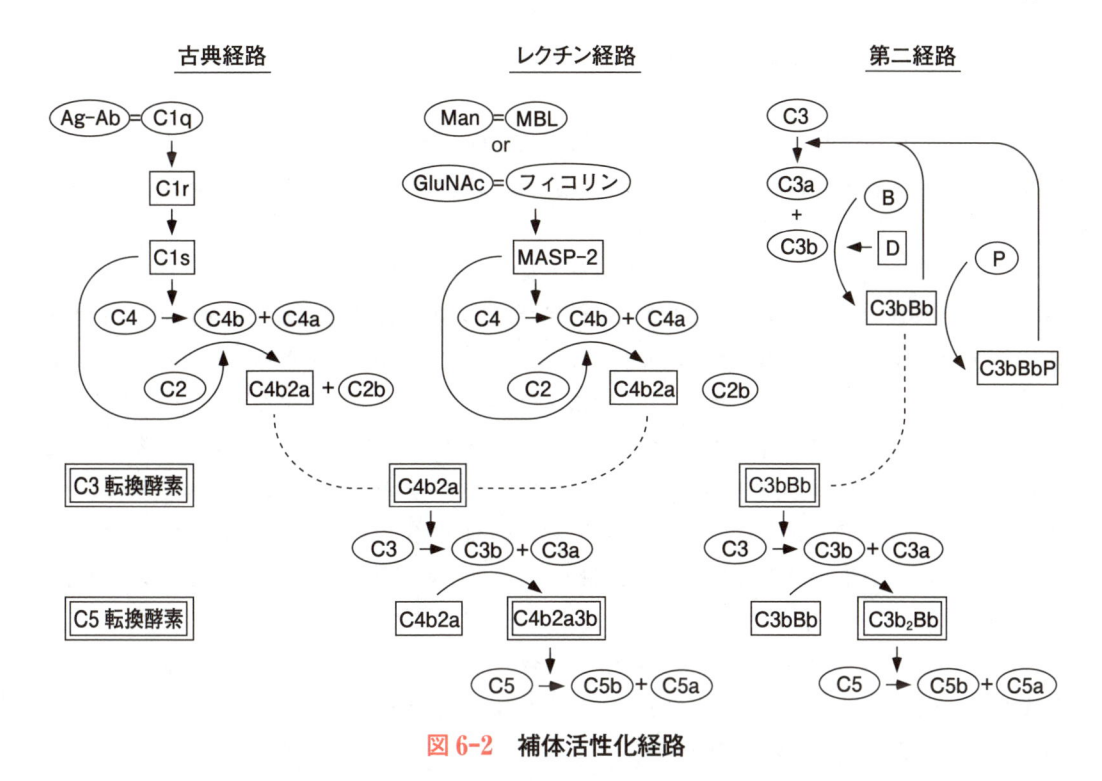

の活性化はC1qがある種の細菌の細胞壁構成タンパク質やグラム陽性菌細胞壁のリポタイコ酸に結合した場合，あるいは炎症に際して産生される急性期タンパク質のC反応性タンパク質に結合した場合にも生じることが知られている．活性化したC1rはC1sを分解し，活性型**セリンプロテアーゼ**が生成される．C1sセリンプロテアーゼはC4を分解してC4aとC4bを生成する．すると，C4bのシステイン残基から活性型チオエステル結合が露出し，抗原分子など近傍のOH基あるいはアミノ基と共有結合を形成する．結合できる分子が存在しない場合にはチオエステル結合は速やかに加水分解され，C4bは不活化される．不活化を免れたC4bはC2に結合してC1sセリンプロテアーゼに対する感受性を高め，C2aとC2bへの分解を促進する．さらに，C4bはC2aと複合体を形成して**C3転換酵素**C4b2aとして働く．

レクチン経路 lectin pathway は，血清中の**マンノース結合レクチン** mannose-binding lectin (**MBL**) や肺サーファクタント中のサーファクタントタンパク質などが菌体表面に結合することによって開始される．MBLはC1qに極めてよく似た構造をしており，二〜六量体を形成して2種類のセリンプロテアーゼ前駆体MASP-1およびMASP-2と複合体を作っている．MASP-2もまた，C1rおよびC1sと極めて類似した構造をしている．MBLの頭部にある結合部位の角度は固定されており，マンノースおよびフコース残基が適切に配置されている時のみに結合する．MBLがリガンドに結合すると，C1rと同様のメカニズムでMASP-2が活性化される．活性化MASP-2の作用によってC4bが生成されるが，近傍の菌体表面分子に共有結合したC4bのみが活性を保つことになる．固相化された活性化C4bはC2に作用し，C3転換酵素C4b2aが形成される．C3転換酵素は菌体表面に固定されていることから，以降の補体活性化に伴う膜傷害は菌体表面に限局した現象となる．C1qおよびMBLに類似した血清タンパク質として**フィコリン**が存

在する．フィコリンの頭部はフィブリノーゲン様の構造をしており，N-アセチルグルコサミンを含むオリゴ糖と結合する．MBL と同様，セリンプロテアーゼ前駆体 MASP-1/MASP-2 と複合体を形成しており，リガンドとの結合によって MASP-2 の活性化が起こる．フィコリンの血中濃度は MBL よりも高く，自然免疫においては MBL よりも重要な役割を果たしている可能性がある．

　第二経路 alternative pathway は C3 の自発的限定分解によって開始される．C3 は分子量 180 kDa，平均血中濃度 1200 mg/L とされ，分子数は $4×10^{12}/\mu L$ と赤血球数の 80 万倍に相当する．その分解産物である C3b は生理的条件下で常に産生され，C4b と同様のメカニズムで細胞表面分子に結合していく．**B 因子**と呼ばれる血清タンパク質がこれに結合すると，**D 因子**と呼ばれるプロテアーゼによって分解されて活性型プロテアーゼ Bb となる．これらの反応で形成される C3bBb 複合体が，第二経路の C3 転換酵素として機能する．正常な組織では，細胞表面の CD46 および CD55 などの作用によって C3bBb 複合体は速やかに不活化される．一方，ウイルス感染などで CD46 や CD55 の発現量が低下した細胞あるいは菌体表面などで C3bBb 複合体が形成された場合には，C3 転換酵素の活性は保たれたままとなる．また，血清中の **P 因子**（プロパージン）と呼ばれるタンパク質は，C3bBb 複合体に結合して安定化する作用をもっている．こうして形成される C3bBbP はさらに C3 を分解し，生成される C3b が B 因子ならびに D 因子を動員することによって C3 転換酵素が増幅される．ここで注意すべきことは，補体活性化の入り口が古典経路あるいはレクチン経路であっても，一旦活性化されて菌体表面に結合した C3b は，B 因子を結合して第二経路を進行させることである．すなわち，第二経路の役割は，補体の活性化を爆発的にすすめることにある．逆に，自己の細胞の上では補体が活性化しないように，厳重な制御がなされている（6-4 参照）．

　古典経路およびレクチン経路では，抗原および菌体表面に固定された C3 転換酵素 C4b2a の作用によって C3 は C3a と C3b に開裂される．第二経路の開始時で見たように，菌体表面分子に共有結合した C3b は活性を保ち，遊離の C3b は加水分解によって不活化される．活性化 C3b は C4b2a に結合して **C5 転換酵素** C4b2a3b を形成する．第二経路では，活性化 C3b は C3bBb と結合して $C3b_2Bb$ を形成し，これが C5 転換酵素として機能する．

6-3　膜侵襲複合体の形成と標的の破壊

　抗原，菌体あるいは細胞表面に固定されている C5 転換酵素は，C5 を分解して可溶性の C5a と膜に残る C5b を遊離する．C5b は C6 を結合し，さらに C7 とヘテロ三量体を形成する．すると，C7 に構造変化が生じて疎水性領域が露出し，近傍の脂質二重膜に挿入される．次に結合する C8 においても同様の疎水性領域が露出され，脂質二重膜に挿入される．これらの複合体はそれ自体で膜構造に傷害を与えるが，疎水性の増加によって C9 の重合を誘導する．1 つの複合体につき 10～16 分子の C9 が会合し，全体として**膜侵襲複合体** membrane attack complex（**MAC**）と呼ばれる直径約 10 nm のリング状構造が形成される（図 6-3）．この穴によって細胞内容は漏出し，

第 6 章　補　体

C5b6　C5b67

C5b67　C5b678　C5b6789n　MAC

図 6-3　膜侵襲複合体（MAC）の形成

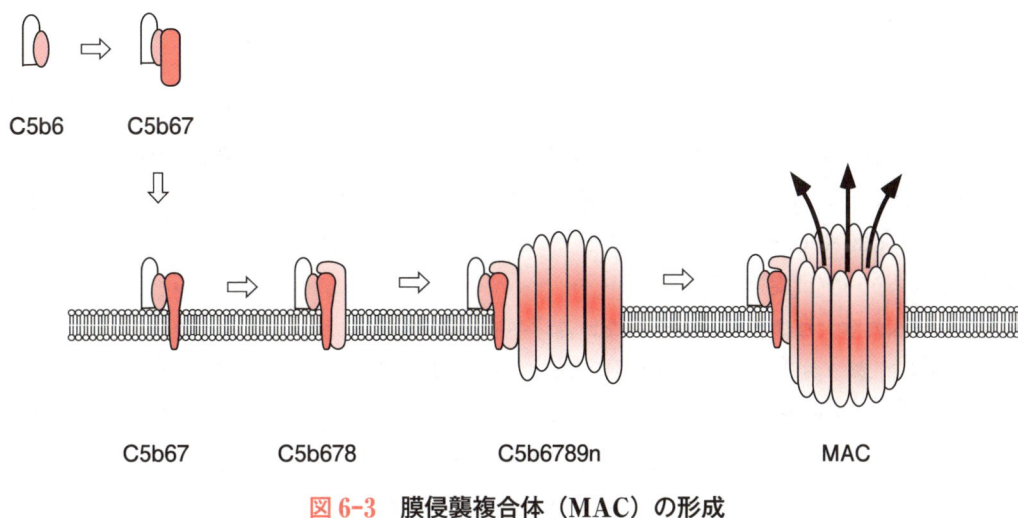

赤血球は溶血，ウイルス感染細胞は溶解する．また，細菌の外膜は破壊され，細菌は死滅する．

6-4　補体系の制御機構

　血清中の補体は第二経路によって常に活性化されており，生理的条件下の補体系は様々な負の制御を受けている（表 6-2）．C3 の自発的分解あるいは転換酵素によって生じた C3b は，遊離状態では速やかに加水分解によって不活化される．一方，菌体表面に共有結合した C3b は不活化を免れるが，宿主細胞膜に結合した C3b は CD46（**MCP**（membrane cofactor protein））と血清中のプロテアーゼ **I 因子**の作用によって **iC3b** および **C3dg** に転換される．また，宿主細胞表面上の CD55 や細胞表面補体受容体 1 型 cell-surface complement receptor type 1（**CR1**）あるいは血清中の **H 因子**は，第二経路の C3 転換酵素である C3bBb 複合体に作用して Bb を取り除き，

表 6-2　生理的条件下における補体系への負の制御因子

作　用	制御因子	補助因子
C1s の活性化阻害	C1 インヒビター	
C4b の不活化	I 因子	C4b 結合タンパク質
C3b の不活化	I 因子	CD46*，CR1*，H 因子
C3bBb の不活化	CR1*，CD55*，H 因子	
C4b2a の不活化	I 因子 CD55*	CD46*，CR1*，C4b 結合タンパク質
C5b67 の膜挿入阻害	ビトロネクチン	
MAC の形成阻害	CD59*	

＊正常細胞に発現する膜タンパク質

これを不活化する．CR1 や H 因子はまた，CD46 と同様に I 因子の補助因子として働き，宿主細胞膜に結合した C3b の分解を促進する．ただし，H 因子は動物細胞表面に存在するシアル酸に親和性を有することから，シアル酸を欠く菌体表面やある種のウイルス感染細胞上では分解補助因子としての活性は低い．このように，生理的条件下では C3 転換酵素 C3bBb 複合体の形成には常に抑制が働いている．一方，ウイルス感染細胞では CD46，CD55 ならびに CR1 の発現量は減少しており，C3b や C3bBb の失活は抑えられる一方，血清中の P 因子の安定化作用によって補体活性化カスケードは促進される．

宿主細胞への重大な傷害を招きかねない補体系は，古典経路においても様々な負の制御を受ける．C4 転換酵素である C1s の活性化は，血清中のセリンプロテアーゼ阻害剤 serine protease inhibitor（セルピン serpin と総称される）である C1 インヒビターによって阻害される．C1 インヒビターは C1r/C1s 複合体に結合して C1r の酵素活性を阻害し，C1s の開裂活性化を妨げる．さらに，活性化された C1s によって生じる C4b は，C3b と同様，遊離状態では速やかに不活化される．一方，抗原分子などに結合した C4b は C2 を分解して C3 転換酵素 C4b2a を形成するが，宿主細胞膜上の補助因子である CD46 や CR1 に結合したものは I 因子によって分解される．また，宿主細胞膜上の CD55 は C3 転換酵素である C4b2a から C2a を取り除く活性も有する．さらに，血清中の C4b 結合タンパク質もまた I 因子による分解を促進する．

レクチン経路では，血清中の MBL やフィコリンなどが病原体表面のマンノースや N-アセチルグルコサミンに結合することによって C4 転換酵素の活性化が起こる．一方，生理的条件下では正常宿主細胞表面の糖鎖はシアル酸でマスクされているため，これらが細胞に結合することはなく補体の活性化は起こらない．

3 種の活性化経路によって C3 転換酵素が形成された後も，膜侵襲複合体が不適切に形成されるのを防ぐシステムが存在する．前述のように C3 および C5 転換酵素は標的細胞表面に固定されていることから，原則，MAC は標的のウイルス感染細胞膜あるいは細菌外膜のみに挿入され，周辺の正常宿主細胞に傷害を与えることはない．万一，C5 転換酵素によって産生された C5b が周囲に飛散して C5b67 複合体が形成された場合には，血清中のビトロネクチンがこれに結合して正常宿主細胞膜への挿入を阻止する．さらに，宿主細胞膜上の CD59 は C5b678 複合体に C9 が結合するのを阻止する．

6-5 補体と炎症

C4，C3 および C5 の低分子分解産物である **C4a**，**C3a**，**C5a**（図 6-2）は，各々特異的な受容体に結合して局所炎症反応を引き起こす．特に，C5a および C3a は好中球とマクロファージに対して強い遊走活性を示し，血管壁への接着，貪食能の亢進を促す．C5a と C3a はまた，血管内皮細胞に作用して血管透過性を亢進させるとともに，マスト細胞に作用してヒスタミンや TNF-α の放出を促す．これらの反応によって局所の組織液が増大することによって抗原を捕捉した樹状細胞がリンパ節に流入することを促し，獲得免疫応答を誘導する．

一方，これらの補体低分子分解産物は平滑筋収縮作用も有する．したがって，これらが大量に生成されると，マスト細胞が放出するヒスタミンやTNF-αの作用と併せてアナフィラキシー様のショック症状を引き起こす．そのため，C3a，C4a，C5aはアナフィラトキシンとも呼ばれる．

6-6 貪食促進，抗体産生の促進

　3種の補体活性化経路によって標的分子上に形成されたC3転換酵素（C4b2aまたはC3bBb）は，血清中に大量に存在するC3を分解し，生成されたC3bは共有結合によって標的の表面を被覆する．その一部はC4b2aあるいはC3bBbと会合してC5転換酵素となるが，大部分のC3bは食細胞による取り込みを促進するオプソニンとして働く．C3b関連分子に対する受容体は4種が知られている（表6-3）．C3bの不活化に働くI因子の補助因子でもあるCR1（CD35）は，マクロファージと好中球に発現している．CR1はC3bと結合するだけでは貪食作用の亢進を促すことはないが，C5aなどの作用によって細胞が活性化すると貪食は促進される．CR1は赤血球膜上にも存在し，C3bの結合した免疫複合体を吸着する．この現象は免疫粘着現象と呼ばれ，血中に存在する免疫複合体は赤血球によって肝臓や脾臓に運ばれ，マクロファージがこれを除去する．この時，赤血球はマクロファージに取り込まれることなく，免疫複合体のみが取り込まれて分解される．このような血中の免疫複合体除去は，III型アレルギーの回避機構として生理的意義が大きい．CR1はまた，C4bにも結合するがその親和性は低い．前述のように，標的分子表面に結合したC3bは，CD35，CD46，CD55などの宿主細胞膜補助因子が存在しないため，I因子による速やかな不活化は逃れる．しかしながら，血清中の補助因子であるH因子の作用によってI因子による不活性化を受けるため，標的分子上にもiC3bは生成される．好中球およびマクロファージは，このiC3bを認識する2種類の受容体CR3（CD11b/CD18複合体）およびCR4（CD11c/CD18複合体）を発現している．これらはインテグリンファミリーに属し，CR1とは異なりリガンドに結合するだけで貪食を促進させる．食細胞は補体受容体と抗体（IgG）に対する受容体をもつため，C3bあるいはiC3bによるオプソニン化は抗体が同時に標的分子に結合している場合に，より効果的となる．古典経路で活性化されるC3bは，抗原のみならず抗体分子にも結合す

表6-3　貪食に関与する補体受容体

受容体	CD	分子量（kDa）	特異性	発現細胞
CR1	CD35	220	C3b，C4b，iC3b	赤血球，マクロファージ，単球，好中球，B細胞，濾胞樹状細胞
CR2	CD21	145	C3d，iC3b，C3dg	B細胞，濾胞樹状細胞
CR3	CD11b/CD18	155/95	iC3b	マクロファージ，単球，好中球，濾胞樹状細胞
CR4	CD11c/CD18	150/95	iC3b	マクロファージ，単球，好中球

る．このようして形成されるC3b/抗体複合体が，最も貪食能の活性化に有効と考えられている．

　血中のプロテアーゼであるI因子は，C3bをiC3bないしC3cとC3dgに分解し，さらにC3dへと分解する．抗原に結合したC3dおよびC3dgはB細胞の**CR2**（CD21）によって認識される．CD21はCD19およびCD81とともにB細胞補助受容体を形成しており，B細胞受容体（膜結合型IgM）がC3dないしC3dgで修飾された抗原に結合すると補助受容体との架橋が成立する．その結果，CD19を介したシグナル伝達によってB細胞の分化と抗体産生が促される．さらに，CD40の発現を促してT細胞からの共刺激による分化および抗体産生も増強される．このように，C3dないしC3dgによる抗原の修飾は胸腺非依存性抗原および胸腺依存性抗原いずれに対しても有効であり，B細胞の抗原に対する感受性は1000〜10000倍まで増強されることが知られている．

7 抗原抗体反応の利用

　リンパ系前駆細胞から分化したプロ B 細胞は，その分化過程で起こる遺伝子再構成によって多様なクローンを形成し，各々特定の分子と結合可能な B 細胞受容体（膜結合型 IgM および IgD）を細胞表面に発現する成熟 B 細胞となる．末梢の B 細胞は自己の受容体に結合する抗原と出会うと活性化して増殖を開始し，通常はヘルパー T 細胞による補助も受け，形質細胞 plasma cell に分化して大量の抗体を産生するようになる（**クローン選択説**）．この分化の過程で，抗体重鎖遺伝子の組換えによる**クラススイッチ**が生じ，同時に起こる**体細胞高頻度突然変異** somatic hypermutation によって受容体の多様性が増す．これらの受容体を発現する B 細胞のクローン集団は，再感染やワクチンの再接種などによって再び抗原に出会うと，より強く抗原と結合する受容体を発現するクローンが活性化する．このように，何度か抗原と接することによって特定のクローンが選択され，最終的に特異性の高い，親和性も増した抗体を産生する少数のクローンの形質細胞と記憶細胞が残る．このようにして産生される抗体は様々な抗原抗体反応によって検出され，感染症の診断やワクチン効果の判定に用いられる．また，動物に何度も抗原を投与することによって得られる**高度免疫血清** hyperimmune serum は高い特異性と親和性を利用して抗原検出のための定性および定量試験に用いられる他，ある種の細菌感染症やヘビ毒に対する**血清療法**に利用される．さらに，1970 年代に開発された**モノクローナル抗体**によって，感度，特異性，ならびに再現性の高い検査薬や分子標的薬（**抗体医薬**）への応用が可能となった．抗原と抗体の結合は，静電相互作用，水素結合，ファンデルワールス力，疎水結合といった非共有結合によって成立する．そのため，抗原抗体反応は可逆的な反応であり，抗原性物質の精製にも応用されている．

　ここでは，抗原抗体反応を利用した実験手技の原理と用途および応用について紹介する．

7-1 沈降反応と凝集反応

　沈降反応とは，可溶性抗原と抗体が特異的に反応して不溶性の**免疫複合体**を形成する反応のことをいう．一方，**凝集反応**は細菌や血球などの視認可能な粒子とそれらの表面抗原に対する特異抗体とを試験管内あるいはマイクロタイター用プレート内で反応させ，抗原粒子の凝集塊を検出

7-1-1 ● 沈降反応

　図 7-1 に示すように，抗原抗体反応による免疫複合体は，抗原と抗体の量比が釣り合った場合（最適比）のみ格子状の形態をとって不溶性となる．抗原過剰域においても抗体過剰域においても免疫複合体の多くは可溶性のままで視認可能な沈降物を作ることはない．目視による沈降反応としては，重層法およびゲル内拡散法がある．また，微細な免疫複合体を光学的に検出する方法としてネフェロメトリー法がある．

A　重層法

　直径 3 mm 程度の細試験管にアラビアゴムなどを加えて比重を重くした抗体溶液（抗血清）を加え，その上に界面を乱さないように静かに抗原溶液を重層する．一定時間後（30 分〜5 時間），

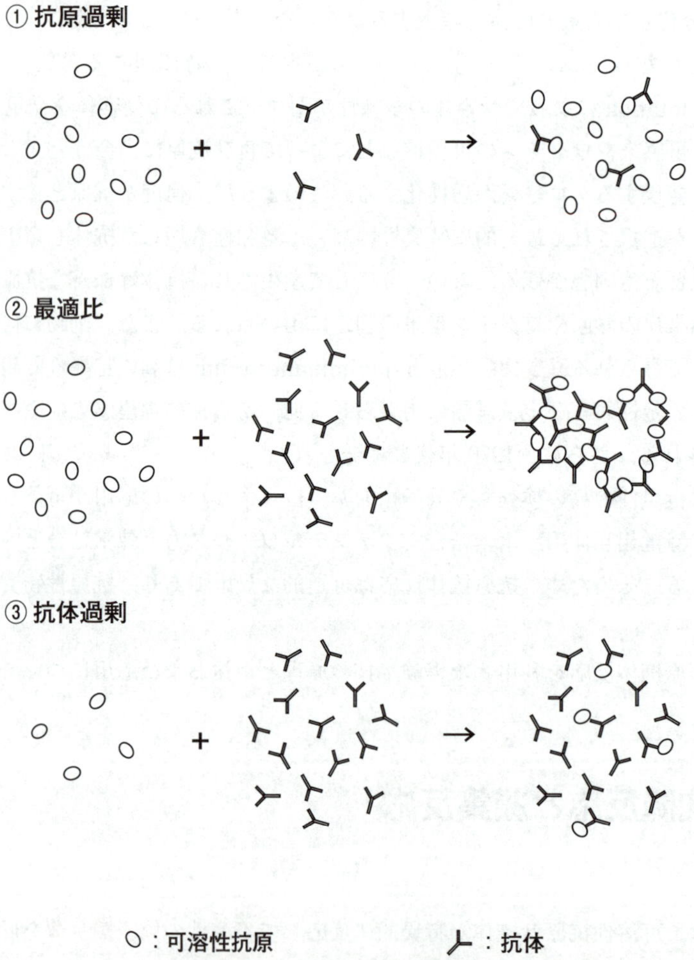

① 抗原過剰

② 最適比

③ 抗体過剰

○：可溶性抗原　　　　　　Y：抗体

図 7-1　沈降反応の原理
可溶性抗原は，最適比の抗体と反応した時のみ不溶性の免疫複合体を形成する．

第7章　抗原抗体反応の利用　　77

抗体と抗原の接触面に白濁した輪が生じれば反応陽性とする．定性試験であるが，抗原溶液を階段希釈することによって抗原価を定量することも可能である．また，抗原と抗体を加える順番を逆にすることによって抗体価を定量することも可能である．

B　ゲル内拡散法

支持体として寒天やアガロースなどのゲルを用いる．ゲルの中を抗原か抗体のいずれか，あるいは双方が独立した穴から拡散して混ざり合い，最適比となった位置で不溶性の免疫複合体が形成され，それを沈降線として視認する方法である．

1) 一次元放射状免疫拡散法 single radial immunodiffusion（SRID）

本法では，抗体を均一に混合したゲルに直径2 mm程度の穴をあけて抗原液を加える．抗原液は同心円状の濃度勾配を作ってゲル内を拡散し，一定濃度の抗体に対して最適比となった位置で沈降線を形成する（図7-2）．沈降線内の面積は抗原濃度に比例することから，検量線と比較することによって抗原濃度の定量が可能となる．抗体と抗原を逆にすれば，抗体濃度の定量も可能である．

2) 二次元免疫拡散法 double immunodiffusion（DID）

オクタロニー法とも呼ばれ，免疫学的定性試験として今日も重用される場合がある．ガラスシャーレなどに作成したゲルに直径3～5 mm程度の穴を5～8 mm間隔であけ，各々に抗原と抗体を添加する．一定時間後（1晩～3日），ゲル中を拡散した抗原と抗体の濃度が最適比となった位置で沈降線を形成する（図7-3）．本法によると単一系では1本の沈降線が，複数の反応系では複数の沈降線が現れる．そのため，しばしば免疫学的純度検定に用いられる．また，図7-4に示すように，形成される沈降線の相互関係から抗原性を比較（同一／部分的に共通／全く異な

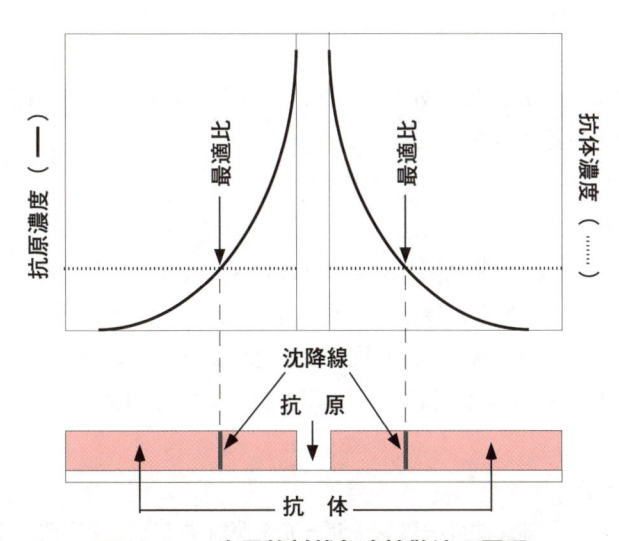

図7-2　一次元放射状免疫拡散法の原理
一定濃度の抗体を含むゲル中を拡散した抗原は距離依存性に濃度を減じ，最適比の位置で同心円状に沈降線を形成する．

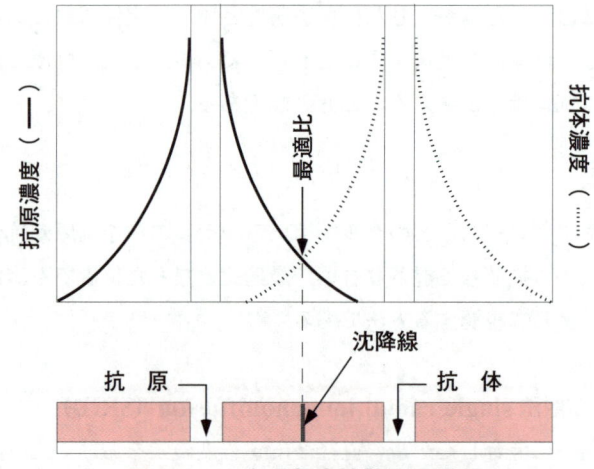

図7-3 二次元免疫拡散法の原理

可溶性抗原と抗体は各々独立してゲル内を拡散し，最適比となった位置で沈降線を形成する．

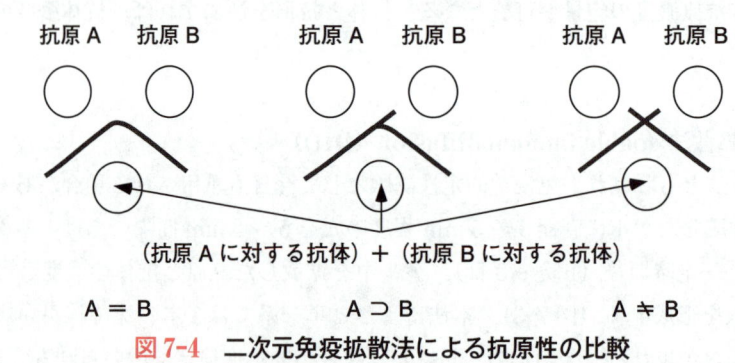

図7-4 二次元免疫拡散法による抗原性の比較

抗原Aと抗原Bが同じ場合，沈降線は融合する．抗原Bが抗原Aの一部と共通である場合，融合した沈降線のうち抗原Aに対して形成される沈降線が延長される．抗原Aと抗原Bが異なる場合，沈降線は交差する．

る）することができる．また，抗原あるいは抗体のいずれか一方を階段希釈することにより，各々を定量することも可能である．

3）免疫電気泳動法

寒天ゲル電気泳動法と二次元免疫拡散法を組み合わせた方法である．抗原混合液を電気泳動によって電荷や分子量に従い分離した後に，泳動方向に平行して作成した溝に抗体を加えて免疫拡散法を行う．沈降線の数，形，移動度から抗原の同定およびおおよその定量が可能であるが，イムノブロット法（7-3-1参照）の開発によって実施されることは少なくなった．

4）ネフェロメトリー法

抗原抗体反応で生じた微細な沈降物にレーザー光を照射すると，沈降粒子の濃度に比例して散乱光が増加する．その前方散乱をフォトダイオードで測定することによって抗原濃度を求める方法である．上述の沈降反応に比べて極めて感度が高く，短時間で微量の定量が可能なことならび

に自動化が容易なことから臨床検査機器に応用されている．

7-1-2 ● 凝集反応 agglutination test

　赤血球や細菌などの表面抗原と特異抗体との特異的な結合により，視覚的に確認できる凝集塊が形成される．血液型判定のような定性反応では，凝集塊の確認によって試験は終了する．一方，定量試験では試験管やマイクロタイタープレートの穴の中で抗体を階段希釈し，どの希釈まで凝集塊を形成するかを調べることによって抗体価を決定する．赤血球を抗原とした場合，抗体が存在しない時には血球は壁面を滑り落ちて管底に沈む．この時，管底から観察すると日の丸のようにみえる．一方，抗体によって凝集塊を作ると管底に膜状の沈着物を形成する．**凝集抗体価**は，凝集を起こす抗体溶液（血清）の最大希釈あるいはその逆数で表す（図7-5）．ここで，凝集抗体価は「力価」の一種であり，力価とは抗体の活性の指標であることに注意してほしい．つまり，2つの抗体についてタンパク質としての濃度が同一であっても，力価が異なることはよくあることである．一般に，抗原結合部位を10か所有するIgM抗体は凝集塊を形成する効率が良いため，2か所のIgG抗体に比べて高い凝集抗体価を示す．IgG抗体による凝集反応の感度を上げるため，抗IgG抗体（**二次抗体**）を加える**間接凝集反応**が行われることもある．

　ウイルスや可溶性タンパク質のように抗体と結合しても凝集塊を形成しないような抗原に対する抗体を検出する場合には，ラテックスビーズや赤血球のような担体に抗原を固定して反応を行う**受身凝集反応** passive agglutination test が行われる．本反応は，特別な装置を要せず操作も

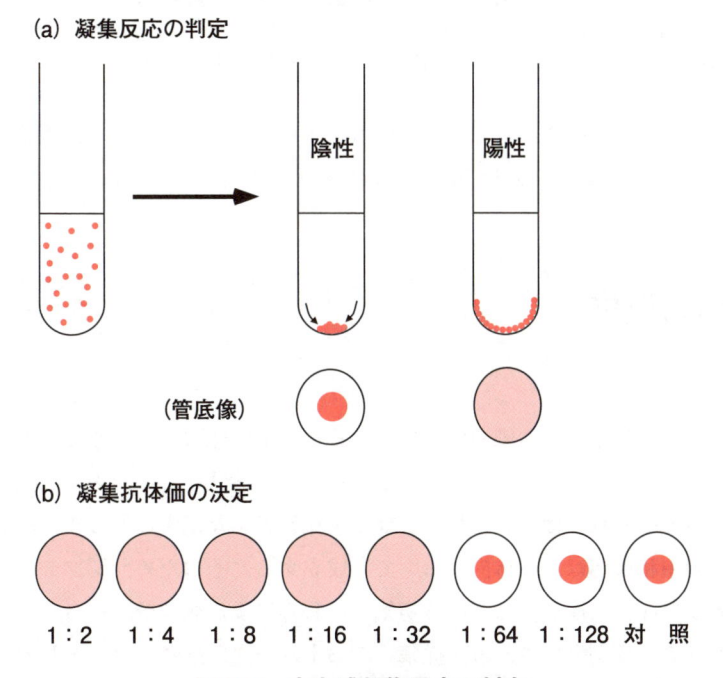

(a) 凝集反応の判定

陰性　陽性

（管底像）

(b) 凝集抗体価の決定

1:2　1:4　1:8　1:16　1:32　1:64　1:128　対　照

図 7-5　赤血球凝集反応の判定
一定量以上の抗体によって架橋された赤血球は，試験管の底に膜状となって沈着する（a）．凝集を起こす抗体の最大希釈は1:32であることから，凝集抗体価は32（あるいは1:32）と判定される（b）．

(a) 受身凝集反応

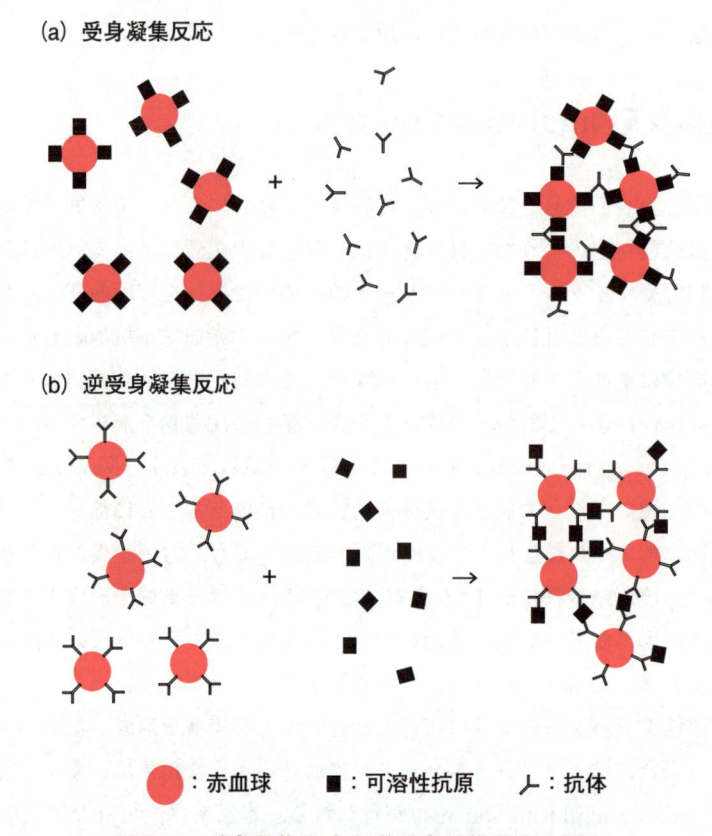

(b) 逆受身凝集反応

● : 赤血球　■ : 可溶性抗原　Y : 抗体

図 7-6　受身凝集反応と逆受身凝集反応の原理
受身凝集反応では，可溶性抗原を赤血球やラテックスビーズなどに結合させて抗体を検出する (a)．一方，逆受身凝集反応では抗体を結合させ，抗原を検出する (b)．

簡単なことから今日も臨床検査で賞用されている．また，抗体を担体粒子に吸着させて抗原を検出する**逆受身凝集反応** reverse agglutination test も行われる（図7-6）．

7-2　中和反応

　破傷風菌，ジフテリア菌などの細菌外毒素やヘビ毒を不活化してウマなどの動物に免疫すると，各々の毒素に特異的な抗体を含む**抗毒素血清**が得られる．活性をもった毒素と抗毒素血清を試験管内で反応させるとその毒性は中和され，もはや生体に害を及ぼすことはなくなる．この抗毒素血清による毒素の中和反応は，人体内においても成立する．そのため，ジフテリア，破傷風，百日咳など外毒素が発症に主役を演じている病気やヘビ毒による発症予防ならびに治療には，抗毒素血清を用いた**受身免疫**が実施される．従来，このような**血清療法**には主としてウマ血清が用いられてきたが，アナフィラキシーや血清病などの副作用があるため，ヒト抗毒素血清（免疫グロブリン製剤）に切り換えられつつある．
　ウイルスは粒子表面の吸着タンパク質で宿主細胞の受容体に吸着し，エンベロープをもたない

ものの多くは宿主細胞による食作用によって細胞質内に取り込まれる．また，エンベロープウイルスは吸着後直ちに細胞膜と，あるいは食作用後にエンドソーム膜とエンベロープとを融合させて細胞質内に侵入する．このウイルス吸着タンパク質と膜融合タンパク質に対する抗体はウイルスの感染性を中和する．この**ウイルス中和反応**を利用した受身免疫として，B型肝炎ウイルスに感染している母親から産まれた新生児には，抗B型肝炎ウイルスヒト免疫グロブリン（HBIG）の投与が行われている（母子感染防止事業）．また，献血など多くのヒトの血液から精製した免疫グロブリンは種々の抗体を含むことから，免疫不全状態における易感染性回避のため，あるいはサイトメガロウイルスや水痘・帯状疱疹ウイルスのような特定の病原体に対する感染予防や重症例の治療に用いられている．さらに，試験管内におけるウイルス中和試験は，現在も最も特異性の高いウイルス同定法および血清診断法の1つとして重用されている．

7-3　抗体を用いた検出系

　沈降反応および凝集反応は抗原抗体反応後の免疫複合体の形成を検出する方法であり，高い感度を得ることは難しかった．そのため，今日ではネフェロメトリー法や受身凝集反応を除いては，実施される機会は少なくなった．一方，抗体を放射性物質，酵素，蛍光色素などで標識することによって標識抗体の結合そのものを高感度で測定する方法が賞用されるようになってきた．しかしながら，放射性物質を用いた測定方法 radio immunoassay は特別な測定機器や密閉空間を必要とする設備などが必要なため，その他の標識法に置き換わってきている．さらに，近年では表面プラズモン共鳴（SPR）や水晶振動子マイクロバランス（QCM）等を測定することによって未標識抗体の結合も検出可能になっている．

7-3-1 ● 酵素抗体法

1）ELISA（enzyme-linked immunosorbent assay）
　酵素で標識した抗体を用いて固相化した抗原を検出する方法である．標識酵素には西洋ワサビ**ペルオキシダーゼ**や**アルカリホスファターゼ**が汎用され，基質には各々発色系と化学発光系が用いられる．化学発光系の方が高い感度を得られるが，測定に特殊な機器を要する．一方，発色系では目視による判定も可能である．固相化担体としては96穴マイクロタイタープレートが標準であり，マイクロプレートリーダーの利用によって簡便な多検体処理あるいは自動化されたルーチンの測定系として幅広く導入されている．
　タンパク質抗原は，その等電点よりpHの高い溶液中ではマイナスに荷電する．したがって，プラスに荷電したプラスチック表面に吸着させるため，固相化にはpH 9.5程度の炭酸緩衝液に溶解した抗原が用いられる場合もあるが，多くの場合中性のリン酸緩衝生理食塩水中でも固相化することができる．なお膜タンパク質など溶解性の低い抗原については，界面活性剤によって可溶化した後に担体表面に固相化する．一定範囲内では抗原の吸着量はその濃度に依存する．この

固相化された抗原に酵素で標識した飽和量の抗体を反応させ，遊離の標識抗体を除去後に過剰量の基質を加えて発色・発光を測定し，酵素活性を評価する．遊離の反応因子を除去する洗浄操作は，ELISA の非特異反応を抑制するために極めて重要なステップである．1分子の抗体の結合は酵素反応によって増幅され，著しい感度の向上が得られる．これによって抗原に結合した抗体量を求め，その値から抗原濃度を推定するのが**直接法**である．ただし，このままでは標識抗体もプラスチック表面へ非特異的に吸着してしまう．この非特異吸着を防ぐため，抗原の吸着後にウシ血清アルブミン，スキムミルク，ゼラチンなどの過剰なタンパク質を加えて**ブロッキング**が行われる．さらに，標識抗体がブロッキング剤と反応する危険性を回避するため，その希釈はブロッキング剤を含む溶媒で行われる．

濃度が薄い抗原を検出する場合には，捕捉抗体を用いた**サンドイッチ ELISA** が行われる（図7-7）．本法ではまず，プラスチック表面上に標的とする抗原に特異的な**捕捉抗体**を吸着させる．ブロッキング後に抗原を加え，洗浄後に標識抗体を反応させ，以降は直接法と同様に行う．捕捉抗体と検出用の標識抗体は異なる抗原決定基を認識することが原則であるが，標的抗原がホモ多量体である場合は同一の抗体を用いることも可能である．

抗体の検出には，酵素で標識した**抗免疫グロブリン抗体**を用いる**間接法**が実施される（図

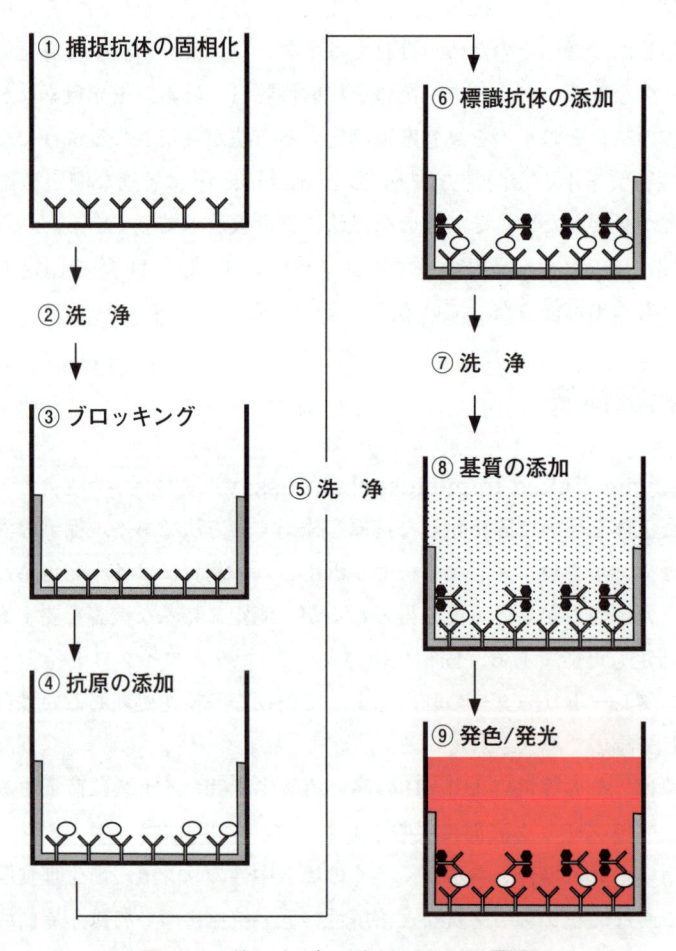

図7-7 サンドイッチ ELISA の原理

7-8).一定量の抗原を固相化した後にブロッキングを行い，ブロッキング剤を含む溶媒で希釈した一次抗体を反応させる．洗浄後に飽和量の酵素標識抗免疫グロブリン抗体（**二次抗体**）を加え，以降は直接法と同様の操作を行う．発色・発光の有無によって抗体の存在を判断するとともに，その程度によって一次抗体の半定量が可能である．厳密な定量試験では，一次抗体を階段希釈して抗原と反応させた後に洗浄，二次抗体の結合，酵素反応を行い，有意な発色が得られる一次抗体の最大希釈から **ELISA 抗体価** が求められる．ELISA 抗体価も力価の一種で，抗体の活性の指標である．あるいは，直接法の系に被験抗体を共存させる競合阻止試験によって定量することも可能である．

　間接法では 1 分子の一次抗体に対して複数の酵素標識二次抗体が結合するため，直接法に比べて酵素反応は数倍以上増強される．このように，間接法では感度が上昇する反面，非特異反応を招く危険性も高い．そのため，特に間接法 ELISA では洗浄操作が重要となる．二次抗体は，一次抗体として用いた免疫グロブリンに対して特異的なものを用いなければならない．すなわち，ヒト抗体を検出するためには抗ヒト免疫グロブリン抗体を，マウス抗体を検出するためには抗マウス免疫グロブリン抗体を標識した二次抗体を用いる必要がある．また，抗体のクラス特異的な二次抗体を用いれば，IgG, IgM, IgA などクラス別の検出も可能となる．一方，汎用性を求める

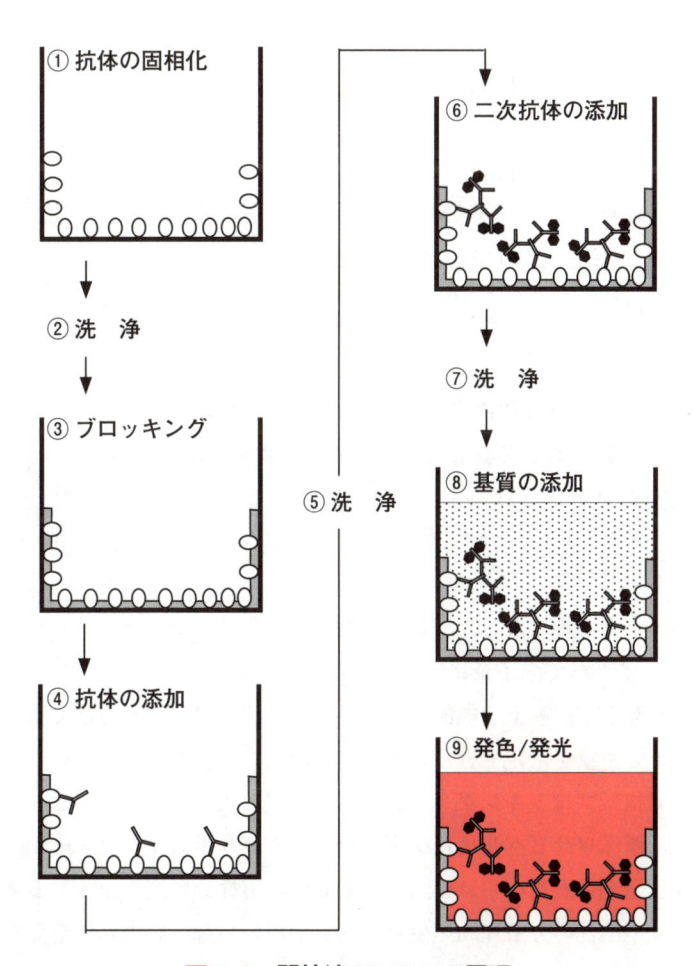

図 7-8　間接法 ELISA の原理

表 7-1 プロテイン A およびプロテイン G と免疫グロブリンの結合性

動物種	免疫グロブリン	プロテイン A	プロテイン G
ヒト	IgG1	++++	++++
	IgG2	++++	++++
	IgG3	−	++++
	IgG4	++++	++++
	IgM	−	−
	IgA	−	−
	IgE	−	−
	IgD	−	−
マウス	IgG1	+	++++
	IgG2a	++++	++++
	IgG2b	+++	+++
	IgG3	++	+++
ラット	IgG1	−	+
	IgG2a	−	++++
	IgG2b	−	++
	IgG2c	+	++
ヤギ	IgG	+/−	++
ヒツジ	IgG	+/−	++
ウサギ	IgG	++++	+++

場合には，抗免疫グロブリン抗体に代わって黄色ブドウ球菌由来の**プロテイン A** やレンサ球菌由来の**プロテイン G** が用いられる．これらは様々な動物種に由来する様々なクラスの抗体の Fc 領域に結合する（表7-1）．

2）イムノブロット

ウエスタンブロットとも呼ばれる．タンパク質の混合物を SDS-ポリアクリルアミドゲル電気泳動（SDS-PAGE）によって分子量に従い分画した後，ニトロセルロース膜や PVDF 膜などの支持体に電気的に転写して，膜上で標的とするタンパク質を検出する方法である．そのため，標的タンパク質抗原の分子量を決定できることが本法の最大の特徴となっている．転写後の検出過程では，ELISA と同様，ブロッキング，一次抗体，標識二次抗体，基質の添加という手順がとられる．標識酵素には西洋ワサビペルオキシダーゼやアルカリホスファターゼが汎用され，基質には各々発色系と化学発光系が用いられる．ELISA では可溶性分解産物を生じる基質が用いられるのに対し，本法では不溶性の分解産物を生じる基質が用いられ，膜上に沈着した産物が目視あるいは光学機器によって検出される．蛍光発色と化学発光系では高感度カメラを備えた画像取り込

み装置が用いられ，定量化が可能である．また，化学発光系ではX線フィルムを用いて検出することもできる．膜上に転写されたタンパク質抗原はSDS処理によって本来の三次構造を失っている場合もある．そのため，立体構造に依存する抗原決定基に結合する抗体では膜上の抗原を認識できないこともあるので注意が必要である．

3）免疫組織化学染色

　酵素標識抗体を用いて組織切片上の特異抗原を検出する方法である．西洋ワサビペルオキシダーゼ，アルカリホスファターゼおよびそれらに対する発色系の不溶性基質が用いられる．ホルマリン固定パラフィン包埋切片では，脱パラフィン後，必要に応じてトリプシンあるいは電子レンジ処理等で抗原の活性化を行う．また，ペルオキシダーゼ標識抗体を用いる場合，過酸化水素水処理によって内在性ペルオキシダーゼ活性を不活化する．これらの処置の後，切片に一次抗体，二次抗体を反応させ，基質を加えて十分な発色が確認されるまでインキュベートする（間接法）．異なる動物種由来の一次抗体と異なる酵素で標識した二次抗体を組み合わせることによって**多重染色**が可能になる．また，異なる酵素で標識した複数の抗体を併用した直接法によっても多重染色が可能である．蒸留水で洗浄して反応を停止した後，Mayer'sヘマトキシリンを用いて対比染色を行う．染色の終了した切片では，一般の明視野顕微鏡下で抗原の局在を観察することが可能である．免疫組織化学染色では，ビオチン標識二次抗体についでアビジンと酵素標識ビオチンの複合体を作用させるABC（avidin-biotinylated enzyme complex）法や二次抗体についで一次抗体と同一の動物種で作った抗ペルオキシダーゼ抗体とペルオキシダーゼの複合体を作用させるPAP（peroxidase-antiperoxidase）法などの変法がある（図7-9）．

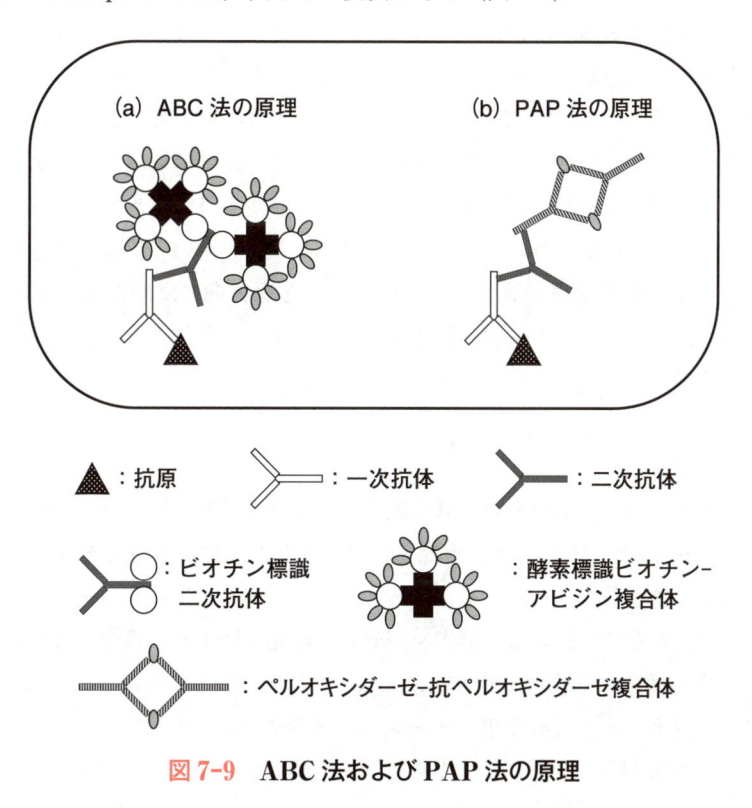

図7-9　ABC法およびPAP法の原理

7-3-2 ● 蛍光抗体法

　FITC，ローダミン等の蛍光色素で標識した抗体を用いて細胞内あるいは細胞表面の抗原を検出する方法である．免疫組織化学染色と同様に，波長の異なる蛍光を発する色素を用いることによって多重染色が可能である．一方，本法は組織切片に適応されることもあるが，培養細胞や血球系の細胞に適応されることが多い．

　切片を染色する場合を除き，細胞内抗原を検出するためには細胞膜の透過性を上げて抗体分子を細胞内に到達させなければならない．そのため，生標本ではアセトン処理やメタノール固定が行われる．また，ホルマリン固定標本では界面活性剤処理が行われる．一方，これらの処理が行われなければ，細胞表面に存在する膜抗原を検出することとなる．蛍光抗体法においても，標的抗原に対する抗体そのものを標識する直接法と二次抗体を標識する間接法がある．ELISA と同様，間接法では感度が増強される反面，特異性が低下するおそれがある．蛍光抗体法により染色された試料の解析には，蛍光顕微鏡やフローサイトメーターが使われる．

1) 蛍光顕微鏡

　FITC は波長 498 nm の光線に対して最大吸収を示し，励起されて 522 nm にピークをもつ蛍光を発する．一方，ローダミンは 550 nm の光で励起されて 570 nm の蛍光を発する．すなわち，FITC は青色の光で励起されて（B 励起）緑色の蛍光を発し，ローダミンは緑色の光で励起されて（G 励起）赤い蛍光を発する．これらの蛍光は，励起光を照射することによって速やかに退色するため注意が必要である．蛍光顕微鏡とは，様々なフィルターおよび特殊な鏡を用いて特定波長の光のみを試料に照射して励起し，そこで生じた特定の波長の蛍光のみを検出することを目的とした顕微鏡である（図7-10）．微分干渉観察像などと重ねることによって抗原の細胞内局在を観察することができる．しかし，通常の蛍光顕微鏡では一定の厚みをもった試料に励起光が照射されるため，その厚み全体が蛍光を発する．そのため，焦点外の信号も接眼レンズに入り画像がぼやける．一方，共焦点レーザー顕微鏡では，対物レンズを用いて標本上に励起レーザー光の焦点を結び，その水平面をスキャンすることによってZ軸方向の鮮明な輪切り画像を得ることができる．さらに，多数の焦点の輪切り信号を画像処理することによって三次元画像を構築することが可能となる．

2) フローサイトメーター

　血球系を始めとする浮遊細胞を表面抗原，大きさ，細胞内構造の複雑さに基づいて識別する光学機器である．原理を図 7-11 に示す．蛍光色素で標識した抗体と細胞懸濁液とを反応させた試料懸濁液をノズルに誘導し，シース液で包み込まれて一列・層状に流れるようにシース液の流量を調節する．これにレーザーによる励起光を照射し，蛍光シグナルと細胞の大きさを示す前方散乱および細胞内部の構造を反映する側方散乱を各々の測定器で検出する．免疫学分野では，CD 抗原に代表される膜タンパク質の発現パターンによる白血球の分類に応用されている（図7-12）．さらに近年では，蛍光標識した MHC・抗原ペプチド複合体（MHC-peptide tetramer）を用い

第7章　抗原抗体反応の利用

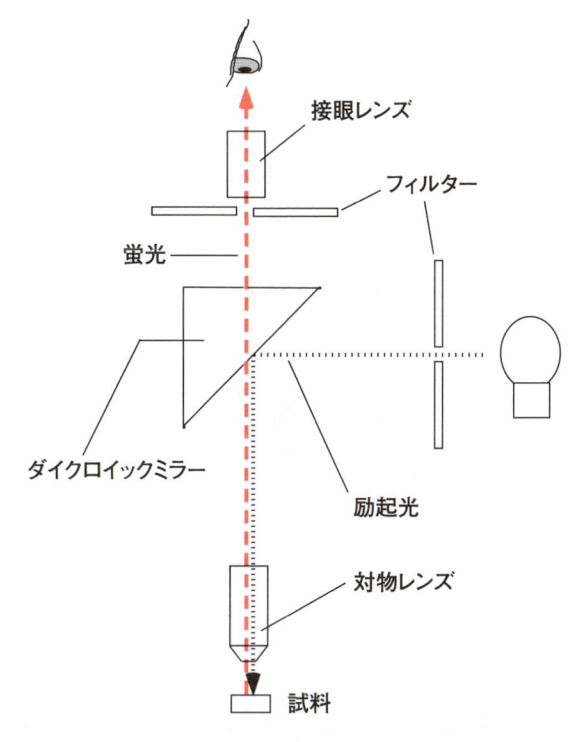

図7-10　落射式蛍光顕微鏡の原理

ダイクロイックミラーは屈折率の異なる金属を多層蒸着した鏡であり，45°の方向から励起光束を当てると希望の波長のみが反射され，他の波長は通過する．一方，試料から発せられた蛍光はミラーを通過し，フィルターを経て目的とする波長のみが接眼レンズに入る．

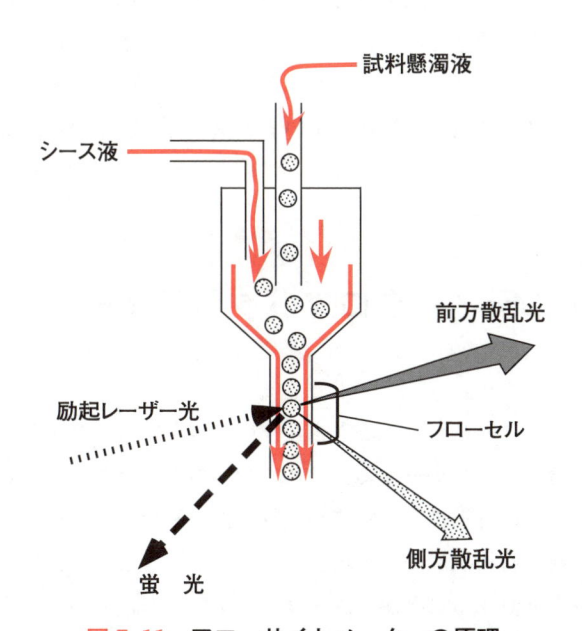

図7-11　フローサイトメーターの原理

フローセル内をシース液に囲まれて層状に流れる細胞に一定波長のレーザー光を当てて励起する．生じる蛍光，前方散乱光，側方散乱光は集光器でまとめられ，ダイクロイックミラーによって各々の波長に分別された後にフォトマル，フォトダイオードによって検出される．

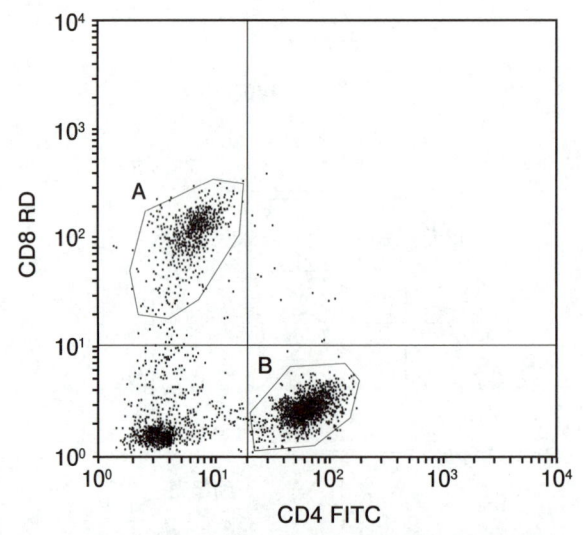

図7-12　フローサイトメーターを用いたヒト末梢血リンパ球サブセットの解析例
末梢血リンパ球を分離し，FITC標識抗CD4抗体およびローダミン標識抗CD8抗体で染色した．
AがCD8陽性細胞，BがCD4陽性細胞である．

ることによって，T細胞受容体の特異性解析が可能になった．また，様々な蛍光色素で細胞を染色することによって，アポトーシス解析を含む細胞の生死あるいは細胞周期の解析が可能である．
　<u>セルソーター</u>と呼ばれる機器では，識別した細胞を各々分取することが可能である．シース液がフローサイトメーターの測定器を通過した後に滴状化するよう振動を加え，入力された信号に従って各々標的とする蛍光を発した細胞を含む水滴に電荷を付加する．その後，電場をかけて水滴の進行方向を変え，各々の細胞を取り分けるのである．この水滴に電荷を加えて目的の場所へ飛ばす技術は，インクジェットプリンターのそれと全く同じものである．また，簡便な細胞分取法として微小な磁気ビーズで標識した抗体を用いる方法も行われている．この<u>磁気セルソーター</u>では，強力な永久磁石を用いて抗体の結合によって磁気標識された細胞を回収する．

7-4　アフィニティークロマトグラフィー

　前述のように，抗原と抗体の結合は，静電相互作用，水素結合，ファンデルワールス力，疎水結合といった非共有結合によって成立する．そのため，抗原抗体反応は塩濃度やpHの影響を強く受け，可逆性を示す．この可逆性と非常に高い特異性を利用して，血清中から抗体を，あるいは様々な不純物質の中から特異抗原のみを精製することができる．本法は，分子間の相互親和性に基づいて目的の物質を分離することから，<u>アフィニティークロマトグラフィー</u>と呼ばれる．実際には，アガロースやセファロースビーズに抗体（抗原）を共有結合させ，これに夾雑物を含む抗原（抗血清）を添加する．十分洗浄した後にpHを下げる（2.5以下），あるいは塩濃度を上げる（4 M $MgCl_2$）ことによって抗体（抗原）に結合していた抗原（血清中の特異抗体）を溶出す

る．ビーズをカラムに詰めて，添加→洗浄→溶出を行うカラム法と試験管内で混合した後遠心操作で洗浄し，少量の溶出液で溶出するバッチ法がある．

7-5　ポリクローナル抗体とモノクローナル抗体

　通常のタンパク質は分子量 5,000 につき 1 か所程度の抗原決定基を有する．そのため，分子量 10,000 以上のタンパク質抗原を免疫された動物では，各々の抗原決定基を認識する B 細胞受容体を発現する複数の細胞クローンが選択的に増殖する．その後，それらの B 細胞は形質細胞に分化し，各々の抗原決定基に結合する IgM を産生する（一次応答）．このような，単一の抗原分子上に存在する複数の抗原決定基を認識する抗体の混合物をポリクローナル抗体という．動物を再免疫することによって，同じ抗原に再び接した記憶 B 細胞は抗体重鎖遺伝子の組換えを行い，速やかに各々の抗原決定基に結合する IgG を産生する（二次応答）．このクラススイッチの際には，体細胞高頻度突然変異が生じて各々の抗原決定基を認識する B 細胞受容体の多様性が増す．3 度目以降の免疫では，受容体の多様性が増した記憶 B 細胞のうち，より親和性の高い受容体を発現するクローンが選択的に増殖して形質細胞へと分化する．その結果，各々の抗原決定基に対する親和性のより高い IgG が産生される．このように，動物に 3 度以上の免疫を繰り返すことによって誘導された高親和性 IgG を含む抗血清を高度免疫血清という．通常，高度免疫血清の作製にはアジュバント adjuvant が併用される．アジュバントには，① 抗原の吸収を遅らせて徐放性を高める，② 炎症を起こしてマクロファージなどの抗原提示細胞を呼び寄せる，③ 自然免疫受容体に作用してリンパ球を活性化する，などの効果が期待される．抗原を水酸化アルミニウムなどに吸着させることは，一部のヒト用ワクチンでも行われている．動物への免疫では，鉱物油との乳濁液を形成させることやその乳濁液中に細菌細胞壁の成分であるムラミルジペプチドあるいは結核菌の死菌を加えることなどが行われる．

　種々の B 細胞が産生する様々な抗原決定基に対する抗体の混合物であるポリクローナル抗体に対し，1 個の B 細胞は単一の抗体のみを産生することを利用し，その抗体産生細胞を不死化させることによって得られる大量の均一な抗体をモノクローナル抗体という．Köhler と Milstein によって確立されたモノクローナル抗体産生技術は，基礎生物学から臨床に渡るまで広く応用され，1984 年のノーベル生理学・医学賞の受賞対象となった．彼らは，高度免疫状態のマウスの脾細胞とマウス骨髄腫細胞 myeloma とをポリエチレングリコールを用いて融合させ，脾細胞（B 細胞）由来の抗体産生能と骨髄腫細胞由来の無限増殖能を有するハイブリドーマ hybridoma を作出した．この際，骨髄腫細胞と融合しなかった脾細胞は速やかに死滅するが，効率良くモノクローナル抗体を得るためには多数の骨髄腫細胞を含む不死化細胞群の中から少数のハイブリドーマを選択する必要がある．そのため，ヒポキサンチン–グアニンホスホリボシルトランスフェラーゼ（HGPRT）を欠損する骨髄腫細胞株が用いられた．HGPRT 欠損細胞は，ヒポキサンチン・アミノプテリン・チミジンを含む培地（HAT 培地）ではプリン塩基の合成ができない．一方，ハイブリドーマは脾細胞由来の HGPRT 活性を有するために HAT 培地での増殖が可能とな

る．しかしながら，このようにして選択されたハイブリドーマのすべてが目的の抗体を産生しているわけではない．そこで，培養上清をELISAなどに供してスクリーニングを行い，抗体陽性細胞を限界希釈法あるいは軟寒天コロニー形成法によって単一細胞に由来するクローンに純化する．こうして樹立される抗体産生細胞クローンによって，初めてモノクローナル抗体が得られる（図7-13）．

ところで，7-4節で説明したように，抗原を共有結合させたアフィニティークロマトグラフィーを用いて，免疫血清から目的とした抗原にのみ結合するポリクローナル抗体を精製することが可能である．すなわち，構造の類似した他の抗原に結合せず（例えば，異なる種のIgG），免疫に用いた抗原（例えば，目的の種のIgG）に結合して溶出された抗血清は，実験目的にかなった単一特異性の抗体となる．しかし，ポリクローナル抗体から抗原によって特異的に選別された抗体は，あくまで複数のB細胞クローン由来の混合物であり，モノクローナル抗体ではない点に

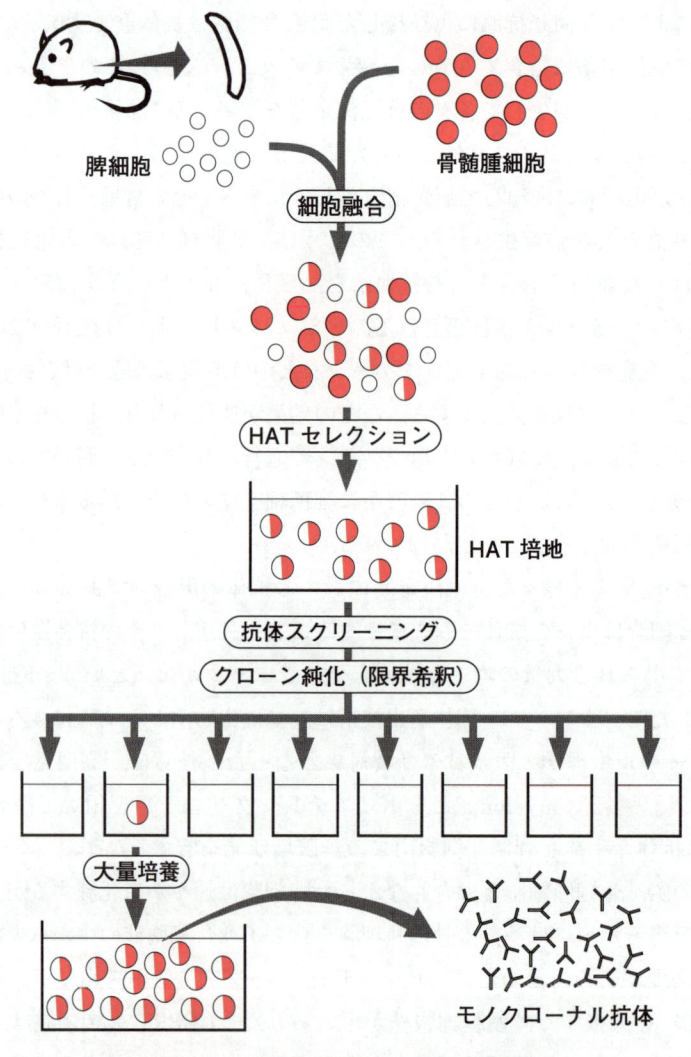

図7-13　モノクローナル抗体作成法
マウスモノクローナル抗体の作成法を示す（本文参照）．

注意してほしい．ただし，抗原によって選別されたポリクローナル抗体の方が，実際上有用であることも少なくない．

　従来，様々な目的にマウスおよびラットのモノクローナル抗体が使われてきたが，人体への投与，すなわち抗体医薬の実用化にはヒトのモノクローナル抗体が必要であった．ヘルペスウイルスの一種である EB ウイルスは，ヒトの B 細胞を不死化する．そこで，健常人あるいはワクチン接種者のような免疫状態にあるヒトの B 細胞に EB ウイルスを感染させることによってヒトモノクローナル抗体の産生が試みられていた．しかし，EB ウイルス感染細胞の抗体産生能は不安定なため十分な成果は得られてはいなかった．近年，目的とする抗体の産生が確認できた時点で PCR によって抗体遺伝子を増幅し，それを他の培養細胞で発現することで大量のヒトモノクローナル抗体を生産することが可能になった．また，マウスハイブリドーマの抗体遺伝子の定常部位をヒト抗体のそれと置き換えて培養細胞で発現させるキメラ抗体あるいはヒト化抗体も実用化されている．さらに，ヒト抗体遺伝子がゲノムに組み込まれたトランスジェニックマウスを用いることによって，簡便にヒトモノクローナル抗体産生ハイブリドーマを樹立できるようになった．

　モノクローナル抗体は，その均一性ゆえに再現性の高い優れた試薬としても汎用される．しかし，単一の抗原決定基を認識するという性質上，1 アミノ酸の違いであっても反応性を失う場合がある．このような事態を回避するため，臨床材料に適応する際には異なるモノクローナル抗体をプールし，複数の抗原決定基に対する反応性を担保することも必要である．したがって，細菌の血清型別のような抗原性状の概要を知るような目的には，今日もポリクローナル抗体からなる高度免疫血清が賞用される．

7-6　モノクローナル抗体を用いた免疫細胞の分類（CD 分類）

　CD（cluster of differentiation）分類とは，ヒト白血球を主とした様々な細胞表面抗原に結合するモノクローナル抗体の国際分類である．しかし，今日では細胞表面マーカーとして抗原側を論じる機会が多いことから，CD 抗原という語句の方が一般的である．CD 分類では，1982 年に CD1 ～ CD15 の 15 種類が決定されたのに始まり，2008 年の時点において CD350 まで決定されている．

　表 7-2 にヒトの主な CD 抗原を示す．CD3 は T 細胞マーカーであり，T 細胞受容体（TCR）のシグナル伝達を担う．CD4 および CD8 は，各々 MHC クラス II およびクラス I 分子に結合する TCR 補助受容体であり，T 細胞の抗原認識に関わる．CD4 はまた，ヒト免疫不全ウイルス（HIV）の受容体としても知られる．CD18 はインテグリンの β_2 サブユニットであり，CD11a, CD11b, CD11c と会合して各々 $\alpha_L\beta_2$ インテグリン（別名 LFA-1），$\alpha_M\beta_2$ インテグリン（別名 Mac-1），$\alpha_X\beta_2$ インテグリン（別名 p150/95）を形成する．これらは白血球間や白血球と血管内皮細胞間の接着を介して免疫応答を調節する他，食細胞では補体受容体として機能する．CD50（別名 ICAM-3）は $\alpha_L\beta_2$ インテグリンと結合し，CD54（別名 ICAM-1）は $\alpha_L\beta_2$ インテグリンおよび

$\alpha_M\beta_2$ インテグリンと結合する．CD62L（別名 L-セレクチン）は白血球に発現し，血管内皮細胞上の CD34 に提示された糖鎖と結合してローリングを媒介する．また，様々なサイトカインの受容体に対しても CD 抗原名が付されている．以上のように，多くの CD 分子は免疫系細胞のネットワーク形成において重要な役割を果たしている．一方，CD281～291 は各々 TLR1～11 の別名であり，CD158（別名 KIR）は NK 細胞上でペア型受容体を成して NK 細胞の活性化ないし抑制性シグナルを伝達する．さらに，CD117 はがん原遺伝子 *c-kit* の産物であり，この膜受容体型チロシンキナーゼの異常は様々な腫瘍を引き起こす．

表 7-2　代表的な CD 抗原と発現細胞

抗原 （別名）	機　能	主な発現細胞
CD1	非ペプチド性抗原の提示	胸腺細胞，樹状細胞
CD2 （LFA-2）	LFA-3（CD58）に結合	T 細胞，NK 細胞
CD3	T 細胞受容体シグナル伝達	T 細胞，胸腺細胞
CD4	MHC クラス II 結合分子，HIV 受容体	ヘルパー T 細胞，単球，マクロファージ
CD8	MHC クラス I 結合分子	キラー T 細胞，胸腺細胞
CD11a （LFA-1 α 鎖）	ICAM-1（CD54），ICAM-2（CD102），ICAM-3（CD50）に結合	T 細胞，B 細胞，顆粒球，単球，マクロファージ
CD11b （Mac-1/CR3 α 鎖）	ICAM-1（CD54）に結合，iC3b 被覆粒子の貪食	顆粒球，単球，マクロファージ
CD11c （CR4 α 鎖）	ICAM-1（CD54）に結合，iC3b 被覆粒子の貪食	単球，マクロファージ，顆粒球
CD16 （FcγR III）	Fcγ 受容体，ADCC を媒介	顆粒球，NK 細胞
CD18 （インテグリン β2 鎖）	CD11a，CD11b，CD11c と会合して β2 インテグリンを形成	リンパ球，顆粒球，単球，マクロファージ
CD21 （CR2）	C3d 受容体	成熟 B 細胞，濾胞樹状細胞
CD23 （FcεR II）	低親和性 Fcε 受容体	活性化 B 細胞
CD25 （IL-2R α 鎖）	IL-2Rβ（CD122）および IL-2Rγ（CD132）鎖と会合して高親和性 IL-2 受容体を形成	活性化 T 細胞，活性化 B 細胞
CD28	CD80（B7-1），CD86（B7-2）に結合	T 細胞
CD32 （FcγR II）	Fcγ 受容体	マクロファージ，顆粒球，B 細胞
CD34	L-セレクチン（CD62L）に結合	造血幹細胞，内皮細胞
CD35 （CR1）	C3b および C4b 被覆粒子の貪食	顆粒球，単球，B 細胞
CD40	CD40L（CD154）に結合，T 細胞依存性 B 細胞活性化	B 細胞，マクロファージ，樹状細胞
CD45	白血球共通抗原，チロシンホスファターゼ	白血球全般
CD50 （ICAM-3）	インテグリン LFA-1（CD11a/CD18）に結合	T 細胞，B 細胞，単球，顆粒球
CD54 （ICAM-1）	インテグリン LFA-1（CD11a/CD18）および Mac-1（CD11a/CD18）に結合	内皮細胞，T 細胞，B 細胞，単球

表7-2 つづき

抗原 (別名)	機　能	主な発現細胞
CD62E (E-セレクチン)	内皮上での好中球のローリングを媒介	内皮細胞
CD62L (L-セレクチン)	CD34等の糖鎖に結合，内皮とのローリングを媒介	B細胞，T細胞，単球，NK細胞
CD62P (P-セレクチン)	CD162に結合，内皮上での好中球のローリングを媒介	血小板，内皮細胞
CD64 (FcγR I)	高親和性Fcγ受容体，ADCCを媒介	単球，マクロファージ
CD80 (B7-1)	CD28およびCTLA-4（CD152）に結合	活性化B細胞，活性化マクロファージ，樹状細胞
CD86 (B7-2)	CD28およびCTLA-4（CD152）に結合	B細胞，単球，樹状細胞
CD95 (Fas)	FasLに結合，アポトーシスを誘導	広範な細胞種
CD102 (ICAM-2)	インテグリンLFA-1（CD11a/CD18）に結合	内皮細胞，単球，一部のリンパ球
CD114 (G-CSFR)	顆粒球コロニー刺激因子（G-CSF）受容体	顆粒球，単球
CD117 (c-Kit)	幹細胞因子（SCF）受容体，チロシンキナーゼ	造血系前駆細胞
CD118 (IFN-α, -βR)	IFN-αおよび-β受容体	広範な細胞種
CD119 (IFN-γR)	IFN-γ受容体	マクロファージ，単球，B細胞，内皮細胞
CD143 (ACE)	アンギオテンシン変換酵素（ACE）	内皮細胞，上皮細胞，活性化マクロファージ
CD154 (CD40L)	CD40に結合，B細胞活性化	活性化CD4$^+$T細胞
CD158 (KIR)	NK細胞受容体，MHCクラスI分子への結合によるNK細胞の抑制あるいは活性化	NK細胞
CD281～CD291 (TLR1～11)	Toll様受容体（TLR），PAMPsを認識して細胞を活性化	マクロファージ，樹状細胞など

コラム

イムノクロマトグラフィー

　ELISAが多検体を実験室あるいは検査室内で処理するのに対し，**イムノクロマトグラフィー**は個人単位，まさに**ベッドサイド診断**に適した迅速診断法である．キット内容以外の特別な機器・機材を必要とせず，操作も極めて簡単なことから妊娠の自己診断薬としても市販されている．図7-14に示すように，イムノクロマトグラフィー担体は，試料を添加するサンプルパッド，標的抗原に対する過剰量の標識抗体を含むコンジュゲートパッド，標的抗原を捕捉するための抗体を固定したテストライン，未結合の標識抗体を結合する二次抗体を固定したコントロールライン，展開液を吸収する吸収パッド，ならびに捕捉抗体および二次抗体が固定されており毛細管現象によって展開液が移動するセルロース膜からなる．①検体中の抗原は界面活性剤を含む展開液中で可溶化され，サンプルパッドに滴下される．②展開液中の抗原はコンジュゲートパッドに到達し，金コロイド等で標識された抗体と免疫複合体を形成しながら，遊離の標識抗体とともにセルロース膜上を移動する．③テストラインに到達した免疫複合体は捕捉抗体にトラップされ，金コロイドによる褐色のバンドを形成する．判定では，これを目視により確認する．イムノクロマトグラフィーにおける陽性反応複

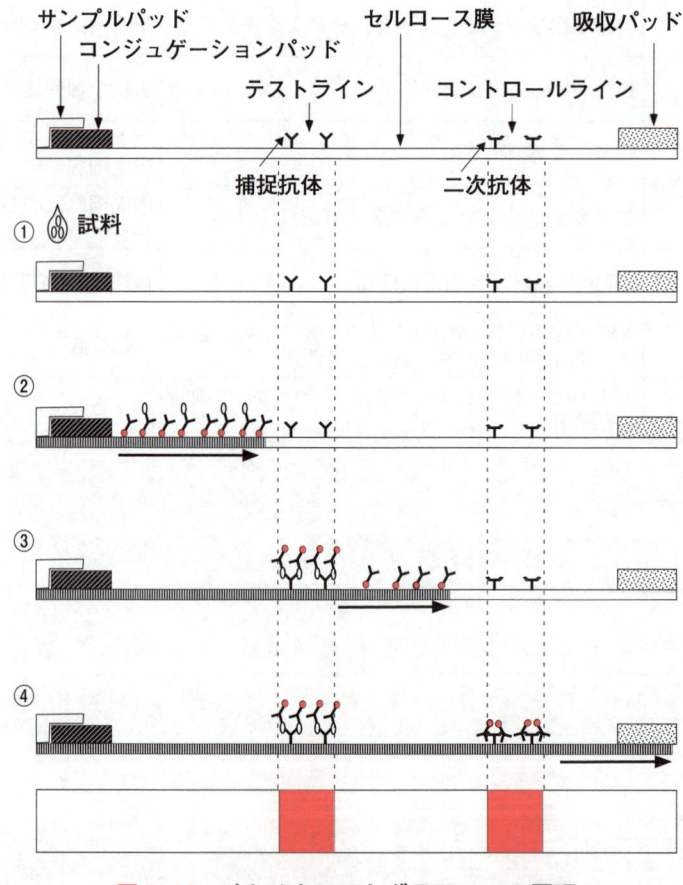

図7-14　イムノクロマトグラフィーの原理
抗原検出法の原理を示す（本文参照）．

合体は，反応の順番こそ異なるがサンドイッチ ELISA で形成される複合体と同一である．
④ 最後に，遊離の標識抗体およびテストラインを通過した過剰の免疫複合体は二次抗体によってトラップされ，コントロールラインに褐色のバンドを形成する．すなわち，コントロールラインは展開液の移動が滞りなく行われたかを確認するものであり，ここにバンドが認められない場合には，少なくとも陰性の判断は下せない．標識抗体を標識抗原，捕捉抗体を二次抗体，二次抗体をトラップ用抗体に換えることによって抗体の検出も可能である．イムノクロマトグラフィーは展開液による可溶化の時間を加えても 15 分程度で終了する．また，特別な設備を要しないことから，妊娠診断の他，インフルエンザ（抗原），ノロウイルス（抗原），肝炎ウイルス（抗原・抗体），肺炎球菌（抗原），レジオネラ（抗原），梅毒トレポネーマ（抗体）など様々な感染症の診断に用いられている．さらに，食物アレルゲン検査用の簡易迅速キットにも応用されている．

8 抗原受容体の多様性獲得機構

　獲得免疫において抗原認識を担う抗原受容体は，可能な限りすべての抗原あるいはエピトープを正確に認識し，対応しなければならない．想定されるエピトープの数は，10^{10}（100億）レベルといわれ，このような膨大な数のエピトープの1つ1つに対応する抗原受容体に対する遺伝子がそれぞれ用意されるとすると，ヒトゲノムの総塩基数（2倍体で約60億塩基）をはるかに超える数となる．したがって，ヒトやマウスなどの哺乳類では，進化の過程において抗原受容体の多様性を獲得するための巧妙なしくみが発達したが，その解明は免疫学者にとって，長年の間，大きな課題であった．

　この問題に対して様々な免疫理論が提唱されたが，1957年に提唱された「クローン選択説 clonal selection theory」では，「抗体産生細胞のクローンはそれぞれ1種類の抗体しか作ることができず，そのためあらゆる抗原に対する抗体産生細胞クローンが胎生期に用意されている．体内に侵入した抗原に対応できるクローンが刺激を受けて選択的に増殖し（クローン増殖），この抗原に特異的な抗体を産生することができる．一方，自己反応性のクローン（禁止クローン）も発生するが，未熟な段階で刺激を受けると除去される．」と説明され，種々の実験によって証明された．クローン選択説は現在でもおおむね正しいと認められており，B細胞だけでなくT細胞に関しても適用することができる．しかしながら，クローン選択説において，全く未知の抗原に対応できるような抗体がどうやって用意されるのかという問題は解決できなかった．この問題を遺伝子レベルで解決したのが，1976年の利根川らによる免疫グロブリン（抗体）における遺伝子再構成 gene rearrangement の発見である．これにより抗体の多様性形成のメカニズムが遺伝子レベルで解明され，長年の問題に終止符が打たれた．さらに，その後，体細胞超変異やクラススイッチといった免疫現象（後述）も抗体の多様性に関与していることが明らかになった．

　本章では，免疫グロブリン（B細胞抗原受容体および抗体）における多様性獲得機構を中心に解説し，T細胞抗原受容体に関しては，相違点を中心に補足する．

8-1　免疫グロブリン遺伝子の構成

　先に述べたように，すべてのエピトープに対する個々の免疫グロブリン遺伝子のセットが用意

表8-1 免疫グロブリン遺伝子の染色体での位置

遺伝子座	染色体番号 ヒト	マウス
Igh	14	12
Igk	2	6
Igf	22	16

されているわけではない．実際には，免疫グロブリンを構成するいくつかの遺伝子群がゲノムDNA上に散在している．胚細胞や骨髄中の造血幹細胞の段階では，遺伝子再構成がまだ生じていない状態，すなわち，すべての遺伝子が揃っている状態（胚細胞型）である．表8-1に示すように，ヒトおよびマウスにおいて，免疫グロブリンの**H鎖遺伝子（*Igh*）**やL鎖の**κ鎖遺伝子（*Igk*）**と**λ鎖遺伝子（*Igl*）**は，別々の染色体上に存在している．ヒトにおいて，*Igh*は第14染色体上に，*Igk*は第2染色体上に，*Igl*は第22染色体上にそれぞれ存在する．ヒト免疫グロブリンの可変部をコードする遺伝子は，**V（可変領域 variable region）遺伝子群**，**D（多様性領域 diversity region）遺伝子群**，**J（結合領域 joining region）遺伝子群**の3つの遺伝子セグメントから構成される（図8-1）．また可変部を構成する遺伝群に続き，$C\mu$を先頭に各クラス/サブクラスの**C（定常領域 constant region）遺伝子群**が連結している．

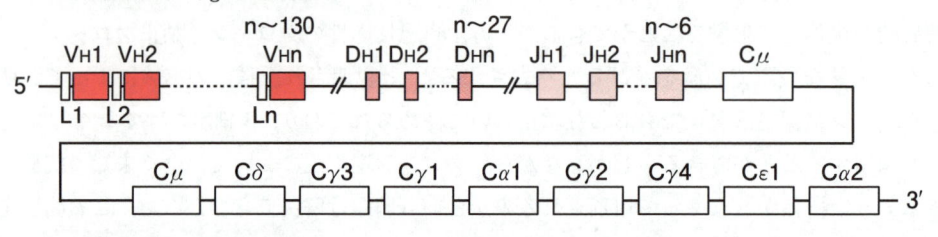

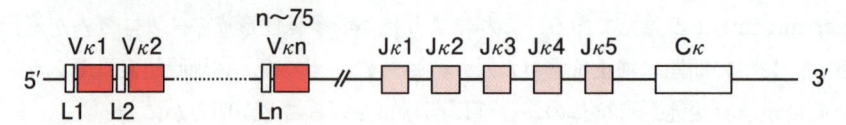

H鎖の各遺伝子は，それぞれV_H遺伝子，D_H遺伝子，J_H遺伝子，C_H遺伝子といわれる．それ

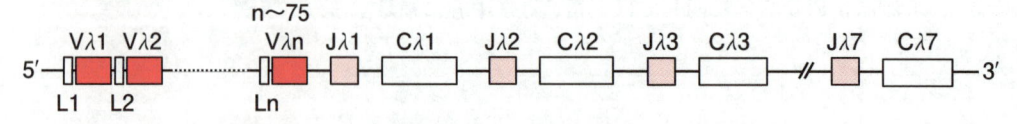

図8-1 ヒト免疫グロブリン遺伝子座とゲノム構成

ヒトのH鎖遺伝子，L鎖（κ鎖およびλ鎖）遺伝子の胚細胞型のゲノム構成の模式図を示した．Lはリーダー配列（シグナルペプチド）遺伝子である．破線部は，図示していないがさらに遺伝子が連なっていることを示す．また，//で分断された実線部は，長い距離で関連遺伝子が存在しないことを示す．偽遺伝子は図から省略した．

ぞれの遺伝子群は，多重遺伝子であり，類似の構造を形成する異なるアミノ酸配列をコードする複数の遺伝子から構成される．図 8-1 に示すように，V 遺伝子の上流には，L（リーダー配列またはシグナルペプチド）遺伝子が位置している．リーダー配列は，免疫グロブリン分子の細胞膜への表出や抗体としての分泌のために重要なペプチド部分で，細胞膜を通過する際に切断されて消失する．H 鎖の可変部をコードする遺伝子は，V 遺伝子群-D 遺伝子群-J 遺伝子群から構成されるが，一方，L 鎖の可変部をコードする遺伝子は，V 遺伝子群-J 遺伝子群から構成される．したがって，L 鎖の可変部をコードする遺伝子には，D 遺伝子がないことが 1 つの特徴であり，L 鎖の方が H 鎖と比べて多様性が低いことは明らかである．各 V 遺伝子は約 300 塩基対（約 100 アミノ酸残基）であり，隣り合わせた V 遺伝子間は，通常約 5 kb の非コード領域（イントロン）が挟まれている．D 遺伝子群は，V 遺伝子の 3′ 側に隣接し，9〜23 塩基対という非常に短いコード領域をもつ遺伝子である．したがって，D 遺伝子は数アミノ酸残基しかコードしていない．D 遺伝子群は，約 50 kb の範囲で散らばっている．J 遺伝子群は，L 鎖遺伝子座（*Igk, Igl*）では通常 V 遺伝子の 3′ 側に隣接し，H 鎖遺伝子座（*Igh*）では D 遺伝子の 3′ 側に位置する．*Igh* および *Igk* 遺伝子座では，J 遺伝子群は，V 遺伝子群と C 遺伝子群の間に存在し，C 遺伝子群の 5′ 側に隣接して位置する．一方，*Igl* 遺伝子座において，J 遺伝子群は異なる様式で並んでいる．個々の Jλ と Cλ がセットとなって Vλ 遺伝子群の 3′ 側に順次位置する（図 8-1）．表 8-2 に，ヒトおよびマウスの免疫グロブリンの構成遺伝子群として同定されている各遺伝子の数を示した．H 鎖遺伝子に関しては，V_H 遺伝子は 130 個，D_H 遺伝子は 26 個，J_H 遺伝子は 6 個（ほかに偽遺伝子 3 個），C_H 遺伝子は 9 個（ほかに偽遺伝子 2 個）存在する．したがって，H 鎖の可変部における**組合せの多様性** combinatorial diversity は，$130\ V_H \times 26\ D_H \times 6\ J_H = 20{,}280$ となる．一方，L 鎖の κ

表 8-2 ヒトおよびマウス免疫グロブリン遺伝子座における各遺伝子群の遺伝子推定数

	遺伝子推定数		
	H 鎖	L 鎖	
		κ 鎖	λ 鎖
ヒト			
V	130	75	75
D	27	0	0
J	6(3)	5	4(3)
C	9(2)	1	4(3)
マウス			
V	100〜200	250〜300	3
D	15	0	0
J	4	4(1)	3(1)
C	8	1	3(1)

数字は機能的遺伝子の数を示し，（ ）内の数字はそれ以外の偽遺伝子の数を示す．

鎖遺伝子に関しては，Vκ遺伝子は75個，Jκ遺伝子は5個，Cκ遺伝子は1個存在する．L鎖のλ鎖遺伝子に関しては，Vλ遺伝子は75個，Jλ遺伝子は4個（ほかに偽遺伝子3個），Cλ遺伝子は4個（ほかに偽遺伝子3個）存在する．したがって，L鎖の可変部における組合せの多様性は，75 Vκ×5 Jκ＋75 Vλ×4 Jλ＝675となる．さらに，H鎖とL鎖の両方を合わせた可変部における組合せの多様性は，20,280×675＝13,689,000（約 $1.4×10^7$）となる．つまり，遺伝子の組合せだけでは，抗原の多様性（10^{10}レベル）には十分に対応できないことは明らかである．多様性をより増大するためには，組合せの多様性形成以外のメカニズムが必要である．

8-2 遺伝子再構成による可変部の構築

ヒトやマウスの免疫グロブリン（抗体）遺伝子は，上述のようにH鎖の可変部はV遺伝子群，D遺伝子群，J遺伝子群から構成され，L鎖の可変部はV遺伝子群とJ遺伝子群から構成されている．各遺伝子間での組換え（切断と再連結）による遺伝子配置の不可逆的変化を再構成または

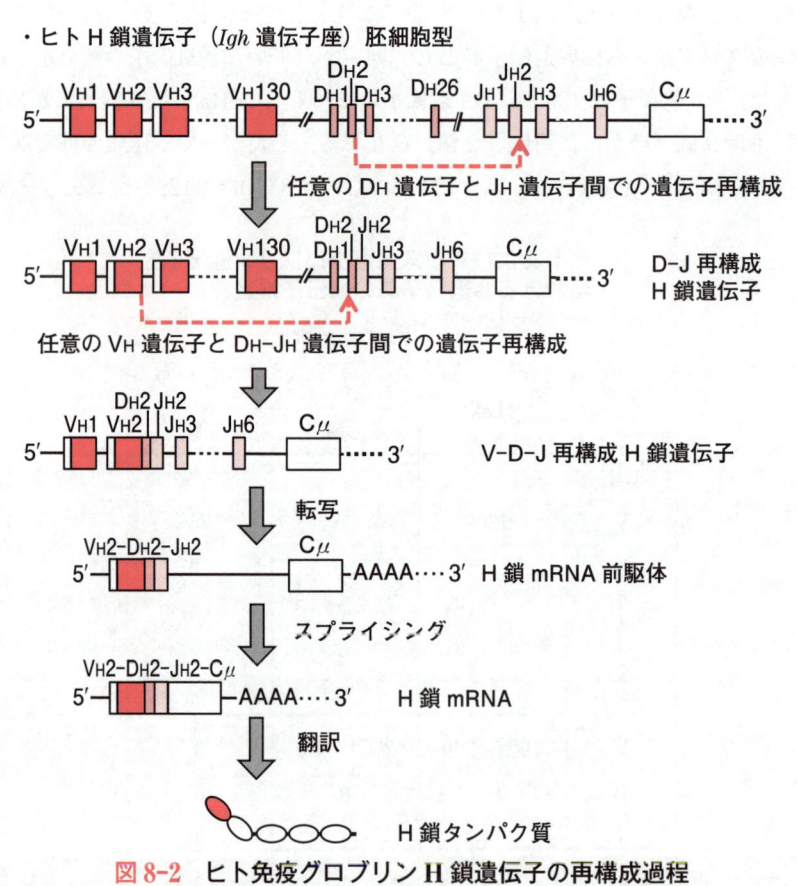

図8-2 ヒト免疫グロブリンH鎖遺伝子の再構成過程

ヒトのH鎖遺伝子の再構成，転写，翻訳の過程を示した．この図では，VH2-DH2-JH2間での再構成を例に示した．L鎖（κ鎖およびλ鎖）遺伝子はD遺伝子群が存在しないので，V-J間でのみ再構成が起こる．それ以外は同様な過程である．

再配列という．免疫グロブリン遺伝子の再構成は，骨髄中でのB細胞の発生・分化過程において生じ，莫大な数の抗原に対する抗体の多様性が形成される．

B細胞は体細胞（二倍体，$2n$）であるので，二対の染色体をもつ．その両方の染色体上で，まず免疫グロブリンH鎖遺伝子における任意のD遺伝子とJ遺伝子間での再構成が起こる（図8-2，図8-3）．次に，いずれか片方（1本目）の染色体上で，再構成したD-J遺伝子とその上流にある任意のV遺伝子間で再構成が起こる．その際，機能できるH鎖（μ鎖）をコードする再構成（機能的再構成）が起きると，2本目の染色体上でのV-DJ間での再構成は起こらない．この現象は，**対立遺伝子排除** allelic exclusion と呼ばれ，1個のB細胞クローンが1つの抗原特異性しかもたないことを規定している．もし，この機構がなければ約20％のB細胞が2つの異なるH鎖の発現によって2つの抗原特異性をもつことになる．一方，1本目の染色体上でV-DJ間に非機能的再構成が起きた場合は，2本目の染色体上で再構成が起こる．ここでも非機能的再構成が起きた場合は，そのB細胞にはアポトーシスが誘導され死滅する．いずれかの染色体上でH鎖遺伝子の機能的再構成が完了すると，次にL鎖遺伝子の再構成がH鎖とは異なる染色体上で始まる．L鎖にはκ鎖とλ鎖があるが，最初に1本目の染色体上でκ遺伝子における任意のV遺伝子とJ遺伝子間での再構成が起こる．機能的再構成が起こると，μ鎖とκ鎖からなる抗原受容体（膜結合型IgM）が細胞膜上に表出する．一方，1本目の染色体上でのκ遺伝子の再構成に失敗すると，2本目の染色体上でκ遺伝子の再構成が起こる．ここでも非機能的再構成が起きた場合は，λ鎖遺伝子において同様に再構成が実施される．機能的再構成がλ鎖遺伝子で起きると，

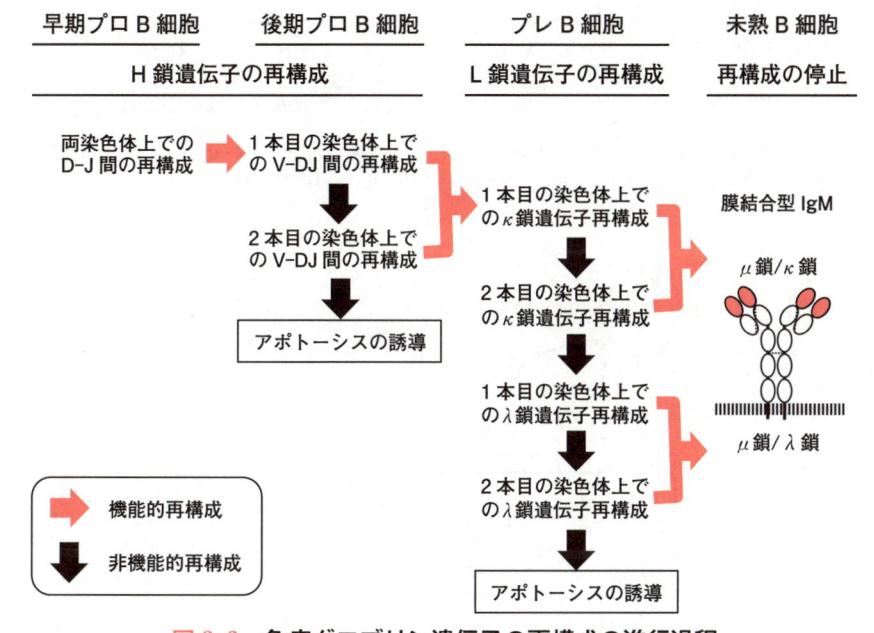

図8-3　免疫グロブリン遺伝子の再構成の進行過程
免疫グロブリン遺伝子の再構成がどのような順番で進行していくのかを図示した．まず，H鎖遺伝子のD-J間の再構成に始まり，次にV-DJ間での再構成が起こる．H鎖遺伝子で機能的再構成が生じた場合は，L鎖遺伝子の再構成が開始される．その際，まずκ鎖遺伝子の再構成が先にに起こり，いずれの染色体でも非機能的再構成であった場合にのみ，次にλ鎖遺伝子の再構成が誘導される．

μ鎖/λ鎖からなる抗原受容体が細胞膜上に表出するが，非機能的再構成の場合は，そのB細胞はアポトーシスで死滅する．したがって，機能的な膜結合型IgMを発現している細胞のみが生存し，骨髄から末梢リンパ器官・組織へ移行する．

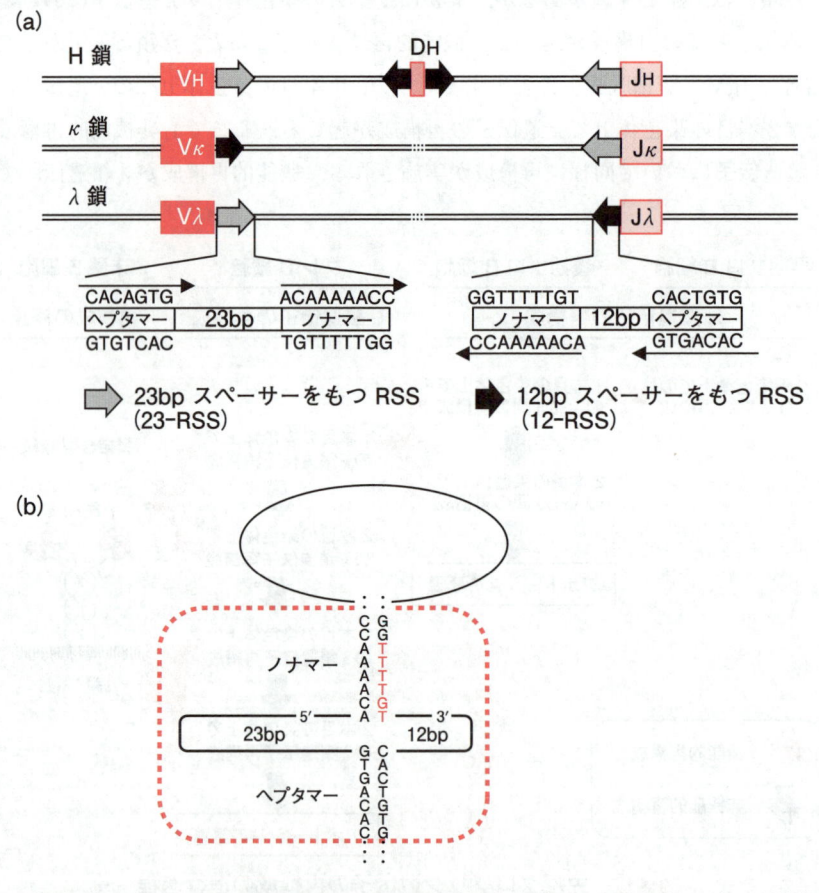

　機能的な免疫グロブリンの発現には，その可変部をコードするV-(D)-J間での再構成が正確な位置で行われることが重要である．つまり，V遺伝子同士の間ではなく，V-D間，D-J間やV-J間で再構成が起こらなければならない．それを規定しているのが，V, D, Jの各遺伝子の上流あるいは下流に隣接して存在している高度に保存されたDNA配列である（図8-4(a)）．この保存された配列は，組換えシグナル配列 recombination signal sequence (RSS) と呼ばれる．RSSは，エクソン部分に隣接するヘプタマー（7塩基対：5'CACAGTG3'）と反対側に存在するノナマー（9塩基対：5'ACAAAAACC3'）の間にスペーサーと呼ばれる12塩基対または23塩基対のDNAが挟まれている構造をしている．前者を12-RSS，後者を23-RSSという．12-RSSは，D_H遺伝子の上流下流，$V\kappa$遺伝子の下流，$J\lambda$遺伝子の上流に存在し，一方，23-RSSは，V_H遺伝子の下流，J_H遺伝子の上流，$J\kappa$遺伝子の上流，$V\lambda$遺伝子の下流に存在する．再構成は必ず向か

図8-4　免疫グロブリンの各遺伝子座における組換えシグナル配列（RSS）の構造と配置
(a) 免疫グロブリン遺伝子のH鎖遺伝子およびL鎖（κ鎖およびλ鎖）遺伝子におけるRSSの構造と配置を図示した．
(b) 2種類のRSS（23-RSS, 12-RSS）が形成するステムループの構造と組換え酵素（RAG-1/RAG-2）によって認識される部位（赤の破線で囲んだ部位）を図示した．

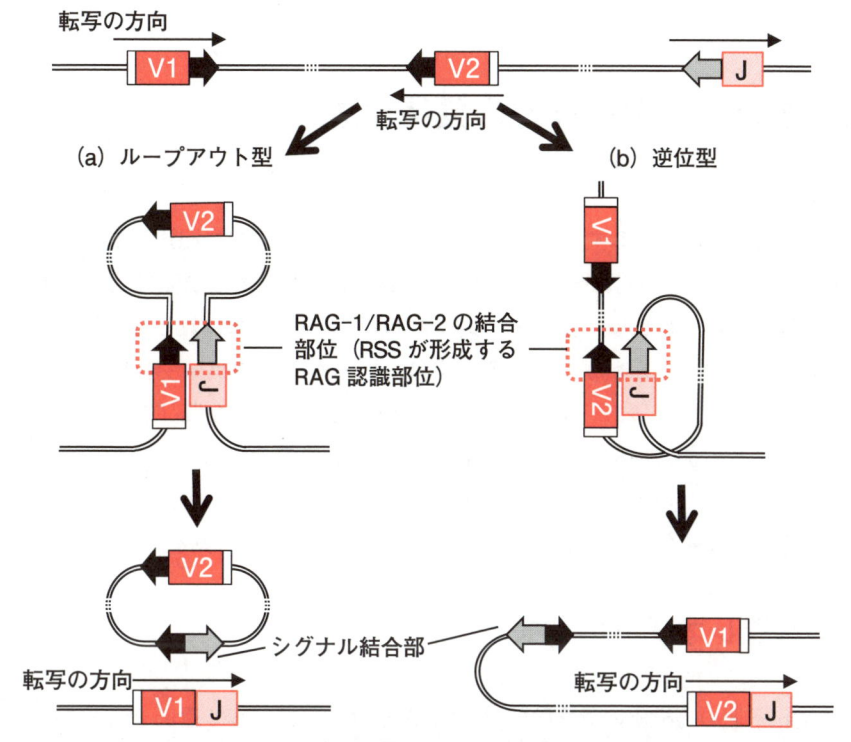

図 8-5 V領域遺伝子における組換え形式

免疫グロブリン遺伝子のL鎖遺伝子のV領域におけるV-J間の再構成におけるRSSの向きと組換え形式の違いを図示した．RAG-1/RAG-2の認識部位を赤の破線で囲んだ．ループアウト型(a)と逆位型(b)の組換え形式を示した．

い合った12-RSSと23-RSS間で生じることから，この規則は**12/23ルール** 12/23 ruleと呼ばれる．したがって，H鎖では，V-D間とD-J間で再構成は起こるが，V-J間では再構成は起こらない．

組換え酵素recombinaseである**組換え活性化遺伝子** recombinase activating gene（RAG）産物 **RAG-1/RAG-2** 複合体が，向かいあった23-RSSと12-RSSの両方に結合すると，図8-4(b)のようにRSS間の介在配列が環状のDNAしてはみ出される．その結果，L鎖の場合は，V遺伝子とJ遺伝子の両末端が隣接し切断される（図8-5）．切断部位には，様々なタンパク質や酵素が関与して最終的にはDNAリガーゼによって連結される．向かい合ったRSS間で再構成が起こる場合は，ループアウト型の組換えが起こり，V-J間にあるDNA部分は，シグナル結合部を含むループとして染色体DNA上から除去される（図8-5(a)）．一方，順方向のRSS間では，逆位型の組換えが起こる．この場合，RSSが結合すると，V-J間にあるDNA部分は逆方向につながれ，転写の方向も逆向きになる（図8-5(b)）．

8-3 抗体可変部多様性の獲得原理

抗体の多様性形成に関与する主要なメカニズムの1つとして，先に記述しているように，V遺伝子，D遺伝子，J遺伝子がそれぞれ多重遺伝子であるから生じるH鎖とL鎖（κ鎖とλ鎖）の組合せの多様性がある．しかし，想定される抗原（エピトープ）数に対して，それだけでは十分な多様性が得られないことがわかっている．実際，抗体やT細胞抗原受容体では，十分な多様性を確保するために，**結合部の多様性** junctional diversity が重要な関与をしている．結合部の多様性に関するまとめを図8-6に示した．結合部の多様性を発生する3つの要因（(1) ヌクレオチドの欠失，(2) **P-ヌクレオチド** P-nucleotide の付加，(3) **N-ヌクレオチド** N-nucleotide の付加）が，単独あるいは複合的に関与して，抗体のさらなる多様性が形成される．

8-3-1 ● ヌクレオチドの欠失

V-(D)-J遺伝子間の再構成の最終段階で，DNAリガーゼによって遺伝子間が連結される前に，各遺伝子の末端はエキソヌクレアーゼによって整えられる．その際，エキソヌクレアーゼは，高頻度でタンパク質をコードしている配列まで切り出してしまうので，もとのエクソンよりも短く

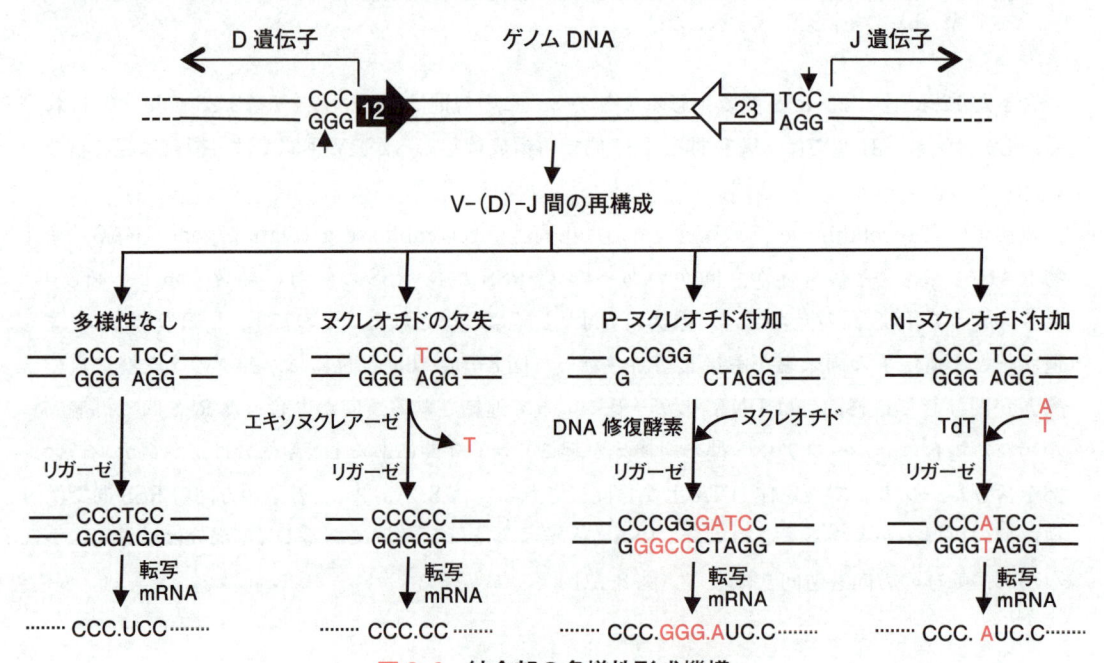

図8-6　結合部の多様性形成機構

免疫グロブリン遺伝子のH鎖D-J間での再構成時に発生する結合部の多様性形成機構を示した．免疫グロブリン遺伝子のD-J間の再構成を例に示した．結合部の多様性は，エキソヌクレアーゼによるヌクレオチドの欠失，DNA修復酵素によるP-ヌクレオチドの付加，TdTによるN-ヌクレオチドの付加の3つのメカニズムが単独あるいは複合して発生する．

なっている．したがって，結合部でのアミノ酸配列が一部変化することがある．この変化はわずかであるが，再構成時に共通して起こることなので，多様性形成効果は大きい．

8-3-2 ● P-ヌクレオチドの付加

　V-(D)-J遺伝子間の再構成に関与するRAG組換え酵素は，V，D，Jの各遺伝子断片の末端にヘアピン構造を形成する（図8-7(2)）．その後，末端部（翻訳部分）の一方のDNA鎖が切断され，回文構造（palindrome）をもつ一本鎖部分が突出する．その末端部の一本鎖部分は，DNA修復酵素の働きで相補的なヌクレオチドが伸長し，最終的にDNAリガーゼで連結される（図8-6）．その結果，結合部にP-ヌクレオチドと呼ばれる回文構造の配列が挿入され，ゲノムにコードされていない塩基配列による新たなアミノ酸が1〜2個挿入されることになる．P-ヌクレオ

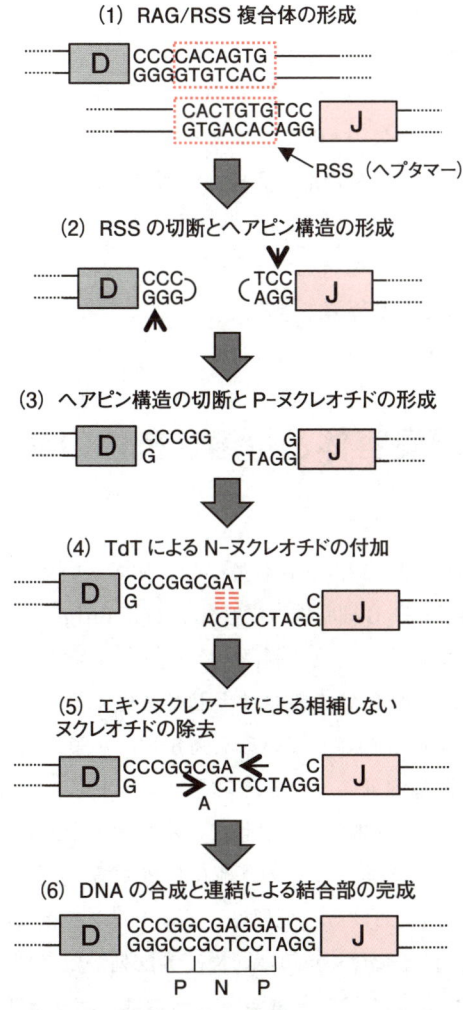

図8-7　結合部におけるP-およびN-ヌクレオチドの挿入
免疫グロブリンH鎖遺伝子のD-J間での再構成時に発生する結合部へのP-およびN-ヌクレオチドの挿入機構を図示した．

チドの挿入は，抗体のアミノ酸配列に劇的な変化をもたらすが，比較的その頻度は低く，多様性形成への影響はさほど高くない．

8-3-3 ● N-ヌクレオチドの付加

N-ヌクレオチドの付加は，*Igh* 遺伝子座において主に起こる．通常 3 ～ 4 個から最大 20 個くらいのヌクレオチドが，V-D 間や D-J 間の結合部に付加される．**TdT**（terminal deoxynucleotidyl transferase）によって，平滑末端の 3′ 位や P-ヌクレオチド付加後の一本鎖 DNA の 3′ 位にランダムに N-ヌクレオチド（N：A, G, C, T）が付加される（図 8-6, 図 8-7（4））．つまり，鋳型があるわけでなく，まったくランダムなヌクレオチドの付加である．末端部のそれぞれの一本鎖同士で相補的な部分が結合し，非相補的な末端部はエキソヌクレアーゼで除去され，残りの一本鎖部分は相補的なヌクレオチドが伸長されて，最終的に DNA リガーゼによる連結で再構成が完了する（図 8-7（5）（6））．H 鎖遺伝子に比べて，L 鎖遺伝子では N-ヌクレオチドの付加は頻度が低く，付加されるヌクレオチドの数も少ない．それは，L 鎖遺伝子の再構成が起きている B 細胞の分化段階では，すでに TdT の発現がほとんど停止していることが関係している．

以上のように，ヌクレオチドの欠失，P-ヌクレオチドの付加，N-ヌクレオチドの付加が，複合的に連続的に生じることによって，結合部の多様性が形成される．結果的に，数個から最大 6 ～ 8 個程度のアミノ酸が挿入されることになり，少なくとも約 $3×10^7$ の結合部の多様性が発生すると考えられている．したがって，組合せの多様性と合わせると約 $4×10^{14}$ となり，十分な抗原に対する多様性が形成されることが理解できる．

8-4　B 細胞抗原受容体と可溶性抗体の関係

すべてのクラスの免疫グロブリンは，膜結合型の受容体あるいは分泌型の抗体として産生される．成熟 B 細胞は，細胞表面上に B 細胞抗原受容体 B cell antigen receptor（BCR）として機能する膜結合型 IgM を発現しているが，抗原刺激とヘルパー T 細胞からの介助を受けると形質細胞へ分化し，可溶性である分泌型 IgM を五量体として産生する．このような膜結合型から分泌型への変換は，RNA レベルでの調節されている（図 8-8）．μ 鎖の定常遺伝子（Cμ）には，膜結合型 μ 鎖の膜貫通部および細胞内ドメインをそれぞれコードしているエクソン M1 とエクソン M2，ならびに分泌型 μ 鎖の C 末端部をコードしている S 配列が，定常部の細胞外ドメインをコードしている Cμ1 ～ Cμ4 の 4 つのエクソンの下流に位置する．μ 鎖において S 配列は Cμ4 に直接連結しているが，IgD の δ 鎖における S 配列は，イントロンを挟んで独立したエクソンとして存在する．δ 鎖以外の H 鎖遺伝子では，μ 鎖と同様に S 配列が定常部の細胞外ドメインをコードしているエクソンに直結している．また，重要なことには，ポリ A 付加部位を規定するポリ A シグナルが，S 配列とエクソン M2 の下流の 2 か所に存在する．

膜結合型あるいは分泌型のいずれになるかは，μ 鎖遺伝子の転写において 2 か所のポリ A シグ

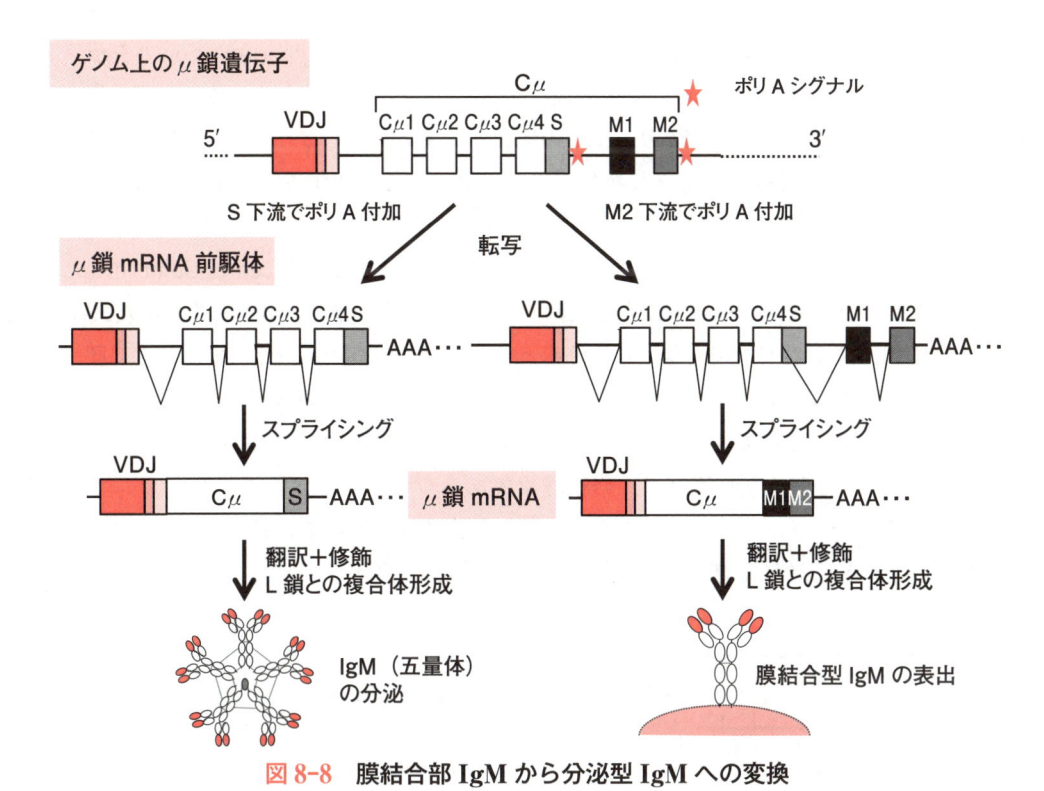

図8-8 膜結合部 IgM から分泌型 IgM への変換
膜結合型 IgM と分泌型 IgM は，ポリ A 付加位置（ポリ A シグナル）の違いとスプライシングされるエクソンの違いによって作りわけられる．

ナルのどちらが使用されるかで決定される．S 配列の下流に存在するポリ A シグナルが使われると，結果的に定常部の末端に尾部が形成される分泌型 μ 鎖が翻訳によって産生される．L 鎖との複合体形成，翻訳後の修飾（糖鎖付加など）を経て，五量体として分泌される．一方，エクソン M2 の下流に存在するポリ A シグナルが使われると，定常部にエクソンだけでなくエクソン M1 とエクソン M2 部分を含む mRNA 前駆体が発生する．次に，スプライシングが，エクソン Cμ4/S 配列の境目とエクソン M1 の間で起こると，S 配列が除去されて，末端に疎水性アミノ酸に富む膜貫通部と細胞内ドメインからなる膜結合型 μ 鎖 mRNA が発生する．最終的に，BCR として単量体で B 細胞表面に表出する．他のすべてのクラスの抗体においても，同様の機序で膜結合型と分泌型の免疫グロブリンが産生される．抗体産生細胞である形質細胞では，どのクラスであっても，膜結合型ではなく分泌型の mRNA がスプライシングで発生する．

8-5 抗体のクラススイッチと親和性成熟

抗体の多様性は，V-(D)-J における組合せの多様性と結合部の多様性が相まって，B 細胞の発生・分化段階で形成される．抗原に遭遇する以前に，未熟な段階での遺伝子再構成で形成される多様性（一次多様性）に対して，成熟した後に抗原刺激によって誘導される多様性は，二次多様

性と呼ばれる．二次多様性の形成機構には，**体細胞超変異** somatic hypermutation と**クラススイッチ（アイソタイプスイッチ）** class switching(isotype switching) がある．体細胞超変異は，抗体の可変部において起こる現象であり，抗体の親和性に変化が生じる．一方，クラススイッチは，H鎖の定常部遺伝子の組換えによって抗体のアイソタイプを変化することから，抗体の機能的多様性を増す．

いずれの現象も，**活性化誘導シチジンデアミナーゼ** activation-induced cytidine deaminase（**AID**）が起点となって生じる．AIDから開始する変異の導入機構を図8-9にまとめた．AIDは，B細胞が活性化すると特異的に誘導される酵素として同定されたが，生体内ではとくに胚中心のB細胞において発現が高い．AIDは，転写などにより局所的に一本鎖状態になったDNA鎖に結合し，シチジン（C）を直接脱アミノ化してウラシル（U）に変換する（図8-9）．さらに，AIDによって変換されたウラシル残基は，修復酵素である**ウラシルDNAグリコシラーゼ** uracil-DNA glycosylase（**UNG**）によってピリミジン環が除去され，脱塩基状態になる．次に脱塩基状態のヌクレオチドに対する修復酵素である**脱プリン脱ピリミジン部位エンドヌクレアーゼ**

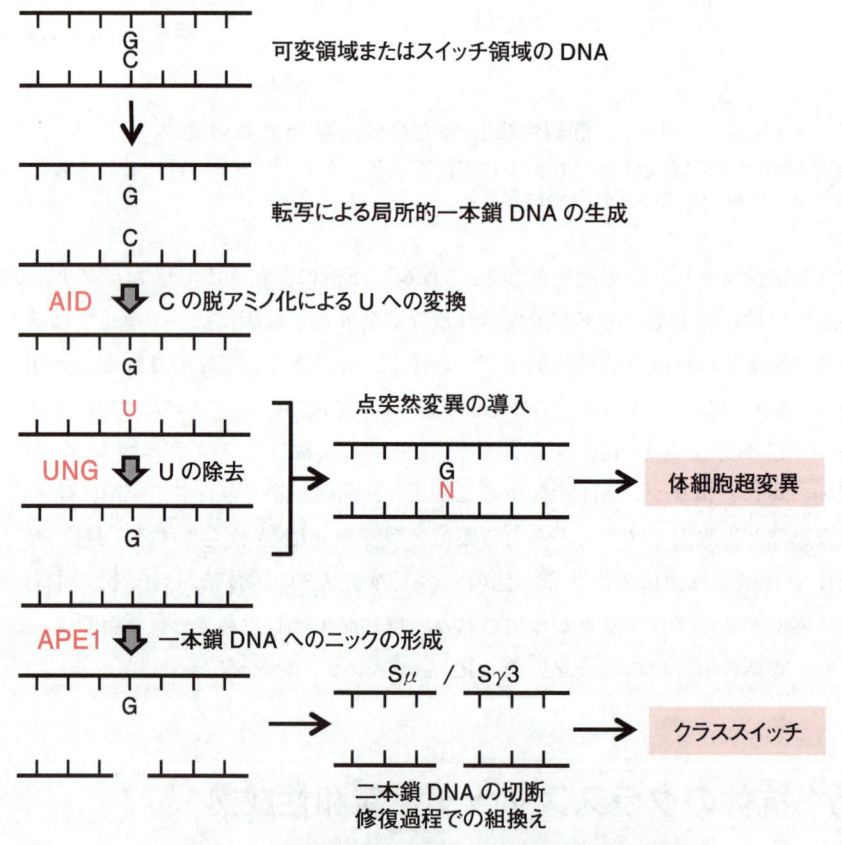

図8-9 AIDが起因となる第二次多様性形成機構

すでに再構成を完了した免疫グロブリン遺伝子において，さらなる多様性形成機構として，体細胞超変異およびクラススイッチがある．いずれにおいてもAIDが共通して開始点に関与する．AIDは一本鎖中のシチジン（C）をウラシル（U）に変換する．次に，UNGはUを除去して脱塩基状態にする．それから，APE1は，残されたリボースを切り出し，一本鎖中に切断部位（ニック）を形成する．さらに，二本鎖DNAで多数のニックが入ると，修復タンパク質の作用で組換えが起こる．

apurinic/apyrimidinic endonuclease-1（**APE-1**）によって，残りの糖鎖骨格が切り出され，もともとシチジンがあった部位に切断部（ニック）が導入される．AID によって多くの部位で C→U の変換が行われると，正しく修復できない部位が発生する可能性が高くなる．また，UNG によって脱塩基部位が形成された場合は，鋳型（相補鎖）非依存性の DNA 複製が起こり，本来（C）とは異なる塩基が導入される可能性もある．

　免疫グロブリン遺伝子において，AID，UNG，APE-1 による変換と修復の関与によって，異なる変異が誘導される（図 8-9）．DNA に AID のみが関与した場合や AID と UNG が関与した場合には，U 部位や脱塩基部位に変異が導入される体細胞超変異が生じる．また，APE-1 による一本鎖 DNA へのニックの形成から，さらに二本鎖 DNA にニックが形成される．この二本鎖 DNA の切断部位の修復のために修復関連のタンパク質が複合体を形成し，スイッチ領域における組換えを誘導し，これがクラススイッチの重要な過程となる．

8-5-1 ● 親和性成熟と抗体における体細胞超変異

　投与された抗原や侵入した病原体に対する免疫応答の時間経過とともに，産生される抗体の親和性がより高くなる現象を，**親和性成熟** affinity maturation と呼ぶ（図 8-10）．この現象は，二

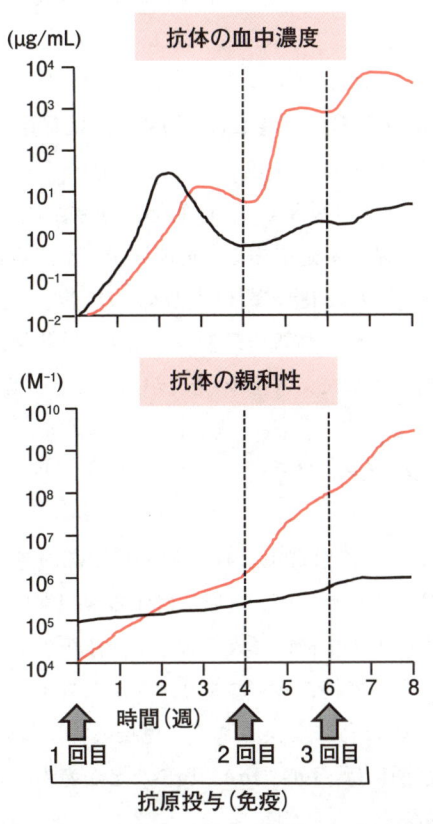

図 8-10　抗体の一次，二次，三次応答
同一抗原で繰り返し免疫した場合の IgM（黒線）と IgG（赤線）の血中濃度と親和性の経時的変化を示した．

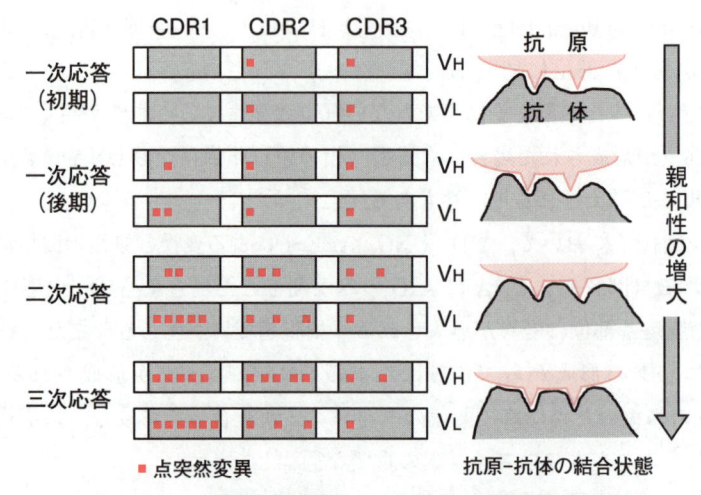

図8-11 体細胞超変異による抗体の親和性の増大

免疫グロブリンの可変部（V_H/V_L）のCDR1～CDR3領域において，ゲノムDNA上に点突然変異が入る．その変異が抗体の親和性を高めることができると，その免疫グロブリンを発現するB細胞は選択的に増加していく．一次応答の後期や二次応答，三次応答では，導入された変異の数が増加し，さらに親和性の高い免疫グロブリンが産生されるようになる．

次応答，三次応答でさらに顕著となるが，一次応答の後期では親和性の高い免疫グロブリンを産生するB細胞の一部が記憶細胞として生存し，二次応答に備える．親和性成熟は，胚中心において増殖しているB細胞で起こるが，免疫グロブリンの可変部における体細胞超変異によって，抗原に対する親和性がより高いB細胞が選択的に増殖し，抗体産生細胞になる．その際，体細胞超変異で導入される点突然変異は，H鎖およびL鎖遺伝子のV遺伝子の3つのCDR領域（CDR1～CDR3）に集中している（図8-11）．可変部に保存されたフレームワーク（FR）領域への変異導入は，抗原結合部の基本構造を損なう可能性が高く，親和性が高まる変異は起こりにくいと考えらえる．また，通常の体細胞におけるDNAの複製の場合の突然変異発生率は，10^9～10^{10}塩基対に1塩基程度であるが，体細胞超変異では10^3塩基対に1塩基と非常に高頻度である．これは，胚中心のB細胞において，AIDの発現が高いことと関係している．

8-5-2 ● 抗体のクラススイッチ

成熟B細胞は，免疫グロブリンのH鎖およびL鎖の可変部の遺伝子再構成はすでに完了していることから，抗原特異性は変化しないが，抗原に対する親和性は体細胞超変異によってより高くなる．可変部への変異導入による多様性形成に対して，H鎖の定常部の変化による抗体の機能的変化が，クラススイッチによって起こる．つまり，クラススイッチによって，抗体の可変部は変化せず，他のアイソタイプの抗体に変換される．免疫応答において最初に産生される抗体はIgMであるが，免疫応答の後期には，IgG，IgA，IgEなどが産生されるようになるが，これはクラススイッチによる結果である．

図8-12(a)に示すように，ヒトH鎖のC遺伝子群は，再構成したV-(D)-Jの下流に，$C\mu$をはじめとする9個のC遺伝子が連なっている．クラススイッチに重要なDNA配列であるスイッ

第8章 抗原受容体の多様性獲得機構

(a) ヒトH鎖定常(C)遺伝子群とスイッチ(S)領域の配置

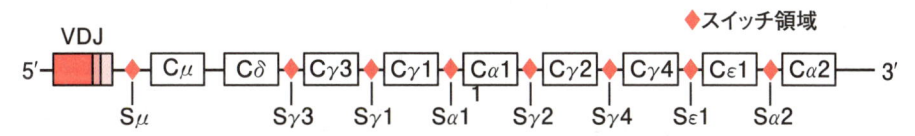

(b) IgM→IgG3へのクラススイッチ

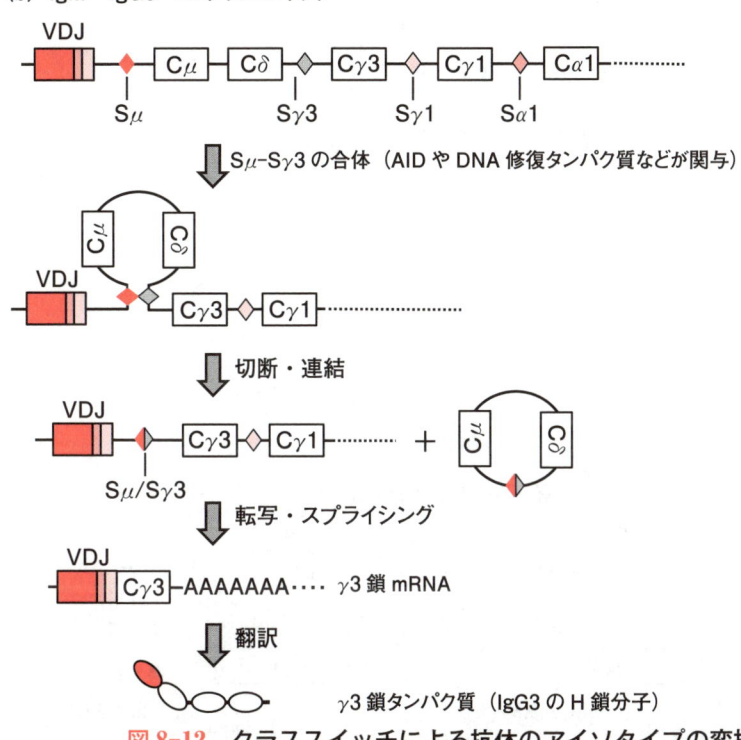

図 8-12 クラススイッチによる抗体のアイソタイプの変換
(a) 免疫グロブリン（抗体）のH鎖遺伝子における定常（C）遺伝子群とスイッチ（S）領域の配置を示した．
(b) クラススイッチのしくみを，IgMからIgG3への変換を例に図示した．スイッチ領域間の組換えによって，H鎖可変部（VDJ）DNAの下流につながる定常部遺伝子が変わることによって，抗原特異性に変化せず，抗体のアイソタイプが変化する．

チ（S）領域が各C遺伝子の上流に存在するがIgDの定常部をコードしているCδ遺伝子の上流にのみ，スイッチ領域が存在しない．クラススイッチに必要なシグナルがB細胞に入ると，特定のスイッチ領域の上流のプロモータが活性化し，スイッチ領域を含む部位で転写が始まる．転写により局所的に発生した一本鎖部位にAID，UNG，APE-1が作用し，非鋳型DNA側に高頻度の切れ込み（ニック）が入る．図8-12(b)では，IgMからIgG3へのクラススイッチを示しているが，ニックが多数入ったSμとSγ3が合体した後，切断と連結によってSμ/Sγ3結合部が形成され，クラススイッチが完了する．その際，CμとCδを含む環状のDNA断片は，染色体上から除去される．最終的に，V-D-Jの下流にきたIgG3が定常部となるγ3鎖が転写・翻訳で産生され，L鎖との複合体形成によってIgG3が完成する．

クラススイッチの誘導に必要なシグナルに，共刺激（CD40からシグナル）とサイトカインがある．表8-3に，サイトカインと誘導されるクラススイッチによる抗体のアイソタイプを示した．

表 8-3 抗体のクラススイッチの誘導に必要なサイトカイン

サイトカイン	誘導される抗体のアイソタイプ ヒト	誘導される抗体のアイソタイプ マウス
IL-4	IgG1, IgG3, IgG4, IgE	IgG1, IgE
IL-10	IgG1, IgG3	-
IFN-γ	IgG1, IgG3	IgG2a, IgG3
TGF-β	IgA	IgA, IgG2b

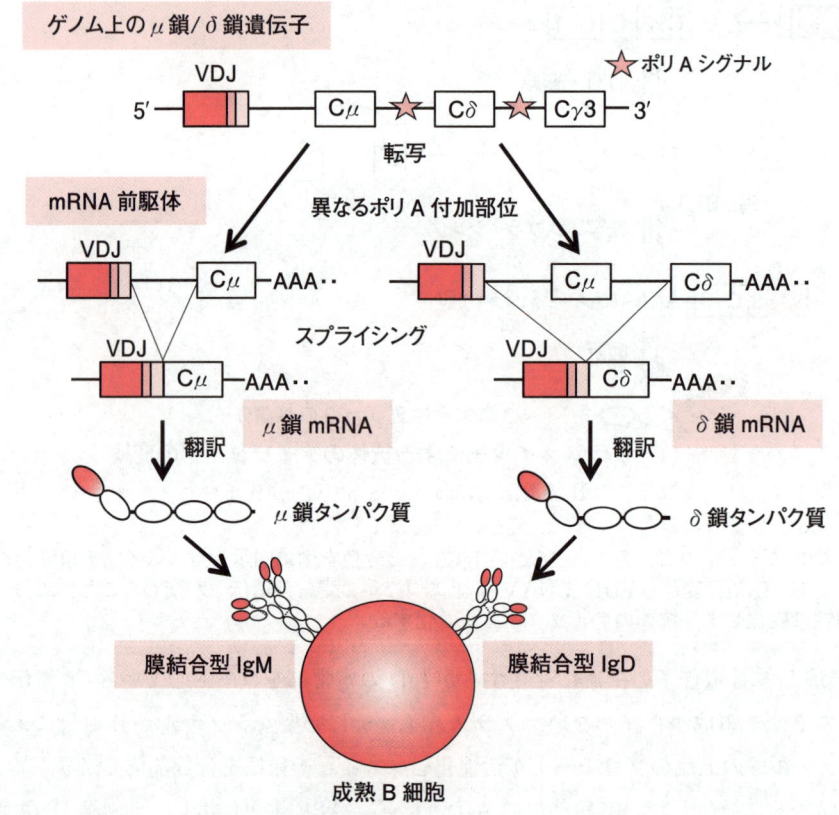

図 8-13 ポリ A 付加位置の違いによる IgM と IgD の共発現
IgD の発現は，使われるポリ A 付加位置（ポリ A シグナル）の違いによって決定する．

ヒトとマウスで，IgE へのクラススイッチに IL-4 が，IgA へのクラススイッチに TGF-β が，それぞれ重要であることが共通している．マウスでは，Th1 サイトカイン IFN-γ と Th2 サイトカイン IL-4 が誘導する抗体のアイソタイプは明確に分かれているが，ヒトの場合は，ともに IgG1 と IgG3 のクラススイッチを誘導し，マウスほどの明確な違いは認められない．

成熟 B 細胞は，細胞表面に膜結合型の IgM と IgD をともに発現している．Cδ の上流にはスイ

ッチ領域がないので，V-D-J の直下に Cδ が組換えによって位置することはできない．
　実際には，図 8-13 に示すように，使用されるポリ A シグナルの違いで，IgM と IgD が共発現できるようになっている．Cμ と Cδ の下流にそれぞれポリ A シグナルが存在する．まず，Cμ 下流のポリ A シグナルが使われた場合，μ 鎖 mRNA が形成され，最終的に膜結合型 IgM が細胞表面に発現する．一方，Cδ 下流のポリ A シグナルが使われた場合，スプライシングで Cμ 遺伝子を含む部分が排除された δ 鎖 mRNA が形成され，膜結合型 IgD が発現する．

8-6　T 細胞抗原受容体の構造と抗体との機能的相違点

　T 細胞における抗原受容体は，T 細胞抗原受容体 T cell antigen receptor（TCR）であり，単に T 細胞受容体ともいわれる．ヒトやマウスでは，T 細胞上に発現される TCR の種類によって，αβ 型 T 細胞と γδ 型 T 細胞に大別される．αβ 型 T 細胞は TCRα 鎖/β 鎖のヘテロ二量体を発現し，γδ 型 T 細胞は TCRγ 鎖/δ 鎖のヘテロ二量体を発現している（図 8-14）．いずれのサブユニットとも分子量約 40,000〜50,000 であり，鎖間ジスルフィド結合によって複合体を形成している．αβ 型 T 細胞は，末梢リンパ器官・組織や胸腺内の大部分を占め，抗原特異的な免疫応答を示す獲得免疫の主要なエフェクター細胞である．一方，γδ 型 T 細胞は，皮膚や腸管などの粘膜上皮細胞間に多く存在し，外界と接触する最前線で働く，自然免疫にかかわる細胞である．つまり，γδ 型 T 細胞は，NK 細胞と同様に獲得免疫が誘導されるまで初期感染防御に重要な役割を果たしている．
　TCR の各サブユニットの基本構造は，共通している．細胞外ドメインは，N 末端側の可変部とそれに続く定常部からなり，免疫グロブリン様ドメインが 2 個連なった構造をしている（図 8-14）．したがって，いずれの TCR 分子も免疫グロブリンスーパーファミリーに属しており，

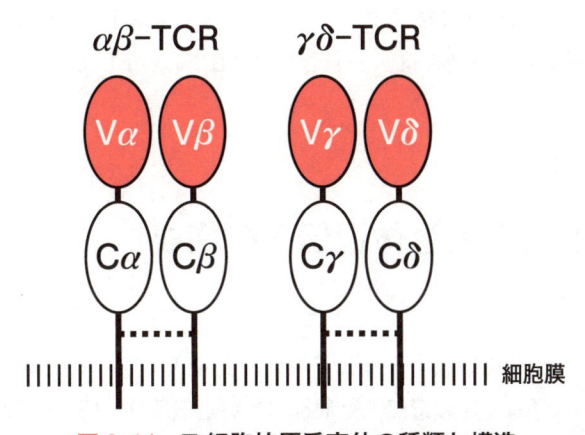

図 8-14　T 細胞抗原受容体の種類と構造
ヒトおよびマウスの T 細胞に発現する抗原受容体は，T 細胞抗原受容体（TCR）であり，α 鎖/β 鎖のヘテロ二量体である αβ-TCR と γ 鎖/δ 鎖のヘテロ二量体である γδ-TCR がある．破線は，鎖間ジスルフィド結合を示す．

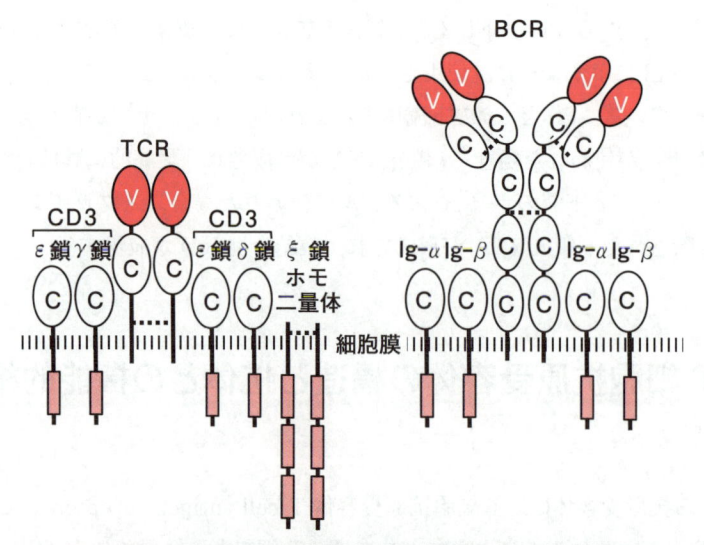

図 8-15 T 細胞/B 細胞抗原受容体複合体と基本構成
ヒトおよびマウスの T 細胞抗原受容体（TCR）および B 細胞抗原受容体（BCR）と，それぞれのシグナル伝達分子との複合体形成を図示した．破線は，鎖間ジスルフィド結合を示す．細胞内ドメインの赤の四角は活性化シグナルに関係する ITAM モチーフを示す．球状ドメインにおいて，V は Ig 様 V ドメインを，C は Ig 様 C ドメインを示す．

その構造は抗体の Fab 部（V$_H$-C$_{H1}$/V$_L$-C$_L$）が膜結合型として細胞表面に発現しているイメージに近い．また，TCR の細胞内ドメインは，BCR と同様に短く，それ自身シグナル伝達する能力をもたない．BCR ではシグナル伝達のために Ig-α および Ig-β と複合体を形成するが，TCR では CD3 複合体がシグナル伝達を担う（図 8-15）．さらに，成熟 T 細胞では TCR/CD3 複合体に ζ 鎖ホモ二量体が付随しており，TCR からのシグナル伝達に重要な役割を果たしている．

　TCR と免疫グロブリンとの大きな違いの 1 つは，TCR が膜結合型の抗原受容体だけであるのに対し，免疫グロブリンには抗原受容体と分泌される抗体という 2 種類の形態があることである．つまり，TCR は抗体のように分泌されて免疫応答に関与することはない．また，抗体と異なり，TCR は抗原（エピトープ）単独に結合することはできず，抗原提示細胞内で切断されて生成されたオリゴペプチドが主要組織適合遺伝子複合体（MHC）を介して提示された時のみ結合（認識）することができる．

8-7　T 細胞抗原受容体遺伝子の構成

　ヒトおよびマウスの TCR を構成する遺伝子群は，免疫グロブリンと同様である（図 8-16）．TCRβ 鎖および δ 鎖遺伝子は，H 鎖遺伝子と同様に，V 遺伝子群，J 遺伝子群，D 遺伝子群，C 遺伝子から構成される．一方，TCRα 鎖および γ 鎖遺伝子は，L 鎖と同様に V 遺伝子群，J 遺伝子群，C 遺伝子からなる．ヒトおよびマウスの TCR 遺伝子群の位置する染色体を表 8-4 に示した．ヒト TCRα 鎖遺伝子群（*TCRA* 遺伝子座）および δ 鎖遺伝子・遺伝子群（*TCRD* 遺伝子座）は，

第8章 抗原受容体の多様性獲得機構　　　*115*

- ヒト TCRα 鎖 H 鎖遺伝子（*TCRA* 遺伝子座）

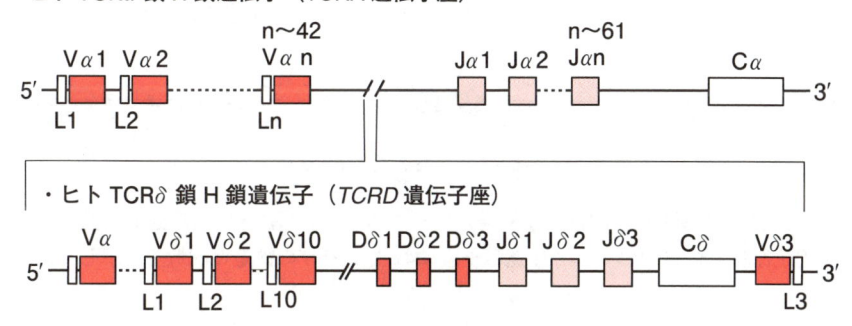

- ヒト TCRδ 鎖 H 鎖遺伝子（*TCRD* 遺伝子座）

- ヒト TCRβ 鎖 H 鎖遺伝子（*TCRB* 遺伝子座）

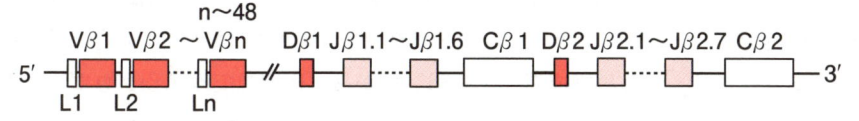

- ヒト TCRγ 鎖 H 鎖遺伝子（*TCRG* 遺伝子座）

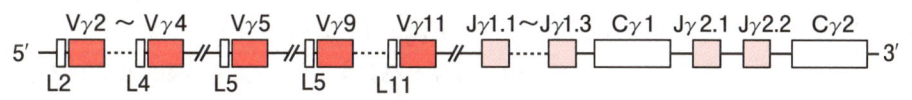

図 8-16　ヒト T 細胞抗原受容体遺伝子座とゲノム構成

ヒトの T 細胞抗原受容体（TCR）α 鎖，β 鎖，γ 鎖，δ 鎖の各遺伝子の胚細胞型のゲノム構成の模式図を示した．L はリーダー配列であり，遺伝子間の破線部は図示していないが，さらに遺伝子が連なっていることを示す．また，// で分断された実線部は，長い距離で関連遺伝子が存在しないことを示す．偽遺伝子（Vγ1，Vγ6～8，Vγ10，Vγ12～14）は図から省略した．

表 8-4　T 細胞抗原遺伝子の位置する染色体

遺伝子座	染色体番号 ヒト	染色体番号 マウス
TCRA	14	14
TCRB	7	6
TCRG	7	13
TCRD	14	14

ともに染色体 14 番に存在し，Vα 遺伝子群と Jα 遺伝子群の間に δ 遺伝子群（Vδ 遺伝子群-Dδ 遺伝子群-Jδ 遺伝子群-Cδ 遺伝子）が存在するように配列している．したがって，TCRα 鎖遺伝子において再構成が起こると，TCRδ 鎖遺伝子は染色体上から除去される結果となる．つまり，TCRα 鎖/β 鎖と TCRγ 鎖/δ 鎖は同一細胞において発現することはない．Vα 遺伝子群と Vδ 遺伝子群の間に明確な境目はなく，αβ 型 T 細胞と γδ 型 T 細胞の両方で使用される V 遺伝子もある．一方，ヒト TCRβ 鎖遺伝子群（*TCRB* 遺伝子座）および γ 鎖遺伝子遺伝子群（*TCRG* 遺伝子座）は，ともに染色体 7 番に存在するが，それぞれ別の位置に存在する．マウスでは，それぞれ異なる染色体上に存在する．TCRβ 鎖および γ 鎖では，複数の C 遺伝子が存在する．

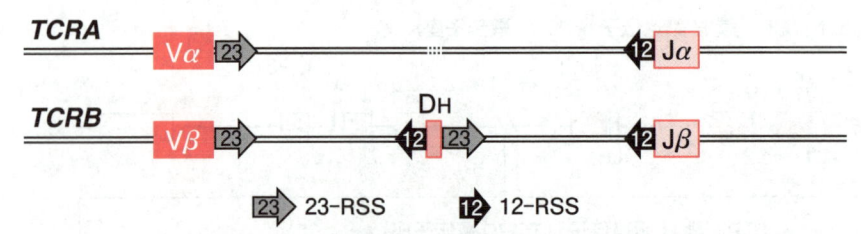

図 8-17　T 細胞抗原受容体組換えシグナル配列（RSS）の構造と配置
T 細胞抗原受容体 α 鎖および β 鎖遺伝子座における RSS の構造と配置を図示した．

　TCR の各遺伝子においても，免疫グロブリン遺伝子と同一の RSS が，遺伝子再構成に重要な働きをしており，12/23 ルールに従って再構成が生じる（図 8-17）．TCR 遺伝子の再構成にも RAG-1/ RAG-2 が関与し，再構成に関与するタンパク質分子は免疫グロブリン遺伝子の再構成の場合と共通である．なぜ，同じ再構成機構を利用しながら，B 細胞では免疫グロブリン遺伝子の再構成のみが生じ，T 細胞では TCR 遺伝子の再構成のみが起こるのかは，まだよくわかっていない．

　表 8-5 にヒトおよびマウス T 細胞抗原受容体遺伝子座における各遺伝子群の推定される遺伝子数をまとめている．ヒト TCR の組合せの多様性を概算すると，TCRα 鎖は $42\text{V}\alpha \times 61\text{J}\alpha \times 1\text{C}\alpha = 2{,}562$，TCRβ 鎖は $48\text{V}\beta \times 2\text{D}\beta \times 13\text{J}\beta \times 2\text{C}\beta = 2{,}496$ となり，TCRα 鎖/β 鎖の積算で 6.4×10^6 と算出される．一方，TCRγ 鎖は $6\text{V}\gamma \times 5\text{J}\gamma \times 2\text{C}\gamma = 60$，TCRδ 鎖は $10\text{V}\delta \times 8\text{D}\delta^* \times 3\text{J}\delta \times 1\text{C}\beta = 240$ となり，TCRγ 鎖/δ 鎖の積算で 1.4×10^4 と算出される．$\text{D}\delta^*$ が 8 となっているのは，ヒト TCRδ 鎖では，頻繁に V-J 間で D 遺伝子が複数利用されることから，3 個の Dδ の総組合せが 8 となる（V-J：1 通り，V-D-J：3 通り，V-D-D-J：3 通り，V-D-D-D-J：1 通り）．いずれの TCR の組

表 8-5　ヒトおよびマウス T 細胞抗原受容体遺伝子座における各遺伝子群の遺伝子推定数

	遺伝子推定数			
	α 鎖	β 鎖	γ 鎖	δ 鎖
ヒト				
V	42	48	6(8)	10
D	0	2	0	3
J	61	13	5	3
C	1	2	2	1
マウス				
V	75	23	7	12
D	0	2	0	2
J	61	12	3(1)	2
C	1	2	3(1)	1

数字は機能的遺伝子の数を示し，（　）内の数字はそれ以外の偽遺伝子の数を示す．

合せの多様性においても，想定されるエピトープ数（10^{10} レベル）よりはるかに少なく，免疫グロブリンの多様性形成と同様に結合部の多様性形成が重要であることは明白である．

8-8　T細胞抗原受容体可変部多様性の獲得原理

　一次リンパ器官である胸腺におけるT細胞の発生・分化過程で，$\alpha\beta$型T細胞に運命づけられたT細胞前駆細胞におけるTCR遺伝子の再構成は，まずTCRβ鎖遺伝子においてD-J間で起こり，引き続きV-DJ間で再構成が起こる．免疫グロブリン遺伝子の再構成と同様に，1本目の染色体で非機能再構成が起きた場合は，2本目の染色体で再構成が起こる．両方の染色体で非機能的再構成が起きた場合は，その細胞はアポトーシスで死滅する．TCRβ鎖遺伝子において機能的再構成が生じると，次にTCRα鎖遺伝子においてV-J間の再構成が起こる．最終的にTCRα鎖/β鎖のヘテロ二量体を表出したT細胞が発生する．TCRγ鎖およびδ遺伝子の再構成は，TCRβ鎖遺伝子の再構成の開始時期と同時期にまったく別々に起こっている．TCRγ鎖およびδ遺伝子において機能的再構成が起こるとTCRα鎖遺伝子の再構成が誘導されず，$\gamma\delta$型T細胞として発生する．TCRγ鎖およびδ遺伝子のいずれかが非機能的再構成で終了すると，TCRβ鎖遺伝子の再構成からTCRα鎖遺伝子の再構成へと向かうと考えられている．TCR遺伝子の再構成においては，免疫グロブリン遺伝子の場合と同様に結合部の多様性（ヌクレオチドの欠失，P-ヌクレオチドの付加，N-ヌクレオチドのランダムな付加）が発生する．1つの結合部に挿入されるN-ヌクレオチドは平均6個程度であるので，TCRα鎖およびγ鎖ではV-J結合部に2個のアミノ酸がランダムに挿入され，TCRβ鎖でV-D-J結合部に新たな4個のアミノ酸が入り込む．ヒトTCRδ鎖においては，先に示したように複数のD遺伝子がV-J間に挿入されること（VDDJ，VDDDJ）からより大きな多様性が生み出される．つまり，D遺伝子が1個多く利用されると両端に2個ずつアミノ酸が新たに挿入されるとすると，結合部の多様性は20^4（1.6×10^5）倍となる．このように結合部の多様性を加味すると，TCRα鎖/β鎖の総多様性は約10^{20}レベルとなり，TCRγ鎖/δ鎖の総多様性も10^{18}レベルと理論上では十分な多様性を実現できる．

　TCRでは，抗体のような二次多様性形成（体細胞超変異，クラススイッチ）は認められない（表8-6）．T細胞では，TCR遺伝子の再構成を完了した後に，可変領域において体細胞超変異が起こることは全くない．T細胞において体細胞超変異が起こらない理由としては，B細胞においてはより高い親和性をもつ抗体が産生されることが，効率よく機能を発揮するために利点があるが，T細胞においてはTCRの親和性が高くなることは，利点よりも弊害が大きいと考えられる．つまり，TCRの親和性はある程度のレベルがあれば十分であり，高いからといって大きな利点はなく，むしろ自己MHC分子への親和性が高くなることによって，自己反応性を誘導する危険が高まる．これは，TCRの抗原認識様式とも関係しており，TCRが自己MHC分子とそれに結合した抗原（オリゴペプチド）を同時に認識することから，抗原に対してではなく自己MHC分子に対する親和性がより高くなることに起因する．したがって，T細胞では体細胞超変異が進化しなかったと考えられる．

表8-6 T細胞とB細胞において発生する多様性形成機構の相違点

現象	主要な過程	特徴	発生の有無 B細胞	発生の有無 T細胞
可変領域の遺伝子再構成	DNAの組換え	非可逆的	有	有
結合部の多様性形成	DNAでの結合部の曖昧さやNヌクレオチドの挿入	非可逆的	有	有
クラススイッチ	DNAの組換え	非可逆的	有	無
体細胞超変異	DNAの点突然変異	非可逆的	有	無
IgM/IgDの細胞表面への共発現	RNAの異なるスプライシング	可逆的	有	無
膜型から分泌型への抗体の転換	RNAの異なるスプライシング	可逆的	有	無

9 主要組織適合抗原

体内に非自己由来の成分や細胞が入ると，それを排除するために様々な免疫応答が惹起される．自然免疫の連続的バリヤーを突破して侵入した病原体を排除するためには，獲得免疫の誘導が必要である．獲得免疫を誘導するための第一歩は，抗原提示細胞による病原体由来の抗原に対して特異的な T 細胞を活性化することである．そのためには，標的の抗原が抗原提示されなければならないが，抗原提示を行う分子こそが，**主要組織適合遺伝子複合体** major histocompatibility complex（MHC）分子である．しかしながら，MHC 分子が抗原提示する機能をもつことは，発見された当時は明らかではなかった．

9-1 MHC 抗原とは

まず，MHC 分子の発見からその抗原提示分子として同定されるまでの歴史を見てみよう．1930 年代にマウスを使った移植の研究において，組織適合性（拒絶反応）を支配する遺伝子座として最初に MHC の存在が明らかにされた．MHC 遺伝子座がマウス第 17 染色体に存在することが明らかにされ，H-2 と名付けられた．ヒトの MHC は，1950 年代に抗原として最初に同定された．移植後にヒト白血球に対する抗体が容易に検出されたことから，ヒト MHC 抗原は，**ヒト白血球抗原** human leukocyte antigen（**HLA**）と呼ばれている．ABO 式血液型が赤血球型とすれば，HLA は白血球型にあたり，膨大なデータが集積され，標準化が進められた．以上のように，移植における拒絶反応にかかわる主要な抗原として MHC 分子の遺伝子レベルとタンパク質レベルでの研究が進められた．一方，免疫学者らは，ようやく 1960 年代に，抗原特異的な抗体の産生に関与する細胞系統として B 細胞と T 細胞を同定し，T 細胞の活性化を解析する実験手法が開発された．その 1 つが，混合リンパ球培養 mixed lymphocyte culture（MLC）であり，そこで起こる免疫反応（T 細胞の増殖（MLR：mixed lymphocyte reaction）や細胞傷害活性の誘導）は，移植における拒絶反応を予測するためにも有用である．1970 年代に入ると T 細胞の表面には免疫グロブリン様の受容体が存在することが示唆され，多くの研究者がその実態を明らかにしようと競い合った．その頃，T 細胞に抗原を提示する細胞（抗原提示細胞）の存在が明らかにされ，それがマウスの H-2 遺伝子座の I 領域（現在の *A, E*）に規定されることが証明された．ま

た，細胞傷害性 T 細胞（CTL）の細胞傷害活性も，H-2 遺伝子座の *K* および *D* 領域に支配されていることが明らかにされた．つまり，マウスの実験において，T 細胞の免疫応答（抗原認識）に「**MHC 拘束性** MHC-restriction」があることが明らかにされた．MHC 拘束性の発見により，MHC 分子が T 細胞と抗原との相互作用に関与していることが考えられ，T 細胞の抗原認識に関するいくつかの仮説が提唱された．その中でもとくに有力であった仮説が，altered-self 仮説（T 細胞は自己 MHC 分子と抗原の複合体が形成する自己 MHC 分子と類似の構造を認識する）であり，1980 年代に T 細胞抗原受容体（TCR）遺伝子がクローニングされ，1 分子の TCR 分子には抗原結合部位が 1 個だけであることが明らかにされ，altered-self 仮説が正しいことが確証された．さらに MHC 分子や MHC/ 抗原 /TCR の三分子複合体の結晶解析によってさらに抗原提示分子としての MHC 分子の構造が視覚化されその役割が明確にされた．

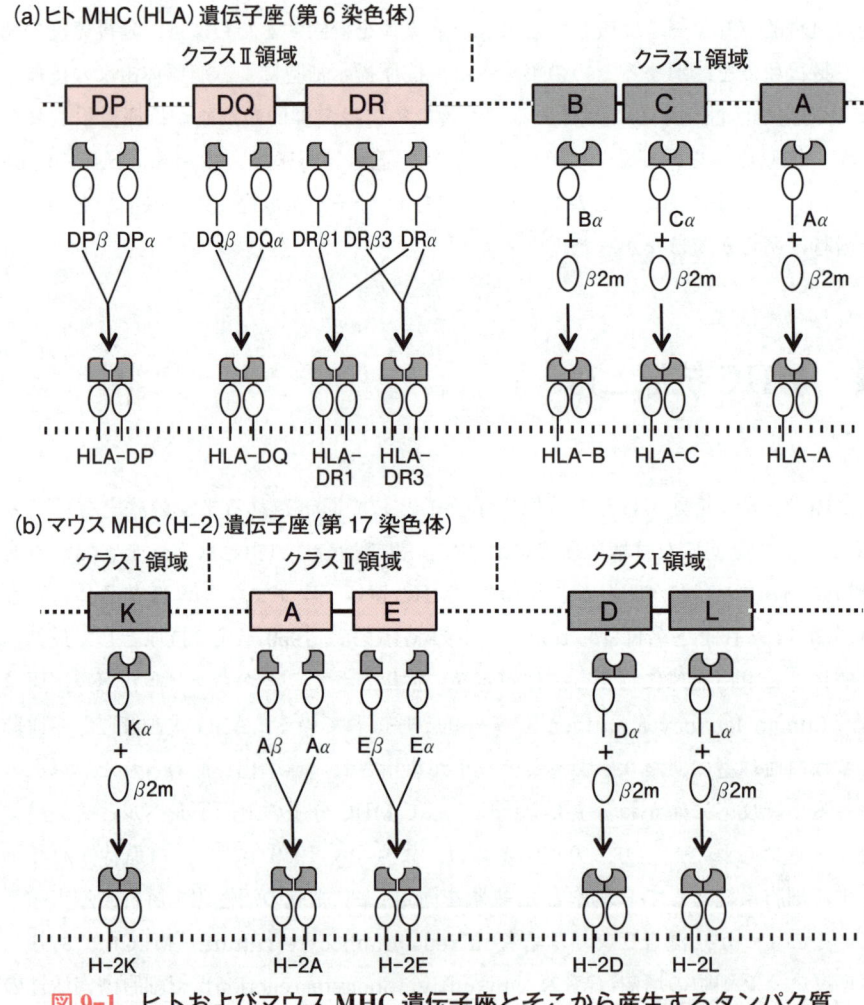

図 9-1　ヒトおよびマウス MHC 遺伝子座とそこから産生するタンパク質

(a) ヒト MHC（HLA）遺伝子座と (b) マウス MHC（H-2）遺伝子座における MHC クラス I およびクラス II 遺伝子は，ともに多重遺伝子である．各 MHC クラス I 遺伝子座には，α 鎖遺伝子がコードされており，β2 ミクログロブリン遺伝子は他の染色体上に位置する．各 MHC クラス II 遺伝子座には，α 鎖および β 鎖遺伝子が存在し，HLA-DR 遺伝子座には複数の β 鎖が存在する．ここでは主要な DRB1 と DRB3 のみ示した．

表 9-1 MHC クラス I とクラス II 遺伝子の染色体の位置

サブユニット	ヒト	マウス
MHC クラス I α 鎖	6	17
β2 ミクログロブリン	15	2
MHC クラス II α 鎖	6	17
MHC クラス II β 鎖	6	17

　MHC は遺伝子あるいは遺伝子座を意味し，そこから産生されるのが MHC 分子あるいは MHC 抗原（タンパク質）である．MHC 遺伝子座が組織適合性を規定する遺伝子座として同定され，最終的に MHC 分子が抗原提示分子であることが明らかにされた．ヒトおよびマウスの MHC の遺伝子座（ヒト：HLA，マウス：H-2）はいずれも，多数の遺伝子からなる複合体を形成しており，それぞれ第 6 染色体と第 17 染色体上に存在する（表 9-1, 図 9-1）．MHC 抗原には，その構造から **MHC クラス I 抗原** MHC class I antigen と **MHC クラス II 抗原** MHC class II antigen の 2 種類に分けられる（図 9-1）．ヒトの MHC クラス I 領域には A, B, C の 3 つの遺伝子座が，マウスのクラス I 領域には K, D, L の 3 つの遺伝子座が存在し，それぞれ α 鎖遺伝子をコードしている．一方，ヒトの MHC クラス II 領域には DP, DQ, DR の 3 つの遺伝子座が，マウスのクラス II 領域には A, E の 2 つの遺伝子座が存在し，それぞれ α 鎖遺伝子と β 鎖遺伝子をコードしている．DR 遺伝子座では，複数の β 鎖遺伝子が存在する．β2 ミクログロブリン（β2m）は，別の染色体上に存在する（表 9-1）．マウス MHC クラス I 分子の 1 つである H-2L 分子の発現は，他のクラス I 分子に比べて発現がかなり低く，マウスの系統によっては発現がない．また，H-2E 分子に関しては，マウスの系統によって遺伝子の欠失が原因で発現されない．

9-2　MHC クラス I 分子

　MHC クラス I 分子は，α 鎖と β2 ミクログロブリン（β2m）が非共有結合で複合体を形成したヘテロ二量体である（図 9-2）．α 鎖は，約 350 アミノ酸残基からなる分子量約 44 kDa の糖タンパク質であり，細胞外領域は，α1, α2, α3 の 3 つの球状ドメイン（それぞれが約 90 アミノ酸残基）から形成される．そのうち α3 ドメインは，免疫（Ig）様ドメインであるので，MHC クラス I 分子は Ig スーパーファミリーに属する細胞表面分子である．また，α3 ドメインの C 末端部は膜を貫通し，細胞質に達する．一方，β2m は，99 アミノ酸残基からなる分子量約 12 kDa のタンパク質であり，α3 ドメインと会合している．また，β2m は，クラス I 分子の発現に必須であり，β2m を欠損するマウスでは，クラス I 分子の細胞表面での発現が消失する．したがって β2m は，クラス I 分子の構造を維持し，安定化するために必須である．α1 ドメインにはジスルフィド結合がないが，α2 および α3 ドメインには各 1 個の鎖内ジスルフィド結合が存在する．α1 ドメインと

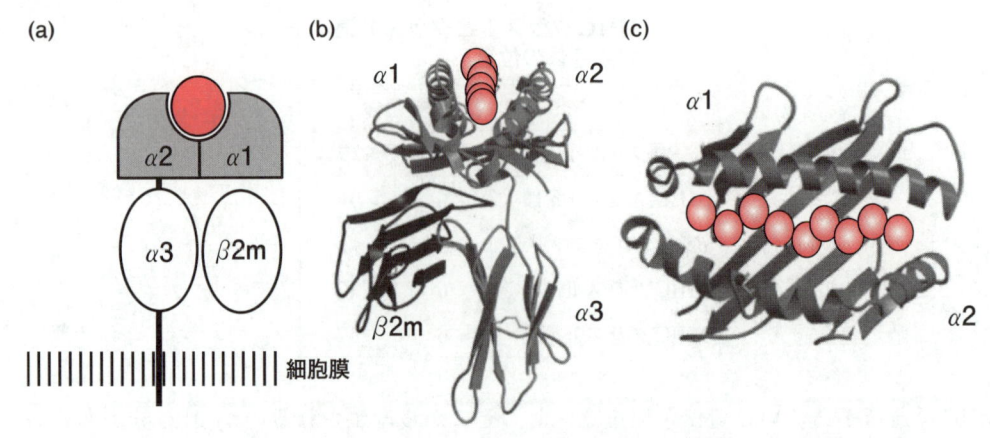

図9-2 MHCクラスI分子の基本構造
(a) MHCクラスI分子の基本構造の模式図，(b) X線結晶解析によって解明されたMHCクラスI分子の立体構造のリボン図，(c) MHCクラスI分子のペプチド結合溝を真上からみた立体構造のリボン図．9量体のオリゴペプチド（赤玉）が結合している状態を示した．

表9-2 MHCクラスIおよびクラスIIの発現細胞

組織/細胞	MHCクラス I	MHCクラス II
造血系		
T細胞	+++	+[1]
B細胞	+++	+++
マクロファージ	+++	++
樹状細胞	+++	+++
好中球	+++	−
血小板	+++	−
赤血球	−	−
非造血系		
胸腺上皮細胞	+	+++
肝細胞	+	−
腎上皮細胞	+	−
脳細胞	+	−[2]

1) ヒト活性化T細胞はMHCクラスII分子を発現するが，マウスT細胞では発現はない．
2) 脳細胞の大部分はMHCクラスII分子を発現しないが，ミクログリア細胞は発現する．

α2ドメインがペプチド結合溝 peptide-binding groove を形成している．ペプチド結合溝は，8本の逆平行βシートからなる底部と2本のαヘリックスからなる側面から構成されている．MHCクラスI分子の両端は閉じており，そのペプチド収容溝には，8-10アミノ酸残基からな

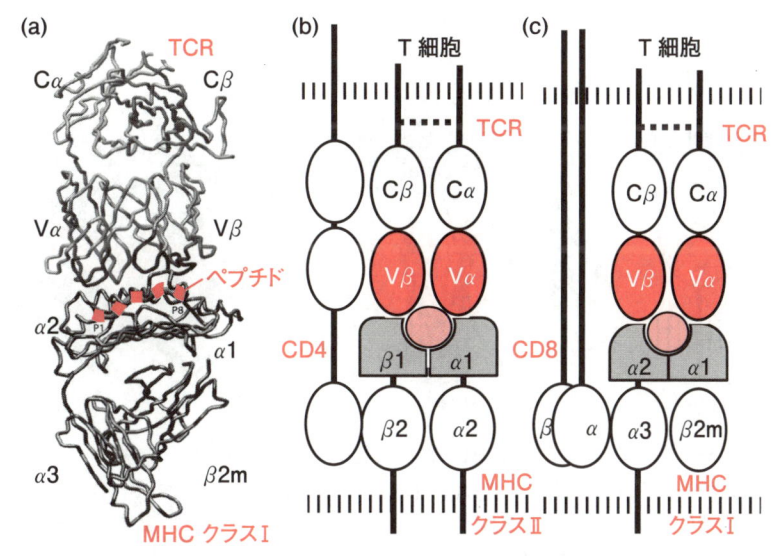

図 9-3 抗原認識時におけるコ・レセプターMHCのMHC分子への結合
(a) T細胞受容体（TCR）分子/MHCクラスI分子/ペプチドの三分子複合体のX線解析により明らかにされた構造を示した．(b) 抗原認識においてコ・レセプターであるCD4分子はMHCクラスII分子β鎖のβ2ドメインに結合する．(c) 抗原認識においてコ・レセプターであるCD8分子（α鎖/β鎖のヘテロ二量体）はMHCクラスI分子α鎖のα3ドメインに結合する．

るオリゴペプチドが結合する．

　表9-2に示すように，MHCクラスI分子は広範な細胞に発現され，赤血球以外のすべての細胞に発現する．言い換えると，MHCクラスI分子は血小板および有核細胞に発現する細胞表面分子である．したがって，MHCクラスI分子は，自己細胞であることを示す自己証明書（ID）の役割を果たしているといえる．それを示す良い例として，MHCクラスI分子の発現が低下あるいは消失したウイルス感染細胞や腫瘍細胞は自己の細胞であってもNK細胞から標的細胞と認識されて傷害される．

　T細胞の抗原認識時において，T細胞上のT細胞抗原受容体（TCR）は抗原提示細胞上のMHCクラスI分子とそれに結合したペプチドを同時に認識するが，その際，コ・レセプターco-receptorであるCD8分子（α鎖/β鎖のヘテロ二量体）はMHCクラスI分子の多型性の低いα3ドメインに結合する（図9-3）．

9-3　MHCクラスII分子

　MHCクラスII分子は，22～32 kDaのα鎖と29～31 kDaのβ鎖が非共有結合で複合体を形成したヘテロ二量体である（図9-4）．各鎖とも細胞外領域はN末端部のα1ドメインとβ1ドメインがそれぞれIg様ドメインであるα2ドメインとβ2ドメインと連なっている．したがって，MHCクラスII分子もIgスーパーファミリーに属する．ペプチド結合溝は，α1ドメインとβ1ド

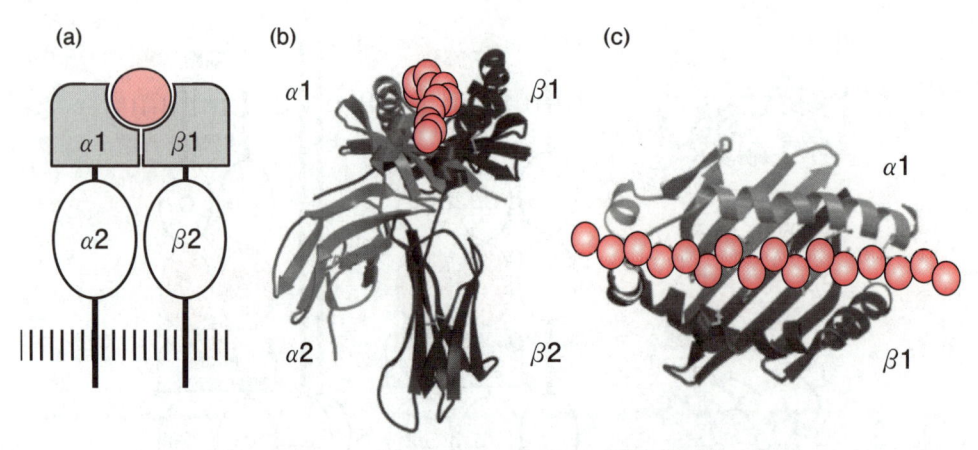

図9-4　MHCクラスⅡ分子の基本構造
(a) MHCクラスⅡ分子の基本構造の模式図，(b) X線結晶解析によって解明されたMHCクラスⅡ分子の立体構造のリボン図，(c) MHCクラスⅡ分子のペプチド結合溝を真上からみた立体構造のリボン図．16量体のオリゴペプチド（赤玉）が結合している状態を示した．

メインから構成され，それぞれが4本のβシートと1本のαヘリックスを分担して，底部と側面を形成する．したがって，MHCクラスⅡ分子のペプチド結合溝は，MHCクラスⅠ分子のものと類似しているが，重要な相違点がある．それは，MHCクラスⅡ分子のペプチド結合溝の両端は開放されていることであり，その結果，より長いペプチドが結合することができる．その長さは30アミノ酸残基に及ぶ場合があるが，大部分は13〜18アミノ酸残基のオリゴペプチドである．

　表9-2に示すように，MHCクラスⅡ分子の発現細胞はより限定されており，抗原提示細胞である樹状細胞，マクロファージ，B細胞で発現が高い．また，T細胞の分化・成熟の中枢である胸腺においても，T細胞の選択過程に関与する胸腺上皮細胞においてもMHCクラスⅡの発現が認められる．

　T細胞の抗原認識時において，T細胞上のT細胞抗原受容体（TCR）は抗原提示細胞上のMHCクラスⅡ分子とそれに結合したペプチドを同時に認識するが，その際，コ・レセプターであるCD4分子はMHCクラスⅡ分子β鎖の多型性の低いβ2ドメインに結合する（図9-3）．

9-4　抗原処理と抗原提示

　抗原提示を専門とする抗原提示細胞には，樹状細胞，マクロファージ，B細胞の3つの細胞種がある（表9-3）．成熟樹状細胞は刺激を受ける前からMHCクラスⅡ分子や共刺激分子の発現レベルが恒常的に非常に高く，ナイーブT細胞を活性化することができる．したがって，初回免疫時（初回感染時）の抗原や病原体に対する獲得免疫の誘導に非常に重要な役割を果たしている．一方，マクロファージやB細胞は，無刺激の状態ではMHCクラスⅡ分子や共刺激分子の発現レベルは低いが，サイトカインや受容体を介した刺激で活性化することによってその発現レ

表 9-3 抗原提示細胞の比較

	成熟樹状細胞	マクロファージ	B 細胞
抗原の取り込みに使われる受容体	PRRs	PRRs	BCR
MHC クラス II 分子の発現レベル	++	++	+
未刺激時の共刺激分子の発現レベル	++	+	±
クロスプレゼンテーション能力	+++	+	±
ナイーブ T 細胞の活性化能	+	−	−
記憶細胞の活性化能	+	+	+

PRRs（パターン認識受容体 pattern recognition receptors）
BCR（B 細胞抗原受容体 B cell antigen receptor）

ベルは高く誘導される．しかしながら，ナイーブ T 細胞の活性化能力は低く，二次免疫応答における記憶細胞の活性化に重要な役割を果たす．

　抗原提示の過程は，(1) 抗原の捕捉と取り込み → (2) 抗原の処理（プロセッシング）antigen processing → (3) オリゴペプチドの MHC 分子への結合 antigen loading（antigen presentation）→ (4) MHC 分子の表出，という順に進んでいく．図 9-5 に示すように，抗原提示の過程は，外来性抗原提示経路と内在性抗原提示経路の 2 種類に大別される．細胞外から取り込まれた外来性

外来性抗原提示経路

細胞外細菌，寄生虫，毒素など
↓
抗原提示細胞による取り込み
↓
細胞内の小胞での分解
↓
MHC クラス II 分子へのペプチドの結合
↓
B 細胞やマクロファージの活性化する Th 細胞を発生するための CD4⁺ T 細胞の活性化
↓
細胞外病原体の排除のための抗体やマクロファージによる免疫応答

内在性抗原提示経路

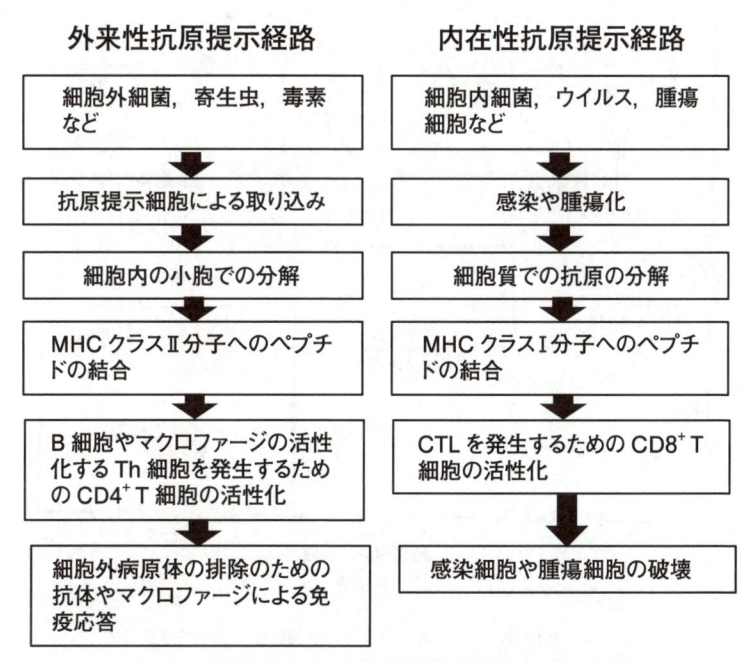

細胞内細菌，ウイルス，腫瘍細胞など
↓
感染や腫瘍化
↓
細胞質での抗原の分解
↓
MHC クラス I 分子へのペプチドの結合
↓
CTL を発生するための CD8⁺ T 細胞の活性化
↓
感染細胞や腫瘍細胞の破壊

図 9-5 外来性および内在性抗原提示経路の概略

抗原は，基本的に MHC クラス II 分子に提示され，CD4$^+$ T 細胞によって抗原認識され，ヘルパー T 細胞などのエフェクター細胞へと機能分化する．一方，細胞質で生合成された内在性抗原（自己抗原，ウイルス抗原，腫瘍抗原など）は，基本的に MHC クラス I 分子に提示され，CD8$^+$ T 細胞によって抗原認識され，細胞傷害性（キラー）T 細胞などのエフェクター細胞へと機能分化する．とくに細胞内で増殖する病原体は，その製造工場となっている感染細胞を破壊することが感染防御において重要である．

9-4-1 ● MHC クラス I 経路

抗原提示における MHC クラス I 経路を図 9-6 にまとめた．通常，内因性抗原は MHC クラス I 分子に抗原提示されるが，内因性抗原には，自己抗原や細胞内で増殖している病原体（ウイル

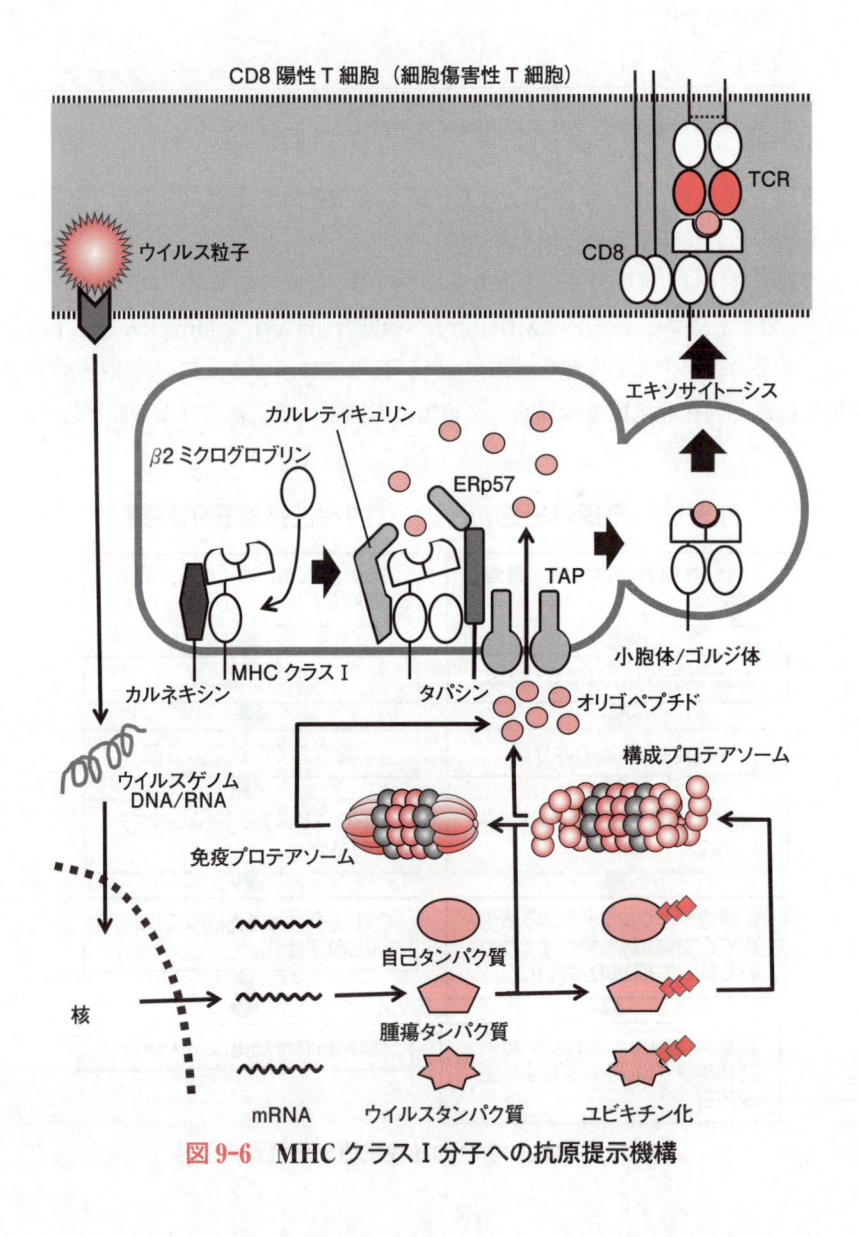

図 9-6 MHC クラス I 分子への抗原提示機構

スや細胞内寄生細菌など）の抗原，もしくは腫瘍化した自己細胞由来の腫瘍抗原がある．内因性抗原提示経路では，細胞質において生合成されたタンパク質が分解され，適当な長さのペプチドに切断されなければならない．その多くはその切断にかかわる分子に**プロテアソーム** proteasome がある（図 9-7）．プロテアソームには，**構成プロテアソーム**と**免疫プロテアソーム**の二種類がある．構成プロテアソームは，プロテアーゼ活性を有する筒状の 20S コアサブユニットの両端に蓋のような役割を果たす PA700（19S 調節サブユニット）が結合した複合体を形成しており，その形状から「ダンベル型」とも呼ばれる．それに対して免疫プロテアソームは，20S コアサブユニットの両端に PA28（11S 調節サブユニット）が結合しており，「フットボール型」とも呼ばれる．

　20S コアサブユニットは，$\alpha1 \sim 7$ の 7 分子から構成される α リングと，$\beta1 \sim 7$ の 7 分子から構成される β リングが，$\alpha\beta\beta\alpha$ の順で重なった筒状の構造をしている．$\beta1$, $\beta2$, $\beta5$ はそれぞれが異なる基質特異性をもつプロテアーゼである．中央の空洞になった部分はタンパク質分解の場となっているが，単独では α リングが閉じており基質は入ることができない．PA700 サブユニットは，α リングの開口制御や標的タンパク質の折りたたみ構造の解体や脱ユビキチン化反応などに関わっている．構成プロテアソームは，ユビキチン化されたタンパク質を選択的に取り込み分解する．一方，PA28 サブユニットは 8 量体であり，PA700 サブユニットと同様に 20S コアサブユニットの両端に結合し，短いペプチドの分解に寄与する．ウイルス感染などにより IFN-γ が産生されると，PA28 サブユニットおよび $\beta1i$, $\beta2i$, $\beta5i$ の 3 種類のサブユニットが誘導される．誘導された $\beta1i$, $\beta2i$, $\beta5i$ は，20S コアサブユニットの $\beta1$, $\beta2$, $\beta5$ と入れ替わり，PA28 が結合すると免疫プロテアソームを形成する．免疫プロテアソームのタンパク質の分解はユビキチン非依存性である．PA700 サブユニット-20S コアサブユニット-PA28 サブユニットの 3 つにより形成されたハイブリッドプロテアソームも形成される．樹状細胞では，未熟な段階から免疫プロテア

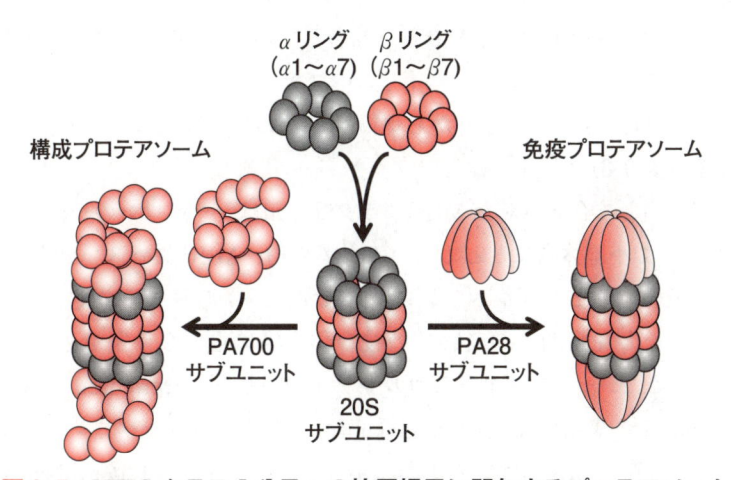

図 9-7　MHC クラス I 分子への抗原提示に関与するプロテアソーム
構成プロテアソームは，20S コアサブユニットの両端に PA700 サブユニットが会合している．一方，免疫プロテアソームは，20S コアサブユニットの両端に PA28 サブユニットが会合している．20S サブコアユニットは，α リングと β リングが積み重なった筒状の構造をしている．構成プロアソームでは $\beta1$, $\beta2$, $\beta5$ がそれぞれ異なる基質特異性をもつプロテアーゼであるが，免疫プロテアソームでは $\beta1i$, $\beta2i$, $\beta5i$ にそれぞれ入れ替わる．

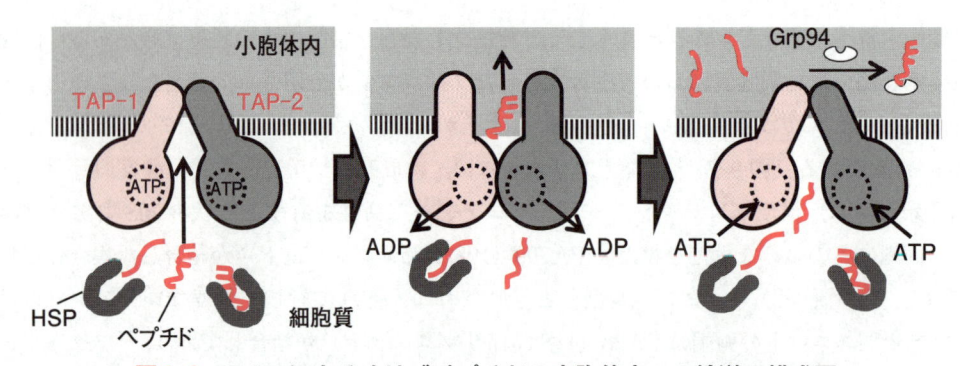

図 9-8　TAP によるオリゴペプチドの小胞体内への輸送の模式図

TAP は TAP-1 と TAP-2 の複合体で，ABC トランスポーターの一種である．プロテアソームによって生成されたオリゴペプチドは，ヒートショックプロテイン（HSP）と結合して TAP のゲート入口まで輸送される．両サブユニットのヌクレオチド結合部位（破線の円）へ ATP が結合すると，加水分解されて生じたエネルギーでゲートが開き，オリゴペプチドは細胞質から小胞体内へ能動輸送される．生じた ADP はヌクレオチド結合部位から解離し，ゲートが閉じる．小胞内へ移行したオリゴペプチドは，MHC クラス I 分子に結合する前にそれ以上短くならないために，シャペロンの一種である Grp94 が結合して保護する．

ソームが存在し，成熟刺激によって免疫プロテアソームへの変換が促進される．

　細胞質内でプロテアソームによって生成されたオリゴペプチドを MHC クラス I 分子のペプチド結合溝が存在する小胞体内腔へ輸送しなければならない．その輸送には，TAP（transporters associated with antigen processing）が関与する．TAP は TAP-1 と TAP-2 のヘテロ二量体であり，粗面小胞体上に存在する ABC トランスポーター（ATP-binding cassette transpoter）の一種である（図 9-8）．したがって，TAP は，ATP 依存性の能動輸送によってオリゴペプチドを小胞体内腔へ輸送する．プロテアソームで生成されたオリゴペプチドは，ヒートショックプロテインである hsp70 の作用で，TAP の細胞内ドメインが形成するペプチド結合部位へ運ばれる．TAP-1 および TAP-2 のヌクレオチド結合部へ結合している ATP が，ペプチドの結合による立体構造の変化によって加水分解されると，オリゴペプチドが小胞体内腔へ輸送される．小胞体内腔へ達したペプチドは，さらなる分解から保護するために一時的にシャペロンの一種である Grp94 が結合する（図 9-8）．

　小胞体内腔では，新しく合成された MHC クラス I α 鎖はシャペロンの一種である**カルネキシン** calnexin と会合して小胞体内にとどめている（図 9-6）．MHC クラス I α 鎖に β2 ミクログロブリン（β2m）が結合すると，カルネキシンが解離する．カルネキシンは，他に抗原受容体や MHC クラス II 分子など免疫関連の受容体の複合体形成に重要な役割を果たしている．次に MHC クラス I 分子は，シャペロンであるカルレティキュリン calreticulin，TAP 結合タンパクであるタパシン tapasin（TAP-associated glycoprotein）およびシャペロンでありチオール還元酵素活性をもつ Erp57 と MHC クラス I 負荷複合体 MHC class I peptide-loading complex（PLC）を形成する．PLC の最後の構成分子が TAP であり，タパシンと結合する．PLC の形成によって，TAP によって小胞体内腔に輸送されたオリゴペプチドを MHC クラス I 分子のペプチド結合溝に結合することができる構造が維持されている．ペプチドが結合すると，MHC クラス I 分子の折りたたみが完了し，ペプチドが結合した MHC クラス I 分子は，小胞体から細胞表面へと輸送される．

9-4-2 ● MHC クラスⅡ経路

抗原提示における MHC クラスⅡ経路を図 9-9 にまとめた．外来性抗原提示経路では，まず抗原の捕捉と取り込みが必要である．抗原提示細胞は細胞表面に発現している多様な受容体を介して様々な物質を認識し，取り込むことができるが，このような取り込み機構を受容体介在性エンドサイトーシス receptor-mediated endocytosis という．この機構は，クラスリン依存性であり，取り込む物質の大きさは問わない．関与する受容体には，B 細胞抗原受容体（BCR），Fc 受容体，細胞接着分子，補体受容体，C 型レクチンやスカベンジャー受容体などのパターン認識受容体（PRRs）がある．一方，受容体非依存性の取り込み機構は，取り込む物質の大きさにより異なる名称で呼ばれる．$0.1 \sim 0.5 \mu m$ の可溶性物質や液体を取り込む場合は液相エンドサトーシス fluid phase endocytosis と，$0.5 \sim 3 \mu m$ の比較的大きい物質を取り込む場合はマクロピノサイトーシス macropinocytosis と，さらに大きい粒子状の物質を取り込む場合は貪食作用（ファゴサイト

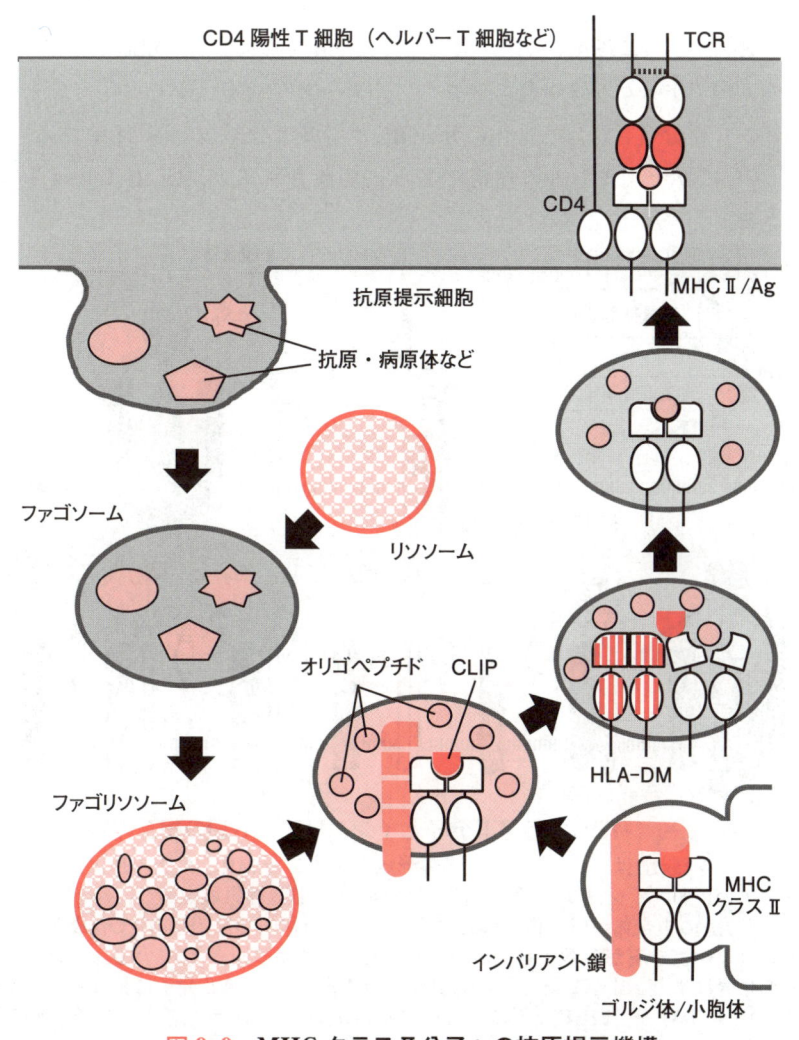

図 9-9　MHC クラスⅡ分子への抗原提示機構

ーシス phagocytosis）と呼ばれる．

　外来性抗原提示経路では，抗原を取り込んだファゴソームやエンドソームが，リソソームとの融合することを介して，リソソーム内のタンパク質分解酵素などにより抗原が処理（プロセッシング）される．抗原の分解過程は，①ファゴリソソーム（エンドリソソーム）内の酸性条件下でのタンパク質の折りたたみ構造の不安定化，②タンパク質分子内のジスルフィド結合の還元による開裂，③ほどかれたタンパク質におけるペプチド鎖内の切断と分解，④MHCクラスⅡ分子に結合したペプチドの刈り込み（トリミング）という4つの段階からなる．②に関係する酵素としてGILT（γ-IFN-inducible lysosomal thiol reductase）があり，とくに樹状細胞において発現が高い．また，③においてペプチドの切断にアスパラギンエンドペプチダーゼ（AEP）やカテプシンBが関与する．

　細胞外から取り込まれて処理されたオリゴペプチドを選択的にMHC分子クラスⅡ分子に提示するには，ペプチドがMHCクラスⅡ分子に遭遇するまでの間に，そのペプチド結合溝への他のペプチドの結合を阻止しなければならない．その役割を果たす分子が，インバリアント鎖（Ii）である（図9-10）．粗面小胞体で合成されたMHCクラスⅡ分子は，ペプチド結合溝にIiが結合して複合体を形成し，さらに各々3分子が会合して九量体を形成して，粗面小胞体から輸送される．エンドソーム内でアスパラギン酸エンドペプチダーゼ（AEP）によりIiのC末端部分（三量体形成ドメイン）が分解され，三量体のIi/MHCクラスⅡ分子複合体（LIPあるいはSLIP）に解離する．さらにカテプシンSの作用でさらに切断されると，CLIP（class Ⅱ-associated

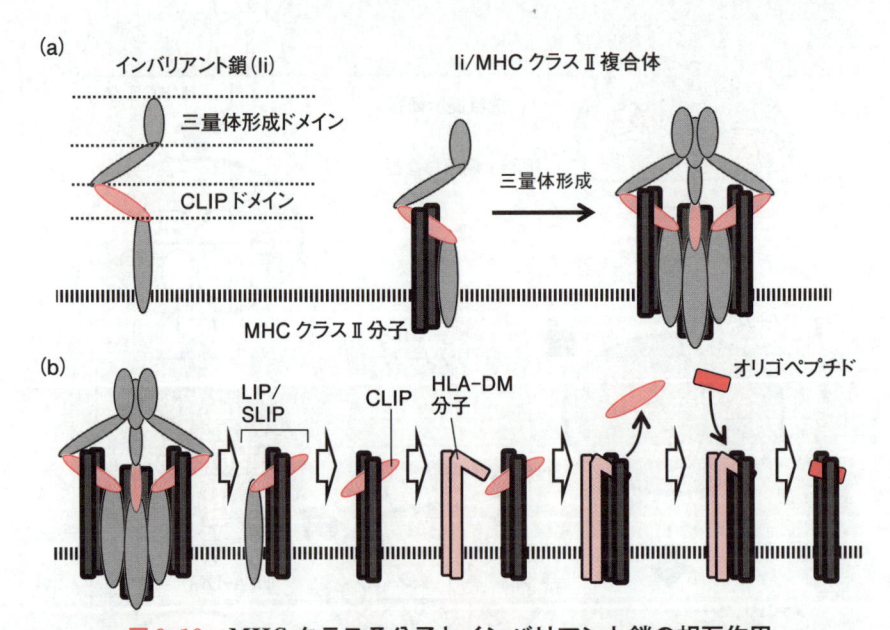

図9-10　MHCクラスⅡ分子とインバリアント鎖の相互作用
(a) インバリアント鎖（Ii）は，N末端部の三量体形成ドメインとMHCクラスⅡ分子のペプチド結合溝に挟まるCLIPドメイン（赤で示した部分）からなる細胞外領域をもつ．小胞体内で，IiとMHCクラスⅡ分子の複合体が三量体を形成する．(b) 小胞体内では，細胞内で合成されたタンパク質由来のオリゴペプチドが多数存在するがIiによって結合が阻止されている．エンドソームとリソソームの融合により，Iiが分解され，CLIPのみがMHCクラスⅡ分子に結合したままの状態で残存する．HLA-DMが，MHCクラスⅡ分子に隣接するとCLIPが解離し，細胞外から取り込んでプロセッシングにより生成したオリゴペプチドが結合する．

invariant chain-derived peptide）部分のみペプチド結合溝に残存する．この状態で HLA-DM（マウスでは H-2M）が隣接すると MHC クラス II 分子の構造変化が起こり CLIP が遊離し，ファゴリソソーム（またはエンドリソソーム）由来の高親和性のペプチドがペプチド結合溝に結合し，エキソサイートシスによって細胞表面に表出する（図 9-9，図 9-10）．

― コラム ―

クロスプレゼンテーション

外来性抗原が MHC クラス I 分子へ抗原提示される現象と，内在性抗原が MHC クラス II 分子への抗原提示される現象を総じて，クロスプレゼンテーション cross-presentation と呼ばれる．クロスプレゼンテーションは，とくに樹状細胞において認められる抗原提示機構である（表 9-3）．樹状細胞がウイルス感染細胞やアポトーシスが誘導された死細胞を貪食した場合に，MHC クラス I 分子へも抗原提示されることが知られている．したがって，クロスプレゼンテーションによって，外来性抗原に対してヘルパー T 細胞だけでなく，細胞傷害性 T 細胞も誘導することができる．とくに感染防御の観点から，病原体を排除する上で，非常に有効な抗原提示法であるといえるが，そのメカニズムはまだよくわかっていない．図 9-11(a) に示すように，① 液胞経路と ② 細胞質経路の 2 つの経路が提唱されている．液胞経路は，TAP およびプロテアソーム非依存性であり，ファゴソームやエンドソーム内でカテプシンなどによる分解で生じた抗原由来のペプチドが，ファゴソームやエンドソーム内の MHC クラス I 分子に直接結合する経路である．一方，細胞質経路は，ファゴソームやエンドソーム内で発生したペプチドが，一旦，細胞質内へ逆輸送され，通常の内在性抗原と同様にプロテアソームと TAP を介して小胞体内腔へ再輸送される経路である．

内在性抗原が MHC クラス II 分子に抗原提示される場合は，オートファジー autophagy が関与している（図 9-11(b)）．オートファジーは，プロテアソーム系と並ぶ重要なタンパク

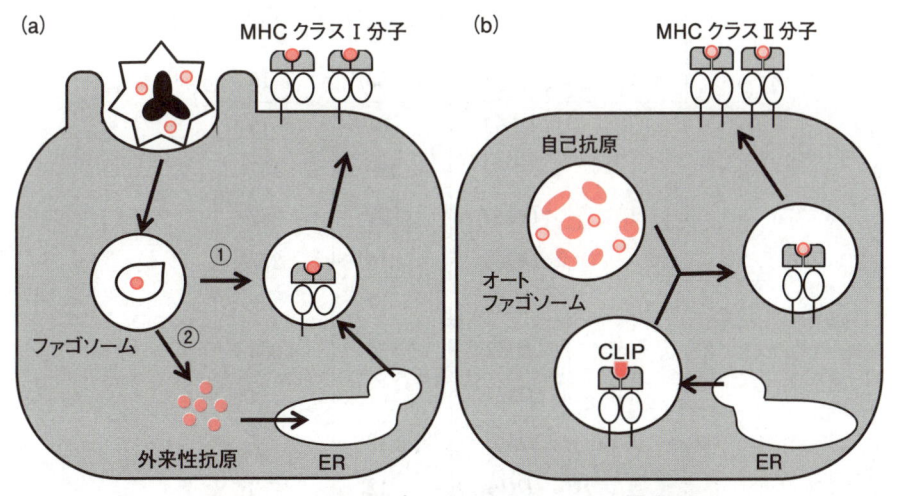

図 9-11　クロスプレゼンテーションの模式図
(a) 外来性抗原の MHC クラス I 分子への抗原提示機構に関して，① 液胞経路と ② 細胞質経路を示した．(b) 内在性抗原の MHC クラス II 分子への抗原提示機構に関して，オートファジーが関与する経路を示した．

質分解系である．栄養飢餓などで細胞内で誘導されたオートファゴソームは，自己タンパク質を取り込み，リソソームと融合すると取り込まれた自己タンパク質が分解される．発生したペプチドの一部は，結果的にMHCクラスⅡ分子上の結合し，細胞表面へ表出する．ある種のウイルス感染において，ウイルス抗原特異的CD4$^+$T細胞の誘導に，この抗原提示経路が使われていることが報告されている．

9-5　MHCの遺伝的多様性とその意義

図9-11にヒトおよびマウスのMHC遺伝子座における遺伝子配置を示した．ヒトMHCであるHLA遺伝子座において，MHCクラスⅠ遺伝子群（*HLA-A, HLA-B, HLA-C*）とMHCクラスⅡ遺伝子群（*HLA-DP, HLA-DQ, HLA-DR*）は離れて存在するが，その間のクラスⅢ領域には，

表9-4　ヒトMHC（HLA）クラスⅠおよびクラスⅡ分子の多型

クラス	遺伝子座	対立遺伝子の数 遺伝子レベル	対立遺伝子の数 タンパク質レベル
Ⅰ	*A*	2,365	1,695
	B	3,004	2,277
	C	1,848	1,321
Ⅰb	*E*	13	5
	F	22	4
	G	50	16
Ⅱ	*DPA1*	37	19
	DPB1	190	147
	DQA1	51	32
	DQB1	416	277
	DRA	7	2
	DRB	1,456	1,005
Ⅱb	*DMA*	7	4
	DMB	13	7
	DOA	12	3
	DOB	13	5

（データは，http://www.ebi.ac.uk/imgt/hla/より引用；2013年8月時点）

補体やサイトカインのTNFの遺伝子が配置されている．クラスII領域には，MHCクラスII遺伝子群が配置されているだけでなく，TAPトランスポーター（TAP-1, TAP-2），プロテアソームのサブユニットをコードするLMP遺伝子，HLA-DMのα鎖・β鎖遺伝子，タパシン遺伝子など多くの抗原提示に関連した分子の遺伝子が配置されていることも特徴の1つである．マウスのMHC（H-2）遺伝子座においてもヒトと同様な遺伝子配置をしているが，クラスIである*H-2K*だけが転座しているように離れて位置しているのが特徴である．

MHC遺伝子は多重遺伝子であり，かつ多型性に富むのが特徴である．表9-4に各MHC遺伝子座における対立遺伝子の数を遺伝子数とタンパク質数で示している．いわゆるMHCクラスIにおいてはその多型性の高さが一目瞭然である．MHCクラスIIにおいては，各β鎖の多型性が高いのに対して，α鎖の多型性が比較的乏しいが，α鎖とβ鎖がヘテロ二量体を形成することから総じて多型性は高いといえる．このような多型性の高いMHCクラスI・IIは，古典的MHCクラスI・IIまたはMHCクラスIa・IIaと呼ぶのに対して，表9-4に示す多型性が著しく乏しいMHCは，非古典的MHCクラスI・IIまたはMHCクラスIb（*HLA-E, HLA-F, HLA-G*）・IIb（*HLA-DO, HLA-DM*）と呼ばれる．通常，MHCという場合は，古典的MHCのみを指している．MHCクラスIb分子には，NK細胞の活性化受容体/抑制性受容体やγδ型T細胞のγδ-TCRによって認識されるリガンドが多く，MHCクラスIIb分子はMHC分子のような抗原提示分子ではないが，抗原提示に関連する機能をもっている．

ヒトおよびマウスのMHC分子において多数の対立遺伝子が発生しているが，コードされているMHC分子間での比較では，遺伝的多型により生じたアミノ酸の置換は1〜50個ほどで，ペプチドとの結合に関わる部分に集中している．つまり，クラスI分子ではα1およびα2ドメインが，クラスII分子ではα1およびβ1ドメインにおいて多くの変異が導入されている．ペプチド結合溝の底部や側面のアミノ酸の置換は，結合するペプチドの種類に大きく影響する（図

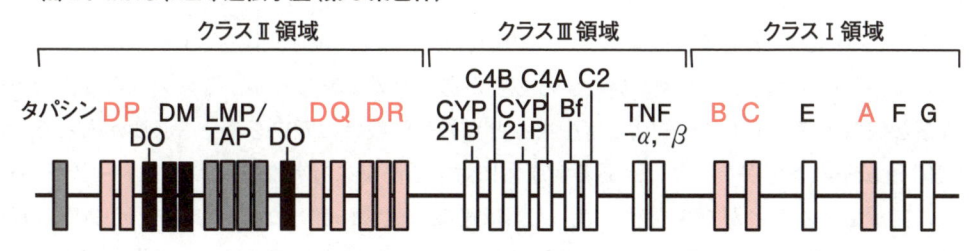

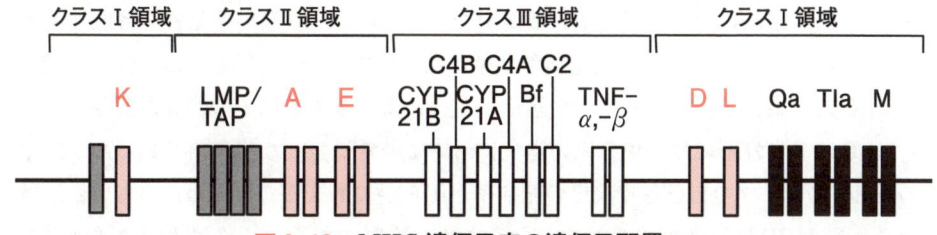

図9-12 MHC遺伝子座の遺伝子配置

（a）ヒトMHC（HLA）遺伝子座の遺伝子配置，（b）マウスMHC（H-2）遺伝子座の遺伝子配置

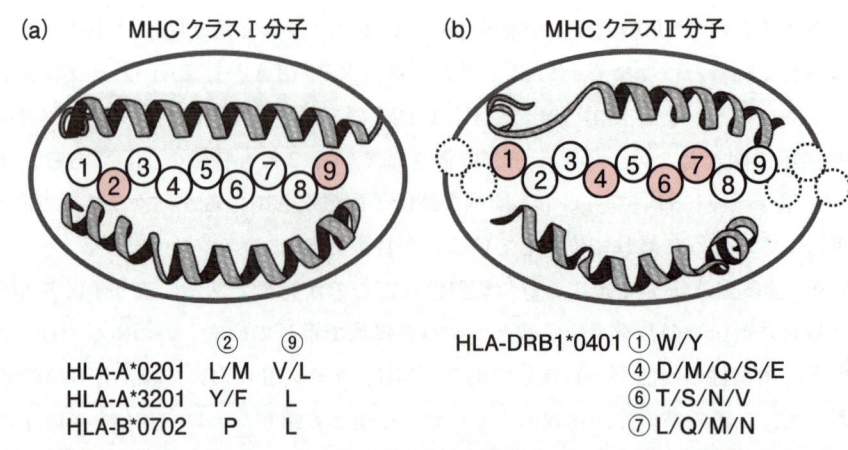

	②	⑨
HLA-A*0201	L/M	V/L
HLA-A*3201	Y/F	L
HLA-B*0702	P	L

HLA-DRB1*0401
① W/Y
④ D/M/Q/S/E
⑥ T/S/N/V
⑦ L/Q/M/N

図9-13　MHCクラスIおよびクラスII分子におけるペプチド結合モチーフ
(a) MHCクラスI，(b) MHCクラスII分子の立体構造のリボン図．赤で記した位置がアンカー残基であることを示す．アンカー残基の位置やアミノ酸の種類は，MHC分子のクラスやアロタイプ（対立遺伝子座）によって異なる．

9-12)．MHC分子には通常9個のアミノ酸残基が収容されるポケットがあり，MHC分子の種類によって，ある特定の部位に類似したあるいは決まったアミノ酸が位置するようになっている．そのアミノ酸残基を**アンカー残基** anchor residue と呼び，ある特定のMHC分子に結合するためのアンカー残基の組合せを**ペプチド結合モチーフ** peptide-binding motif という．図9-13に示すように，MHCクラスI分子では，2番目と9番目がほぼ共通してアンカー残基となっているが，HLA-Aの異なるアイソフォーム間やHLA-AとHLA-B間でペプチド結合モチーフに違いがみられる．一方，MHCクラスII分子では，決まった位置がアンカー残基になっておらず散在する傾向が強い．アンカー残基は，ペプチド結合溝の底に埋没しており，T細胞抗原受容体と直接接触することはないが，他の位置のアミノ酸は多様性に富み，T細胞抗原受容体と直接接触することができる．

このようにMHCの多型は，抗原ペプチドの結合やT細胞への提示に大きく影響を及ぼすことがわかるが，なぜMHCの多型が発生する必要があったのであろうか．その大きな理由の1つに，人類と病原体（ウイルス，細菌，寄生虫など）の長い戦いの歴史を考える必要があろう．もし，MHC遺伝子の多型がなければ，ある病原体に対する防御に有効な抗原のエピトープがMHC分子上に提示させることができなければ，人類は絶滅の危機に瀕したことであろう．MHC遺伝子の多型があれば，提示できるペプチドの種類が増え，防御に有効なペプチドを提示できる可能性が高まる．すなわち，人類は，病原体との長い戦いの繰り返した結果，MHC遺伝子内で有効な変異が蓄積し，MHCの対立遺伝子の数が増加し，今のような高い多型性を形成するようになったと考えられる．どのようにして遺伝的多型が生み出されたかに関しては，推測の域を越えないが，MHC対立遺伝子間での組換えや遺伝子変換による多重遺伝子の形成が関与したと考えられる．MHCの多型性形成は，免疫系の進化において非常に重要な出来事であったが，その反面，特定のMIICのタイプで自己免疫疾患の発症率が明らかに高まることもわかっている．はじめに述べたようにMHCは移植拒絶の対象となる主要な抗原であるが，移植免疫の詳細については18章を参照いただきたい．

10 サイトカイン

10-1 サイトカインとは

　サイトカインは免疫反応をはじめとして炎症，造血，神経，がん，代謝など様々な反応を制御している可溶性タンパク質で，極めて微量で機能を発揮する．これまでに，数十種類のサイトカインが発見されているが，産生細胞は免疫細胞のみならず，線維芽細胞や上皮細胞などさまざまである．産生されたサイトカインは標的細胞表面の特異的受容体に結合して細胞内にシグナルを伝達することにより生理作用を発揮する．これまでに，*in vitro* の解析やサイトカインおよびその受容体遺伝子欠損マウスの解析により，サイトカインが細胞の増殖，分化，生存，死など種々の反応を惹起し，生体内で重要な役割を果たしていることが明らかとなっている．多くのサイトカインはその作用は1つではなく標的細胞の種類や状態により複数の機能を示すことが多い．また，ある種の生理活性が複数のサイトカインで認められることもある．

　サイトカインの特徴をまとめると以下のようになる．
- ごく微量（pg 〜 ng/mL）で作用する．
- 標的細胞膜上の特異的受容体に結合して作用を発揮する．
- 作用は全身に及ぶこともあるが，産生細胞の局所で作用することが多い．
- 1種類のサイトカインが複数の機能をもつことが多い（機能の多様性）．
- 複数の異なるサイトカインが同じ働きをすることがある（機能の重複性）．

　サイトカインはインターロイキン interleukin（IL と略），インターフェロン interferon（IFN と略），TNF（tumor necrosis factor）ファミリー，ケモカイン chemokine，細胞増殖因子，造血因子に大別される．
- インターロイキン：主にリンパ球から産生され，免疫反応を調節する．
- インターフェロン：免疫反応の調節ならびに抗ウイルス作用を有する．
- TNF ファミリー：免疫反応の調節や細胞死に関わる．

・ケモカイン：白血球の遊走に関与する．
・細胞増殖因子：特定の細胞に作用して増殖を促進する．
・造血因子：血球細胞の分化・増殖に関与する．

10-2 主なサイトカインとその機能

A　IL-1

　IL-1にはIL-1αとIL-1βがあり，前駆体として存在し，それぞれカルパインとcaspase 1 (ICE：IL-1β converting enzyme) により前駆体から活性型になる．IL-1αとIL-1βは共に受容体であるtype I IL-1R (receptorをRと略称する) に結合する．Type II受容体は細胞内にシグナルを伝えず，decoy (おとり) 受容体としてIL-1Rのシグナルを抑制してIL-1の作用を阻害する．IL-1RのシグナルはMyD88，IRAK，TRAF6などのアダプター分子が動員され，転写因子NF-κBが活性化されると同時にAP-1が活性化される．IL-1Ra (IL-1R antagonist) は炎症により産生されるIL-1と相同性のあるタンパク質で，IL-1Rに結合するがシグナルを伝える活性を示さないため，内因性阻害物質として働いている．

　IL-1はいろいろな機能を有する炎症性サイトカインで，単球やマクロファージからの炎症性サイトカイン産生やPGE_2産生を誘導する．また，血管内皮細胞を活性化して細胞接着分子の発現を亢進してリンパ球や好中球の接着を促進して炎症反応を促進する．全身的には発熱や急性期タンパク質の産生を誘導する．T細胞やB細胞の増殖・活性化作用，樹状細胞の抗原提示機能亢進作用などを有する．

B　IL-2

　IL-2はT細胞増殖因子として中心的な役割を果たす．主に抗原刺激などにより活性化されたCD4$^+$T細胞から産生されるが，ナイーブCD8$^+$T細胞や胸腺細胞，樹状細胞などからも産生される．また，活性化CD4$^+$T細胞にはIL-2受容体が発現するため，オートクライン的 (因子が産生細胞自身に作用すること) に増殖する．IL-2の受容体はα鎖，β鎖，γ鎖からなり，高親和性のαβγ鎖に結合することにより細胞内にシグナルが伝わり，CD8$^+$T細胞の増殖や細胞傷害性T細胞 (CTL) への分化，B細胞の増殖ならびに活性化，マクロファージの活性化，NK細胞の活性化を引き起こす．また，制御性T細胞 (Treg) の分化・増殖・生存・活性化に重要である．

C　IL-3

　IL-3は造血因子として多能性幹細胞や各分化が決定した血液前駆細胞に作用して，単球系細胞，好中球，好酸球，好塩基球，マスト細胞への分化・増殖を促進する．また，マスト細胞の増殖・活性化作用や好中球刺激作用をもつ．IL-3受容体は特異的α鎖とIL-3, IL-5, GM-CSFに共通のβ鎖 (βc) からなる．

D IL-4

IL-4 は T 細胞，NKT 細胞，好塩基球，マスト細胞から産生される．IL-4 は B 細胞を活性化して MHC クラス II および CD80 や CD86 の発現を増強し，抗 IgM 抗体や抗 CD40 抗体刺激による増殖を促進する．またナイーブ T 細胞に作用して転写因子 GATA-3 の発現を通じて T_H2 ヘルパー T 細胞に分化誘導する．さらに，IgM から IgG1（マウス）および IgE へのイムノグロブリンのクラススイッチを誘導する．IL-4 受容体は特異的な α 鎖（IL-4α）と共通 γ 鎖（γc）からなる．

E IL-5

IL-5 は主に T_H2 細胞から産生されるが，好酸球や活性化されたマスト細胞からも産生される．IL-5 は骨髄中の好酸球前駆細胞に作用して好酸球の分化・増殖を引き起こす．B 細胞の分化・増殖を誘導し，成熟した B 細胞に作用して IgA 産生を誘導する．また，マウスでは自然抗体産生 B 細胞として腹腔内に存在する B-1 細胞の増殖を誘導する．

F IL-6

IL-6 は主にマクロファージや T 細胞，B 細胞から産生されるが，線維芽細胞，血管内皮細胞，ケラチノサイトなどからも産生される．IL-6 は B 細胞分化に作用して，形質細胞の増殖と抗体産生を誘導する．また，T 細胞の分化や活性化にも関与し，ナイーブ T 細胞に作用して転写因子 ROR-γT の発現を通じて T_H17 ヘルパー T 細胞に分化誘導する．そのほか，血液細胞の分化過程においては血球系幹細胞の増殖に関与し，また骨代謝においては破骨細胞分化に関与する．IL-6 受容体は IL-6 受容体 α 鎖（IL-6Rα）とシグナル伝達能のある gp130 からなる．

G IL-7

IL-7 は骨髄ストローマ細胞（支持細胞）や胸腺上皮細胞，ケラチノサイト，小腸上皮細胞，樹状細胞から産生される．T 細胞と B 細胞の分化因子であり，骨髄では B 細胞の分化を促進し，胸腺では T 細胞前駆細胞の分化ならびに未熟 T 細胞の増殖を促進する．末梢の T 細胞は IL-7 により増殖・活性化されてサイトカイン産生増加が見られる．また，ナイーブ T 細胞および記憶 T 細胞の増殖・生存を促進と維持（homeostatic proliferation）に関与する．IL-7 受容体は IL-7 受容体 α 鎖（IL-7Rα）と共通 γ 鎖（γc）からなる．

H IL-10

IL-10 は主に T_H2 ヘルパー T 細胞，マクロファージ，B 細胞，樹状細胞から，とくに制御性 T 細胞や CD5$^+$B 細胞（B-1 細胞）から産生される．IL-10 は T_H1 ヘルパー T 細胞や NK 細胞からのサイトカイン産生を抑制する．また，マクロファージなどの抗原提示細胞の MHC クラス II や CD80，CD86 の発現抑制，NO 産生抑制などを示す．一方，B 細胞に対しては増殖，MHC クラス II 発現，抗体産生を促進する．

I IL-12

IL-12 はマクロファージや樹状細胞から産生され，T_H1 ヘルパー T 細胞の分化を誘導する．IL-18 との共存下で NK 細胞や T 細胞から IFN-γ 産生を増強する．また，NK 細胞や T 細胞の活性化作用や細胞障害性 T 細胞の誘導作用を有する．

J IL-13

IL-13 は T_H2 細胞から産生されるが，そのほか NKT 細胞，好塩基球やマスト細胞からも産生される．機能は IL-4 に類似しており，B 細胞を活性化して MHC クラス II や共刺激分子の発現を増強し，抗 IgM 抗体や抗 CD40 抗体刺激による増殖の促進，IgE のクラススイッチの促進作用を有する．

K IL-15

IL-15 はマクロファージや上皮細胞から産生される T 細胞の増殖促進因子である．NK 細胞の分化に必須であり，NK 細胞は IL-15 の作用により増殖して細胞傷害活性が増強される．また，記憶 $CD8^+T$ 細胞の形成および維持に必要である．

L IL-17

IL-17 は主に活性化された記憶 $CD4^+T$ 細胞から産生される炎症性サイトカインで，マクロファージから IL-1β や TNF-α を，線維芽細胞や表皮細胞から IL-6 や IL-8 を産生誘導する．また，細胞接着分子の発現などを誘導して炎症反応を促進する．

M IFN-α/β

抗ウイルス作用を示す代表的なサイトカインである IFN-α/β はウイルス感染や poly（I：C）などにより産生が誘導され，抗ウイルス作用のほかに細胞増殖抑制効果，抗腫瘍効果，NK 細胞の活性増強，MHC クラス I の発現を上昇させて CTL による細胞障害に対する感受性を亢進させる作用を有する．

表 10-1 主なサイトカイン

インターロイキン

サイトカイン名	主な産生細胞	機能
IL-1	単球・マクロファージ 樹状細胞 NK 細胞 好中球 内皮細胞	・T 細胞の活性化 ・マクロファージの活性化 ・内皮細胞の活性化 ・発熱 ・炎症反応誘導
IL-2	T 細胞	・T 細胞の増殖 ・B 細胞増殖 ・NK 細胞増殖・活性化
IL-3	T 細胞	・造血系前駆細胞の増殖・分化
IL-4	T 細胞	・T$_H$2 細胞の増殖促進 ・B 細胞活性化・増殖, ・IgE クラススイッチ
IL-5	T 細胞	・好酸球分化・増殖・活性化 ・B 細胞増殖
IL-6	マクロファージ 内皮細胞 T 細胞	・炎症反応誘導 ・B 細胞分化・増殖・活性化 ・形質細胞増殖
IL-7	骨髄ストローマ細胞 線維芽細胞	・B 細胞前駆細胞の増殖促進 ・T 細胞前駆細胞の増殖促進
IL-10	T 細胞 マクロファージ B 細胞	・マクロファージの活性化抑制 ・T$_H$1 細胞の IFN-γ 産生抑制
IL-12	マクロファージ 樹状細胞	・IFN-γ 産生誘導 ・NK 細胞の活性化 ・T$_H$1 細胞への誘導
IL-13	T 細胞 NK-T 細胞 マスト細胞	・細胞接着分子の発現誘導 ・炎症性サイトカインの産生抑制 ・IgE 産生増強
IL-15	マクロファージ	・NK 細胞の増殖・活性化 ・T 細胞の活性化 ・記憶 T 細胞の形成・維持
IL-17	T 細胞	・炎症性サイトカインの発現誘導 ・T 細胞の増殖 ・樹状細胞の成熟 ・好中球の遊走
IL-18	マクロファージ 樹状細胞	・NK 細胞の活性化 ・T$_H$1 細胞, NK 細胞からの IFN-γ 産生誘導
IL-21	T 細胞	・T$_H$17 細胞の誘導 ・IgE 産生抑制
IL-23	マクロファージ 樹状細胞 記憶 T 細胞	・T$_H$17 細胞の増殖 ・記憶 T$_H$1 細胞の維持 ・IFN-γ 産生増強

表 10-1 つづき

インターフェロン

サイトカイン名	産生細胞	機 能
IFN-α/β	(α) マクロファージ, 樹状細胞 (β) 線維芽細胞, 上皮細胞	・抗ウイルス作用 ・細胞増殖抑制作用 ・マクロファージ・NK細胞の活性化 ・MHC分子の発現亢進
IFN-γ	T細胞 NK細胞 樹状細胞	・抗ウイルス作用 ・細胞増殖抑制作用 ・マクロファージ・NK細胞の活性化 ・MHCクラスI・IIの発現増強 ・IgEの産生抑制

TNFファミリー

サイトカイン名	産生細胞	機 能
TNF-α	T細胞 マクロファージ 肥満細胞	・腫瘍細胞傷害 ・炎症性サイトカインの発現誘導 ・細胞接着分子の発現誘導 ・T細胞の活性化 ・B細胞の活性化 ・胚中心の形成 ・発熱
TNF-β (LTα)	T細胞 B細胞 NK細胞	・腫瘍細胞傷害 ・リンパ節・パイエル板・胚中心の形成 ・アポトーシス誘導 ・好中球の活性化

細胞増殖因子・造血因子

サイトカイン名	産生細胞	機 能
TGF-β	T細胞 マクロファージ	・T細胞の増殖抑制 ・上皮細胞・内皮細胞の増殖抑制 ・線維芽細胞の増殖・遊走促進 ・IgAクラススイッチ
M-CSF	マクロファージ 内皮細胞 線維芽細胞	・単球・マクロファージの分化・増殖
G-CSF	マクロファージ 内皮細胞 骨髄間質細胞	・顆粒球の分化・増殖
GM-CSF	T細胞 線維芽細胞 骨髄間質細胞	・単球・マクロファージの分化・増殖 ・顆粒球（好中球, 好酸球, 好塩基球）の分化・増殖
EPO	腎臓	・赤血球前駆細胞の分化・増殖
TPO	肝臓	・巨核球細胞の分化・増殖

10-2-1 ● 免疫応答に関与するサイトカイン

1) 自然免疫に関与するサイトカイン

細菌やウイルスなどの病原体が体内に侵入するとマクロファージや樹状細胞などの TLR を介して認識されて，IFN-α/β，TNFα，IL-1，IL-6，IL-12 などのサイトカインが産生される．

2) 獲得免疫に関与するサイトカイン

抗原提示細胞から抗原刺激を受けたナイーブヘルパー T（T$_H$0）細胞は IL-2 を産生し，自己の受容体に結合して増殖するとともに，特定のサイトカインの作用により性質の異なる細胞に分化する．そして，それらのヘルパー T 細胞はそれぞれ産生するサイトカインの種類により T$_H$1 細胞，T$_H$2 細胞，T$_H$17 細胞に分類される（図 10-1）．

ウイルスや細菌などに感染すると，マクロファージから IL-10 や IL-12 が産生され，Il-12 の刺激を受けたナイーブ T 細胞（T$_H$0 細胞）は T$_H$1 細胞に分化し，主に IL-2 や IFN-γ を産生して，細胞性免疫を誘導する．一方，IL-10 は T$_H$1 細胞への分化を抑制する．T$_H$1 細胞の分化に関わるサイトカインである IL-12 の受容体下流ではシグナル伝達分子である STAT4 と転写因子の T-bet が活性化される．

寄生虫などに感染すると NKT 細胞から IL-4 が産生され，IL-4 により T$_H$0 細胞は T$_H$2 細胞へ分化して，IL-4，IL-5，IL-6，IL-10，IL-13 などを産生する．そして，T$_H$2 細胞は抗体産生を介して液性免疫を誘導する．T$_H$2 細胞分化に関わる IL-4 の受容体下流ではシグナル伝達分子

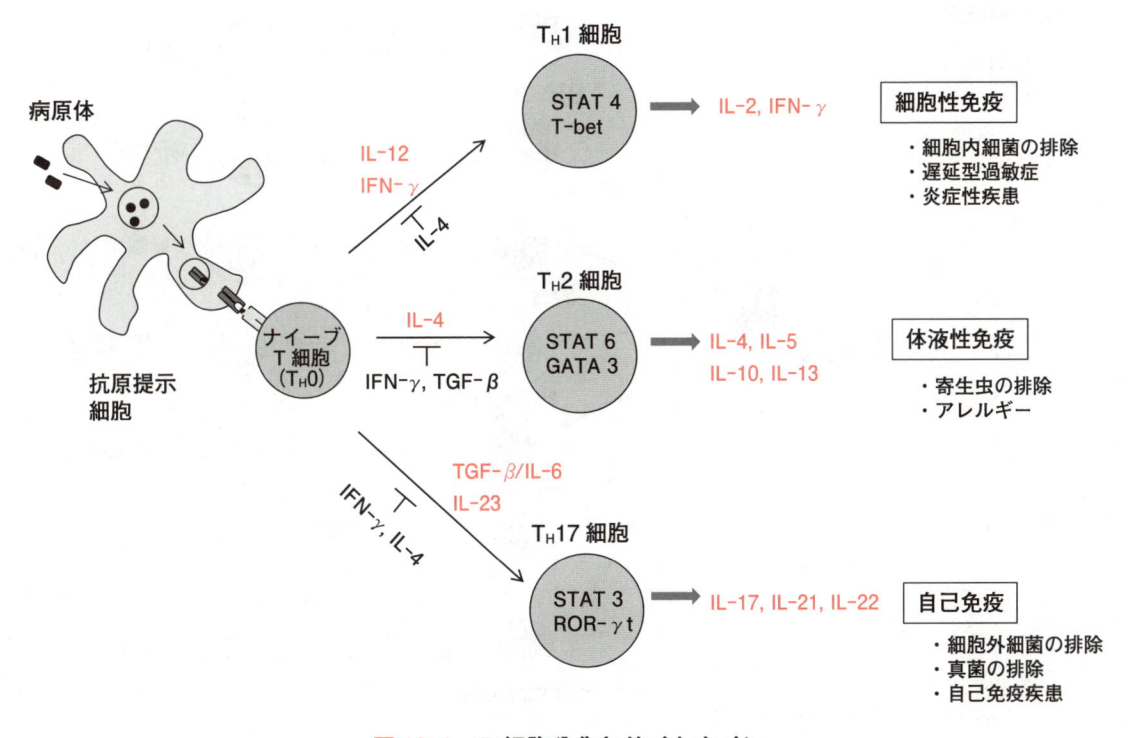

図 10-1　T 細胞分化とサイトカイン

STAT6 と転写因子である GATA3 が活性化される.

　T$_H$17 細胞は IL-6 と TGFβ により初期分化が誘導され，発現した IL-23 受容体に IL-23 が結合することにより分化した T$_H$17 細胞は増殖・維持され，IL-17 や IL-21，IL-22 などを産生する．T$_H$17 細胞は好中球を動員する炎症を誘導して防御免疫で働く一方，関節リウマチや多発性硬化症，潰瘍性大腸炎などの自己免疫疾患や様々な乾癬などの炎症性疾患に関与すると考えられている．T$_H$17 細胞分化に関わる IL-23 の受容体下流ではシグナル伝達分子 STAT3 と転写因子の ROR-γT が活性化される.

10-2-2 ● 血液細胞の分化とサイトカイン

　骨髄の多能性幹細胞は種々のサイトカインの刺激を受けることにより，増殖・分化して各系列の血液細胞となる（図 10-2）．多能性幹細胞は，前駆細胞増殖因子 stem cell factor（SCF）や IL-3 により増殖し，はじめにリンパ系幹細胞と骨髄系前駆細胞に分化する．リンパ系前駆細胞

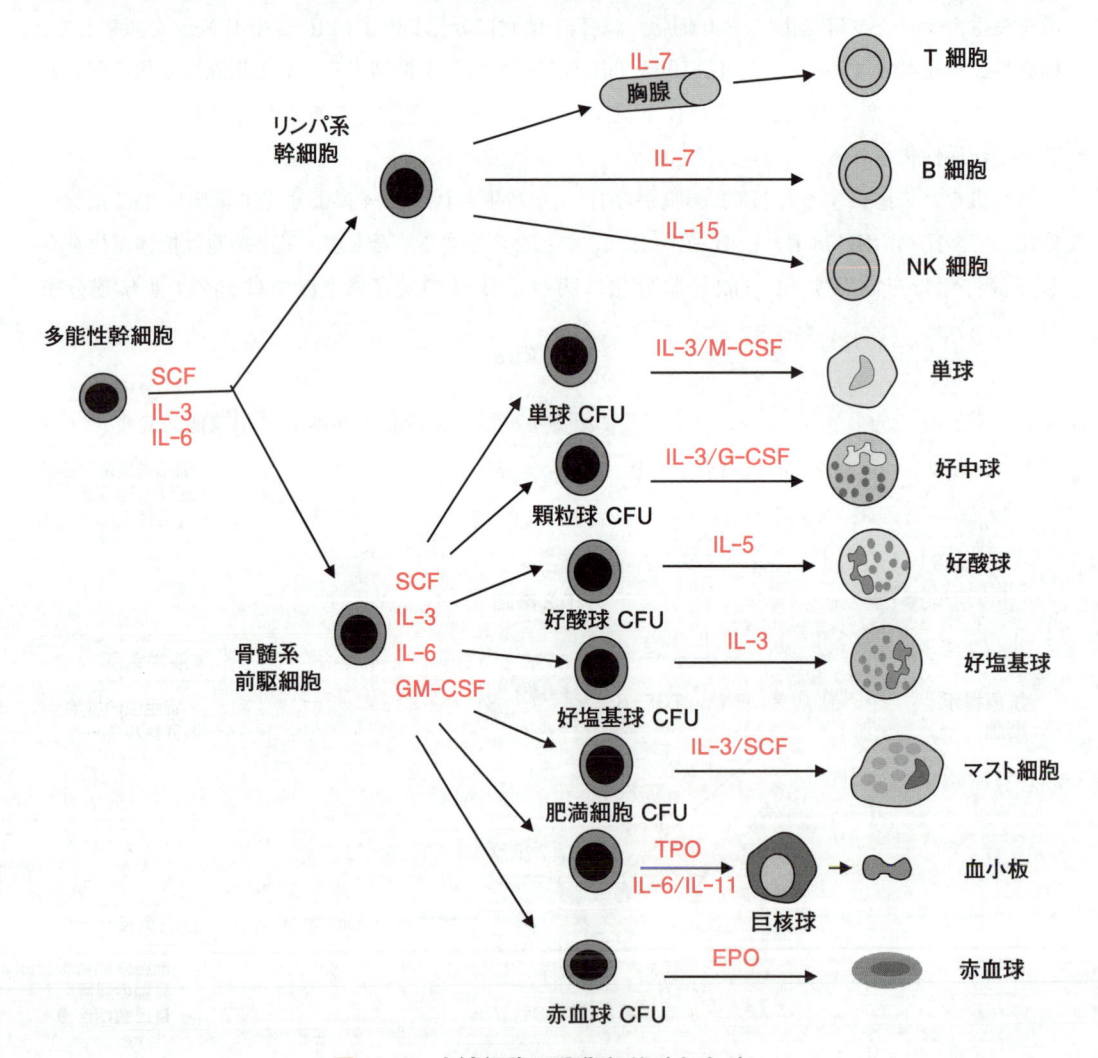

図 10-2　血液細胞の分化とサイトカイン

はIL-7あるいはIL-7と胸腺因子の作用により増殖し，T細胞やB細胞に分化する．

また，IL-15の作用によりナチュラルキラー細胞（NK細胞）に分化する．一方，骨髄系前駆細胞はSCF, IL-3, IL-6, GM-CSFなどの作用を受けて未熟な血球系細胞CFU（colony forming unit）に分化し，さらにIL-3, GM-CSF, G-CSF, エリスロポエチン（EPO），トロンボポエチン（TPO）などの特異的なサイトカインの作用によりそれぞれの血球系細胞に分化する．IL-3はきわめて多能的で，ほとんどすべての血球系細胞の分化・増殖に関与する．

10-2-3 ● 細胞死に関与するサイトカイン

TNFスーパーファミリーに属するTNFαとTNFβ（(LTα)）はTNFR1に，また，Fasリガンド（CD178）はFas（CD95）の各受容体に結合して細胞死（アポトーシス）をもたらす．それぞれの受容体は細胞内にdeath domain（DD）を有し，受容体にリガンドが結合することによりタンパク質分解酵素である数種類のcaspaseが段階的に活性化されてアポトーシスが誘導される．細胞死はリンパ球の除去や免疫反応の終息に重要であり，アポトーシスを起こした細胞は食細胞により処理される．

10-3　サイトカイン受容体とシグナル伝達

サイトカイン受容体は単一な膜貫通領域を有し，細胞外領域にサイトカイン結合部位を有し，細胞外のアミノ末端側の構造の違いにより幾つかのファミリーに分けられている（表10-2）．サイトカインは標的細胞が有する特異的受容体に結合して細胞内にシグナルが伝達されることにより機能が発現する（図10-3）．サイトカインが受容体に結合すると細胞内でキナーゼの活性化が

表10-2　サイトカイン受容体ファミリー

サイトカイン受容体ファミリー	主なサイトカイン受容体	細胞内シグナル系
I型サイトカイン受容体	IL-2R, IL-3R, IL-4R, IL-5R, IL-6R, IL-7R, IL-9R, IL-11R, IL-12R, IL-13R, IL-15R, IL-21R, IL-23R, IL-27R, GM-CSFR, G-CSFR, EPOR, LIFR	JAK-STAT系
II型サイトカイン受容体	IL-10R, IFN-α, β, γR	JAK-STAT系
TNF受容体	TNFαR, TNFβR, Fas, RANKCD40, BAFFR, OX40	NF-κB, カスパーゼの活性化
TGF-β受容体	TGF-βR, BMPR	セリン/スレオニンキナーゼ, Smad
チロシンキナーゼ型受容体	M-CSFR, EGFR, PDGFR, FGFR	チロシンキナーゼ
IL-1受容体	IL-1R, IL-18R, IL-33R	NF-κB活性化

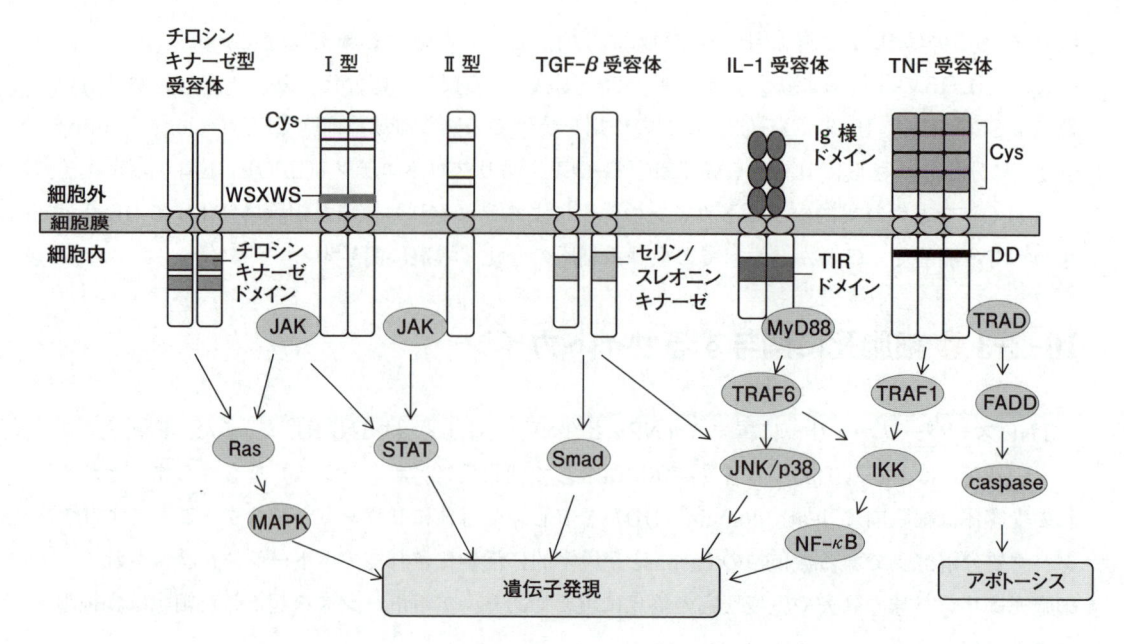

図 10-3 サイトカイン受容体ファミリーの構造とシグナル伝達

次々と段階的に起こり，様々なシグナル分子のリン酸化反応が繰り返されることによりシグナルが伝達・増幅されていく．また，リン酸化反応は，脱リン酸化酵素により抑制的な制御などを受け，最終的に種々の遺伝子の転写制御が行われ，機能発現へとつながる．

A　I 型サイトカイン受容体

I 型サイトカイン受容体は，細胞外領域に一定間隔で並んだ 4 個のシステイン残基（Cys）と膜近傍に Trp-Ser-X-Trp-Ser のアミノ酸配列をもつ WSXWS モチーフをもつことが特徴である．

I 型サイトカイン受容体はスーパーファミリーを形成し，多くは複数のサブユニット（ホモ二量体，ヘテロ二量体，ヘテロ三量体）から構成され，幾つかのサイトカインが同じサブユニットを共有している．サブユニット構造により 4 つのサブグループ（① γc 鎖を共有鎖とするサイトカイン，② βc 鎖を共有鎖とするサイトカイン，③ gp130 鎖を共有鎖とするサイトカイン，④ IL-12 サブファミリー）に分類される．IL-2R，IL-4R，IL-7R，IL-9R，IL-15R，IL-21R はいずれもそれぞれの受容体と共有 γ 鎖 common γ chain（γc）とで二量体を形成し，さらに，IL-2 と IL-15 の受容体は IL-2 受容体 β 鎖を加えた三量体からなる（図 10-4）．また，IL-3，IL-5，GM-CSF の受容体はそれぞれの受容体と共有 β 鎖 common β chain（βc）とで二量体を形成している．そして，IL-6，IL-11，OSM（oncostatin M），LIF（leukemia inhibitory factor）の各受容体は gp130 を共有している．IL-12，IL-23，IL-27 はサブファミリーを形成し，IL-12 と IL-23 の受容体は IL-12Rβ1 を共有している．このように，共通したシグナル伝達サブユニットをもつサイトカイン受容体においては，類似のシグナルが伝達されることになり，サイトカイン機能の重複性が生じる理由の 1 つとなる．

I 型，II 型サイトカイン受容体ファミリーのシグナル伝達は，細胞内領域に JAK ファミリー

① γc鎖を共有鎖とする受容体

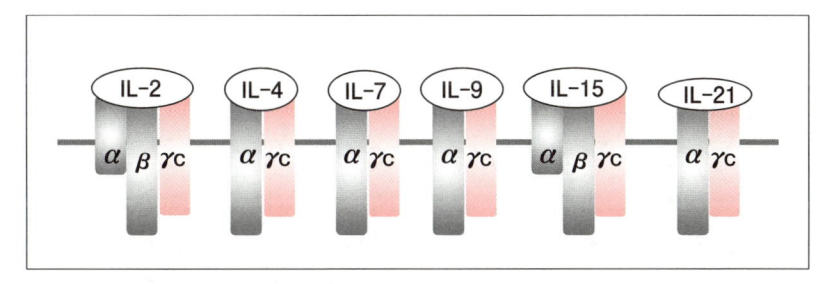

② βc鎖を共有鎖とする受容体

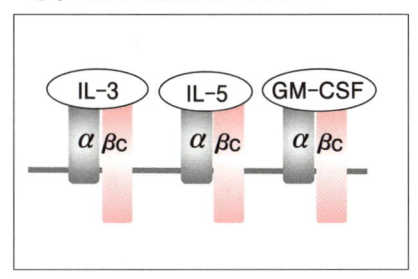

③ βc鎖を共有鎖とする受容体

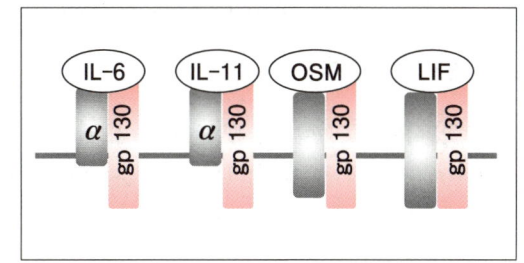

④ IL-12受容体サブファミリー

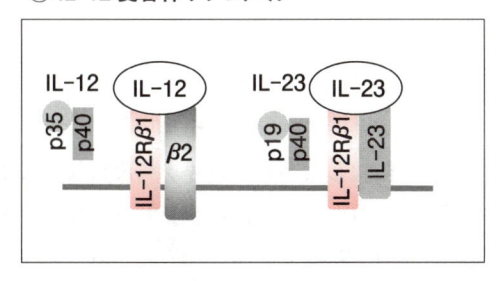

図10-4　Ⅰ型サイトカイン受容体の共通サブユニット

チロシンキナーゼが会合することにより行われる．サイトカインが受容体に結合することにより，JAK同士が近接して互いにチロシンリン酸化を起こして活性化する．活性化したJAKは受容体のチロシン残基をリン酸化し，すると，細胞内に存在する転写因子STATがリン酸化されたチロシン残基に結合し，JAKはこのSTATをリン酸化する．活性化されたSTATは二量体を形成して核内に移行し，*c-fos*, *jun*, *myc* などをはじめとした標的遺伝子の発現を誘導する．JAK, STATは複数存在し，サイトカインによって用いられるものが異なる．

B　Ⅱ型サイトカイン受容体

Ⅱ型サイトカイン受容体は，Ⅰ型受容体と同じようにシステイン残基を含むアミノ酸配列をもっているが，WSXWSモチーフはない．Ⅱ型サイトカイン受容体にはインターフェロン（IFN）受容体ファミリーとIL-10受容体ファミリーが含まれる．

C　TNF型受容体

TNF受容体ファミリーに属する分子はⅠ型膜タンパク質構造（N末端がシグナルペプチドを

有する細胞外領域，C末端が細胞内領域）を有し，細胞外領域にシステインに富んだ構造を1ないし数個もっている．この受容体は弱い三量体構造をとっているが，ホモ三量体の形で存在するリガンド分子の結合により強く架橋され，活性化が惹起される．また，幾つかの受容体は細胞内領域に death domain（DD）をもつ．

　TNF受容体ファミリーのほとんどがTRAF1～5の結合部位を有しており，その下流でNF-κBやJNKの活性化を誘導する．また，一部のTNF受容体はTRAF6を活性化する．TNFR1およびFasなどTNF型受容体の一部が有する細胞内のDDは細胞死シグナル伝達に関与する分子群の会合部位であり，細胞死シグナルを伝達するのに必須の領域である．そして，DDに会合するTRADD，FADDならびにcaspase 8の結合が細胞死の反応に重要である．

D　TGF-β受容体

　TGF-β受容体にはⅠ型とⅡ型があり，細胞内にセリン／スレオニンキナーゼ領域をもっている．シグナル伝達にはⅠ型とⅡ型の両方が必要であり，リガンドが結合するとⅠ型とⅡ型のヘテロ四量体を形成する．リガンド結合によりⅡ型受容体のセリン／スレオニンキナーゼが活性化され，Ⅰ型受容体がリン酸化されて，シグナル伝達分子であるSmadを介して細胞内にシグナルが伝えられる．

E　チロシンキナーゼ型受容体

　M-CSFやEGF，PDGF，FGFの受容体はリガンドの結合により二量体を形成し，受容体自身の細胞内領域にあるチロシンキナーゼを活性化する．活性化したチロシンキナーゼによってチロシン残基がリン酸化を受け，それに伴い細胞内のタンパク質が次々と活性化される．シグナル伝達系として，MAPキナーゼ経路やPI3キナーゼ経路，JAK/STAT経路が活性化され，細胞は分化・増殖する．

F　IL-1受容体

　IL-1，IL-18，IL-33などの受容体は，細胞外領域に免疫グロブリン様ドメインを有し，細胞内領域はTLR（Toll-like receptor）の細胞内領域と類似し，TIR受容体ファミリー（Toll/IL-1R）と呼ばれる．

　リガンドが受容体に結合すると細胞内領域にMyD88が結合してTRAF6，NF-κBの活性化される経路とJNK/p38が活性化される経路がある．

10-4　炎症とサイトカイン

　炎症とは生体が外的刺激（創傷・感染・抗原物質の侵入）や内的刺激（血管障害・腫瘍・結石）などを受けたときに免疫応答が働き，それによって生体に出現した症候で，発赤・腫脹・発熱・疼痛を「炎症の4徴候」という．炎症の過程においては様々な生理活性物質が生成，遊離さ

れ炎症反応に介在する．炎症は病原体や異物を排除するとともに，損傷部位を修復して再生するための生体防御反応の1つであるが，しかし，炎症反応によっては過度の痛み，腫れ，発熱が起きたり，組織損傷の増幅や組織機能が損なわれる場合もある．炎症の第1期は，刺激を受けた部位から遊離・産生されるヒスタミン，ブラジキニン，プロスタグランジン（PG），ロイコトリエン（LT）などの生理活性物質により血管反応が引き起こされ，血管の拡張と血管透過性の亢進により局所血流の増加や血漿成分の漏出が起こる．次いで，細胞反応が生じ，白血球の炎症局所への遊走・浸潤が生じる．遊走してきた白血球の活性化による病原体の貪食，あるいは起炎物質の分解などにより炎症は終息へと向かう．しかしながら，微生物などの持続感染などにより原因物質が完全に除去されない場合などは組織傷害の増幅や肉芽組織の形成などが生じて炎症が慢性化する場合もある．

　炎症には IL-1, TNF-α, IL-6, IL-8, IL-12, IL-17, IFN-γ など，いろいろなサイトカインが関与している．微生物などの感染によりマクロファージから IL-1 や TNFα が産生され，血管透過性の亢進や細胞接着分子の発現誘導が起こる．また，遊走因子（ケモカイン）の産生が誘導されることにより炎症部位に白血球が集積する．一方，炎症性サイトカインは炎症局所のみならず全身性にも作用することがわかっている．IL-1 や TNF-α は脳の視床下部で PGE_2 を産生させて全身の体温を上昇させる発熱作用がある．また，IL-6 も IL-1 や TNF-α と同じように作用するほか，肝臓に作用して C 反応性タンパク質（CRP）などの急性期タンパク質を産生して全身性の作用を示す．感染後にマクロファージや樹状細胞などから産生される IL-12 と IL-18 は NK 細胞や T 細胞から IFN-γ を産生誘導して，マクロファージの活性や TNF-α の作用増強を引き起こす．また，IL-18 は IFN-γ のみならず GM-CSF, TNF-α, IL-1 などの炎症性サイトカインや IL-8, MIP などのケモカインを誘導する．主に T_H17 細胞から産生される IL-17 は，マクロファージからの IL-1 や TNF-α の産生を誘導する．また，線維芽細胞や内皮細胞に対しては IL-1, IL-6, IL-8 などの炎症性サイトカインの発現誘導，ICAM-1 や VCAM-1 などの細胞接着分子の発現を誘導して炎症応答を促進する．

10-5　ケモカイン

　ケモカイン chemokine はいろいろな細胞を遊走させる機能を有するサイトカインの一群で，他のサイトカインとは異なる構造を有する．分子量 8,000～16,000 のタンパク質で，ヒトとマウスで約 45 種類が同定されている．ケモカインの構造の特徴として，4つの保存されたシステイン残基があり，そのうち N 末端の2個のシステイン残基の配列により，CXC, CC, C, CX3C の4つのサブファミリーに分類される．2個のシステイン残基の間に他のアミノ酸が1個入っているものは CXC ケモカイン，システイン残基が並んでいるものは CC ケモカインと呼ばれ，ケモカインの大部分はこのいずれかのサブファミリーに分類される（表10-3）．また，ケモカインの受容体はすべて7回膜貫通型三量体 G タンパク質共役型受容体（GPCR）で，他のサイトカインとは異なる特徴的な構造を示す．現在までに約 18 種類の受容体が同定されている．ケモカイン

表10-3 主なケモカインその受容体

リガンド	別　名	受容体	走化性を示す細胞
CXC ケモカインファミリー			
CXCL1	Gro, MGSA-α	CXCR2	好中球
CXCL2	Gro, MGSA-β	CXCR2	好中球
CXCL3	Gro, MGSA-γ	CXCR2	好中球
CXCL4	PF-4	未同定	好中球, 好塩基球
CXCL5	ENA-78	CXCR2	好中球
CXCL6	GCP-2	CXCR1, CXCR2	好中球
CXCL7	NAP-2	CXCR2	好中球
CXCL8	IL-8	CXCR1, CXCR2	好中球
CXCL9	Mig	CXCR3	T 細胞, NK 細胞
CXCL10	IP-10	CXCR3	T 細胞, NK 細胞
CXCL11	I-TAC	CXCR3	T 細胞, NK 細胞
CXCL12	SDF-1, PBSF	CXCR4	T 細胞, B 細胞, NK 細胞, 樹状細胞, HSC, 内皮細胞, 線維芽細胞, 神経細胞
CXCL13	BLC, BCA-1	CXCR5	B 細胞
CXCL16		CXCR6	
CC ケモカインファミリー			
CCL1	I-309	CCR8	単球
CCL2	MCP-1, MCAF	CCR2, CCR11	マクロファージ, T 細胞, 単球, 樹状細胞, NK 細胞
CCL3	MIP-1α	CCR1, CCR5	T 細胞, 樹状細胞, NK 細胞, 単球, 好塩基球
CCL4	MIP-1β	CCR5	T 細胞, 樹状細胞, NK 細胞
CCL5	RANTES	CCR1, CCR3, CCR5	T 細胞, 樹状細胞, NK 細胞
CCL7	MCP-3	CCR1, CCR2, CCR3	T 細胞, 樹状細胞, NK 細胞
CCL8	MCP-2	CCR2, CCR3, CCR11	T 細胞, 樹状細胞, NK 細胞
CCL11	eotaxin	CCR3	T 細胞, 樹状細胞
CCL13	MCP-4	CCR2, CCR3, CCR11	T 細胞, 樹状細胞, NK 細胞
CCL14	HCC-1	CCR1	T 細胞, 単球, 好酸球
CCL15	HCC-2, leukotaxin	CCR1, CCR3	T 細胞
CCL16	HCC-4, LEC	CCR1, CCR2	T 細胞
CCL17	TARC	CCR4	T 細胞, 単球, 樹状細胞
CCL18	PARC, DC-CK1, AMAC-1	未同定	T 細胞, B 細胞, 樹状細胞
CCL19	MIP-3β, ELC	CCR7	T 細胞, B 細胞, 樹状細胞
CCL20	MIP-3α, LARC, exodus	CCR6	樹状細胞
CCL21	SLC, 6Ckine, exodus-2	CCR7	T 細胞, B 細胞, 樹状細胞
CCL22	MDC, STCP-1	CCR4	T 細胞, 樹状細胞
CCL23	MPIF-1	CCR1	T 細胞
CCL24	MPIF-2, eotaxin-2	CCR3	T 細胞, 樹状細胞, 好酸球
CCL25	TECK	CCR9	T 細胞, 単球, 樹状細胞
CCL26	eotaxin-3	CCR3	T 細胞
CCL27	ILC, CTACK, ESkine	CCR10	T 細胞
CCL28	CCL28	CCR10	
C ケモカインファミリー			
XCL1	lymphotactin	XCR1	好中球, T 細胞, B 細胞
XCL2	SCM-1β	XCR1	T 細胞
CX3C ケモカインファミリー			
CX3CL1	fractalkine	CX3CR1	T 細胞, NK 細胞, 単球

の特徴として，複数のリガンドが1つの受容体に結合し作用するリガンド重複性があり，また，1つのリガンドが複数の受容体に作用する受容体の重複性とがある．

ケモカインはマクロファージや血管内皮細胞，線維芽細胞から産生され，感染や炎症部位への細胞遊走，細胞接着を促進する炎症メディエーターとして重要な機能を果たすことが知られている．しかしながら，ケモカインは感染・炎症時のみならず，造血幹細胞や免疫細胞の移動・定着や免疫担当細胞産生やリンパ節形成，心血管形成，神経形成など恒常的に機能していることが明らかにされている．また，後天性免疫不全症候群（エイズ）やがんの転移などにおいても重要な機能を果たしている．

10-5-1 ● 免疫機能におけるケモカインの役割

ケモカインは感染や炎症の場に好中球や単球・マクロファージなどを走化誘導する因子であり，CXCケモカインファミリーに属するものは主に好中球を遊走する．CXCL1, 2, 3, 5, 7, 8(IL-8)の受容体であるCXCR2は炎症局所への好中球の浸潤に必須である．また，CCL2, 7, 8, 13の受容体であるCCR2は細胞内寄生菌の1つであるリステリア菌感染症において，TNF-αを発現する樹状細胞が骨髄から末梢血に移動するのに必須である．

ケモカインは抗原特異的な免疫反応においても重要な役割を果たす．体内に侵入した外来抗原は樹状細胞に取り込まれた後，プロセッシングされてMHCクラスⅡとともにT細胞に提示される．抗原を取り込んだ樹状細胞がT細胞に抗原を提示するためには，二次リンパ組織であるリンパ節や脾臓などに移動することが必要であり，サイトカインCCL19, 21 (SLC) とそれらの受容体であるCCR7が樹状細胞の移動に必須の役割を果たす．また，ケモカインCXCL13 (BLC, BCA-1) とその受容体であるCXCR5により脾臓にB細胞が集積して胚中心が形成される．

ケモカインはヘルパーT細胞の分化においても重要な機能を果たす．IL-2やIFN-γを主に産生して細胞性免疫に関わるT$_H$1細胞がウイルス感染局所に動員されるときにCXCL10が重要である．また，IL-4やIL-5, IL-13などを産生して液性免疫に関わるT$_H$2細胞の分化にはCCL2が，T$_H$2細胞や好酸球の遊走にはCCL11が働いている．

外来抗原が体内に入った際にいち早く対応するために，成熟リンパ球は全身のリンパ管を巡回して監視を行っている．CCR7はリンパ節やパイエル板への成熟T細胞やB細胞のホーミングに関与する．

10-5-2 ● 免疫細胞分化におけるケモカインの役割

胎児期の造血は肝臓で行われ，その後，骨髄に移動して分化するが，多能幹細胞が胎児肝から骨髄へのホーミングや維持にケモカインのCXCL12が必須の役割を果たす．また，骨髄におけるB細胞の分化過程や形質細胞が末梢から骨髄にホーミングする際にもCXCL12が必要であり，CXCL12-CXCR4シグナルは骨髄で産生される免疫細胞の産生に必須である．一方，T細胞は骨髄から胸腺に入り選択を受けて未熟T細胞から成熟T細胞に分化して末梢に移動する．より未

熟なリンパ系幹細胞の胸腺へのホーミングにはCCR7またはCCR9が必要であり，また，胸腺内での選択過程においてCCR7が必要である．

10-5-3 ● 疾患におけるケモカインの役割

1) エイズ

　HIV-1がヘルパーT細胞やマクロファージに感染すると，次第に免疫細胞が減少して最終的に後天性免疫不全症候群であるエイズを発症する．HIV-1にはマクロファージ指向性のものとT細胞指向性のものとがあり，それぞれの細胞に感染する際にケモカインが第二の受容体として必須の役割を果たす．マクロファージ指向性HIVではCCR5が，T細胞指向性HIVではCXCR4が必要である．

2) がん

　がん細胞が原発巣から遠隔臓器に転移する際にケモカインが重要な機能を果たすことが明らかにされている．CXCL12-CXCR4のシグナルは乳がんや肺がん，メラノーマ（悪性黒色腫），前立腺がんなどの転移に，また，慢性リンパ性白血病の組織浸潤に関わっている．

11 リンパ球の分化成熟機構

　造血幹細胞は骨髄（胎児期では肝臓）で作られる未成熟な細胞であり，自己複製能と分化能の両方を有する細胞である．どのような方向へ分化が進むかは，周囲から受けるシグナルの種類や成熟の場所に影響を受ける．本章では，この造血幹細胞が特にT細胞とB細胞に分化する様子について解説する．T細胞もB細胞も共にリンパ球と呼ばれることから，非常に近縁な細胞と考えられてきており，これを古典的な造血モデルという．このモデルでは，幹細胞がまず赤血球-骨髄系共通前駆細胞とリンパ系共通前駆細胞の2系統に分かれる．前者からは血小板，赤血球，単球，顆粒球が生まれ，一方後者からはNK細胞とNKT細胞，そしてT細胞とB細胞が分化することになる．このような古典的造血モデルに対して幹細胞がまず骨髄系-赤血球系共通前駆細胞と骨髄系-リンパ系共通前駆細胞に分化し，後者は骨髄系-T細胞共通前駆細胞と骨髄系-B細胞共通前駆細胞に分かれ，その後両者からそれぞれ骨髄系細胞と，T細胞あるいはB細胞が分化してくるというモデルも提唱されている．この新しいモデルは，胸腺内の細胞分化に関しては良い説明を与えており，血球系細胞分化の全貌も今後のさらなる研究によって明らかにされるであろう．

　発生経路に大きな違いはあるものの，免疫系においてT細胞とB細胞には共通の役割がある．それは，生体にとって有害となる異物を認識し，これを排除するように免疫系を動かすことであり，また細胞傷害性T細胞（CTL）や形質細胞など自身が攻撃用のエフェクターとなる場合もある．このとき，リンパ球が異物を認識する前提としては，「自己」を抗原として認識しないことが必要である．しかしリンパ球の成熟過程において，TCRあるいはBCRはおそらく数百万以上の多様性をもつレパトアを生み出し，その中には必ず自己抗原を認識するものが生まれてくるはずである．ここでいうレパトアとは，個々のリンパ球は単一の抗原特異性をもっているが，リンパ球集団全体として多様な外来抗原に対応できる備えを意味する．したがってまず行われなければならないことは，自己反応性細胞の排除であり，これを負の選択という．一方で，T細胞が生体防御に関わるときにはMHC分子と抗原ペプチドという，自己由来分子と非自己由来分子情報の複合体を共通に認識することが求められており，このようなレパトアをもったT細胞を選択する過程を正の選択という．

　負の選択によって自己反応性細胞が除かれたとはいえ，その排除機構は完全ではなく，実は末梢には多くの自己反応性細胞が存在する．あるいは食物由来抗原のように，異物ではあっても免疫系が応答することが望ましくないものは多数存在する．このような自己に対する反応，あるい

は有用な異物を認識しながらもこれを排除する方向に免疫系を誘導しないメカニズム，すなわち寛容が成立する．そこで本章では，リンパ球の成熟過程をまとめながら，特にT細胞がどのような過程を経て自己と非自己を識別できるようになるのか，そして免疫系がどのように寛容を成立させるのかについて解説する．

11-1 B細胞の発生と分化

　抗体産生により体液性免疫機能発現に必須の役割を担っているB細胞は，他の血球細胞と同様に骨髄において造血幹細胞から派生・分化する．後で述べるT細胞との大きな違いは，B細胞は骨髄に留まったままで分化するという点にある．造血幹細胞の骨髄におけるB細胞への分化は，その期間を通して骨髄内の間質細胞（ストロマ細胞）と相互作用した状態で行われる．ストロマ細胞は分化や増殖に必要なシグナル（膜結合型サイトカインであるSCF［c-Kitリガンド］や可溶性サイトカイン IL-7）を与えるだけでなく，分化したB細胞に自己抗原を提示するといった役割をもつ．まず，造血幹細胞が骨髄系-リンパ系共通前駆細胞に分化した後，IL-7受容体とCD45R（B220）を順次発現してプロB細胞となる．プロB細胞に分化してCD19を発現すると，B細胞系列へ決定され他の系列への分化能を失う．プロB細胞ではRAG-1/RAG-2の発現によりB細胞抗原受容体（BCR）遺伝子の再構成が行われる．BCRは2本のH鎖（重鎖）と2本のL鎖（軽鎖）からなるが（5章），分化段階ではまずH鎖遺伝子の再構成が起こり，機能的再構成に成功したH鎖は代替L鎖とともにプレBCRを形成して細胞表面に発現する．この段階がプレB細胞である．プレBCRが形成されると細胞内にリガンド非依存的にシグナルが伝達され，H鎖の対立遺伝子排除，プレB細胞の増殖，L鎖遺伝子の再構成の促進が行われ，プレBCRはほどなく細胞表面から消失する．さらにL鎖（κ鎖またはλ鎖）の機能的再構成にも成功すると，H鎖とともにBCRを形成し，プレB細胞は未熟B細胞となって骨髄外に移動する．未熟B細胞はBCRとしてIgM型のみを発現しており，血流を介して脾臓などの末梢リンパ組織へと移動した後，IgM型とIgD型の両方のBCRを発現する成熟B細胞に分化していく．一方，B細胞の機能としては自己の抗原に反応しないことも重要である．機能的BCRをもった未熟B細胞は，骨髄のストロマ細胞や，末梢リンパ組織へ移動中に出会う可溶性タンパク質などの自己抗原と出会うと，アポトーシスが誘導されて排除されるか，抗原に対して不応答になる（11-4参照）．あるいは，L鎖において遺伝子再構成をやりなおす現象も知られている（受容体エディティング）．B細胞の成熟過程は末梢の二次リンパ組織へ移動した後も継続されている．B細胞は移動した組織のストロマ細胞などから固有の刺激を受けて成熟し，亜集団を形成する．このようなB細胞亜集団は，様々な経路で侵入してくる外来性抗原に迅速に対応するためのバリエーションと考えられる．

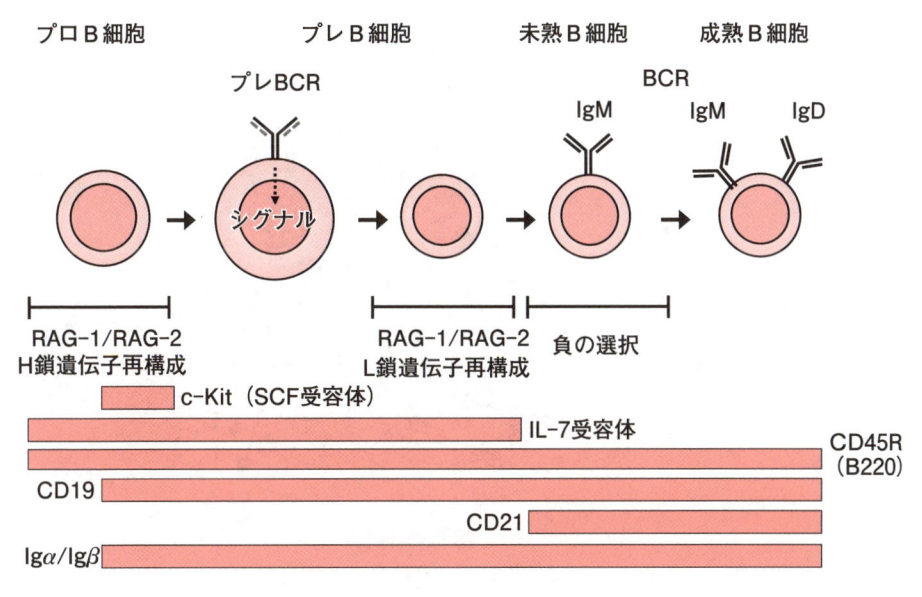

図 11-1 骨髄における B 細胞の分化
B 細胞の各分化段階におけるイベントと，主な表面分子の発現を示した．なお，実際に未熟 B 細胞が成熟するのは骨髄から移出した後である．

11-2 胸腺における T 細胞の分化

　T 細胞の名前の由来は thymus-derived（胸腺由来の意味）であるが，前述のように T 細胞は他の血球系細胞と同じく骨髄の造血幹細胞から派生する．将来 T 細胞になることが運命付けられた細胞は，発生の比較的早い段階（少なくとも骨髄系-T 細胞共通前駆細胞より以前）に骨髄を出て血流に乗り，胸腺にたどり着くと考えられる．胎生期のマウスを用いた研究では，肝臓（胎生期の造血組織）から胸腺に移住した時点での前駆細胞にはわずかながら B 細胞への分化能があるが，これは胸腺に入ると速やかに失われるようである．なお，前駆細胞の胸腺への移入には，ケモカイン受容体 CCR7 と CCR9 が関与している．
　ところで，骨髄と同じく一次リンパ組織に分類される胸腺は，胸骨下心臓の真上にある一対の 2 つの葉から成る器官で，各々の葉は多くの小葉からなる．それぞれの小葉は，外側にある皮質と内側にある髄質から構成される．皮質では，皮質上皮細胞（cTEC）のスポンジのような網目構造に，T 細胞の前駆細胞である未熟な胸腺細胞と，まばらなマクロファージが包まれるように存在する．一方，髄質には髄質上皮細胞（mTEC）間に，成熟した胸腺細胞や多くの樹状細胞，マクロファージが存在する．皮質や髄質の胸腺細胞以外の細胞は胸腺ストロマとも呼ばれる．
　胸腺は発生の途上で咽頭壁から分離してできた上皮細胞性の器官であり，内胚葉由来である．ヒトの胸腺器官は，胎生期を通じて大きくなり，新生児期に成長がもっとも盛んになる．思春期までのピーク時には両葉合わせて 30 ～ 40 グラム程度に達するが，その後加齢に伴い退縮する．高齢者の胸腺は脂肪組織が大半を占めるが，T 細胞を分化させる機能が完全に消失するわけでは

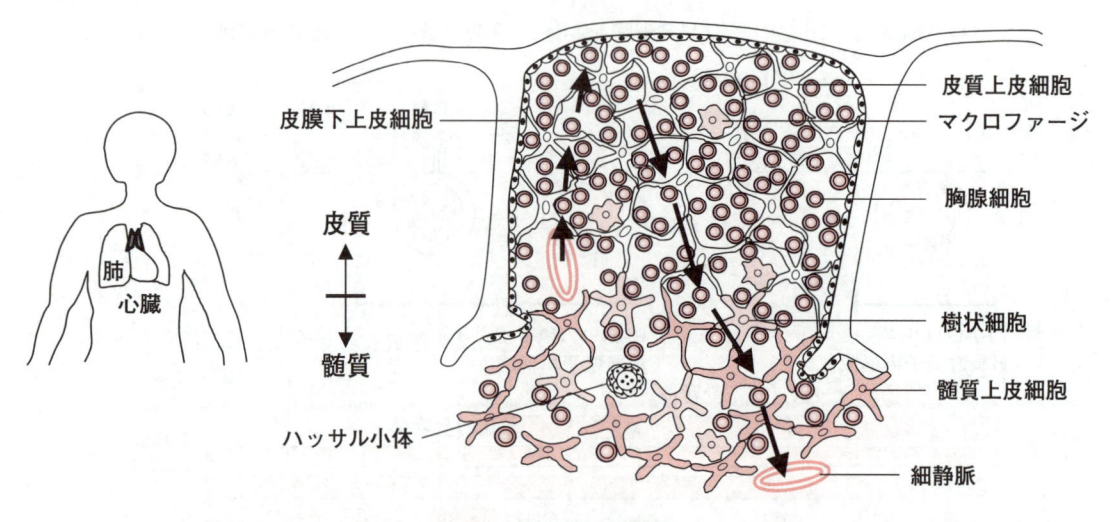

図 11-2　胸腺の構造

胸腺はろっ骨の後ろ側，心臓の上前部に位置し，二葉からなる器官である．各葉はさらに小葉に分かれ，それぞれ皮質と髄質から構成される．被膜下上皮細胞は胸腺細胞（胸腺リンパ球）の増殖を促す．胸腺上皮細胞，樹状細胞などは胸腺細胞の選択に関与し，選択の段階で死んだ細胞の処理をマクロファージが行う．ハッサル小体は髄質上皮細胞の集合体で，樹状細胞の活性化などに関与するといわれる．細静脈は皮質と髄質の境界に多く，ここから移入した前駆細胞は皮質→髄質と移動しながら分化し，細静脈から移出する．

ない．胸腺器官の構築と維持には，上皮細胞だけでなく，T細胞の前駆細胞の移住とその成熟が必要である．すなわち，胸腺上皮細胞は胸腺細胞の分化を支持し，後述する正負の選択を行うのと同時に，胸腺細胞も胸腺上皮細胞の分化を誘導する．T細胞の分化における胸腺の重要性は，ヒトのディジョージ（DiGeorge）症候群やヌードマウスといった，胸腺の形成に欠損のある場合にはT細胞が産生されないという事実から確かめられた．また，なぜT細胞は胸腺以外では分化しないのかという疑問に対して，マウスでは前駆細胞側の受容体Notch-1に胸腺上皮細胞が発現するリガンドDelta-like 4（DLL4）が結合すると，B細胞への分化は抑えられ，T細胞への分化が導かれるということがわかっている．

胸腺に移住してきたばかりのT前駆細胞は，CD44という細胞接着分子とCD117（c-kit）を強く発現するものの，まだCD3，CD4，あるいはCD8といったようなT細胞表面マーカーを全く発現していない幼若な細胞であり，DN（DNはCD4もCD8も発現していないというダブルネガティブの意味）細胞の最も初期という意味でDN1細胞と呼ばれる．DN1細胞は，胸腺の皮質被膜下に発現されるIL-7やSCF（c-kitリガンド）に反応して著しく増殖するとともに，CD25（IL-2受容体のα鎖）を発現し（DN2細胞），しだいにCD44発現を減少させてDN3細胞となる．T細胞以外の細胞（マクロファージやNK細胞など）への分化能はDN2細胞の間に失われるようである．このような分化が進む間に，BCRの場合と同様，T細胞抗原受容体（TCR）遺伝子再構成にも必須のRAG-1/RAG-2が発現され，増殖の停止したDN3細胞でまずβ鎖およびγ鎖のV(D)J組換えが起こる．また，将来$\alpha\beta$型T細胞となるか$\gamma\delta$型T細胞となるかの分岐決定はこの頃になされる．

β鎖遺伝子の再構成が機能的に進まないとDN3細胞は死滅してしまう．うまく機能的β鎖の

再構成および発現に成功した DN3 細胞では，α 鎖遺伝子の再構成はまだ起こっておらず，成熟 T 細胞にみられるような TCR は発現されていない．しかし β 鎖は代替 α 鎖（pTα）と二量体を形成してプレ TCR となり，CD3 とともに細胞膜に発現される．プレ TCR は B 細胞のプレ BCR のように，リガンド刺激がなくてもシグナルを細胞内に伝え，このシグナルによって CD25 発現を低下させるとともに DN4 細胞の段階へ進んで再び細胞増殖を引き起こし，CD4 や CD8 の発現誘導，β 鎖の対立遺伝子排除，および TCRα 鎖の遺伝子再構成と発現を促す．この時期の CD4 と CD8 をともに発現した胸腺細胞は DP（ダブルポジティブ）細胞と呼ばれ，胸腺細胞の大半を占める．DP 細胞はまだ TCR の発現量が低く，またほとんどの DP 細胞は自己の MHC 分子（自己由来のペプチドが結合している）を認識できない TCR をもつため，その後の選択を受ける機会を与えられないままアポトーシス死を迎える．一方，自己の MHC 分子を認識する DP 細胞は負の選択もしくは正の選択を受け，成熟しながら CD4 または CD8 の一方の発現が抑制される結果，CD4$^+$ または CD8$^+$ の SP（シングルポジティブ）細胞へと分化する．TCR は MHC クラスⅠまたはクラスⅡのどちらかを認識することになるが，DP 細胞では CD4 も CD8 もともに発現しているため，MHC クラスⅠにもクラスⅡにも結合する可能性がある．しかし両者とも細胞内へのシグナル伝達機構は共通のため，どちらを経由したシグナルなのか区別はできない．そこで，一度 CD8 の発現を低下させ，MHC クラスⅠ由来のシグナルを一旦遮断することでどちらからのシグナルであるかを区別する（シグナルの持続時間が MHC クラスⅠ経路とクラスⅡ経路で異なることになる）というモデルが提唱されている．このモデルでは MHC クラスⅡと CD4 によるシグナルの方が長く継続するため，その間に CD4$^+$SP（ヘルパー T 細胞系列）への分化を決定する転写因子が誘導されると考えられている．また，胸腺細胞 TCR 完成以降の分化段階における正の

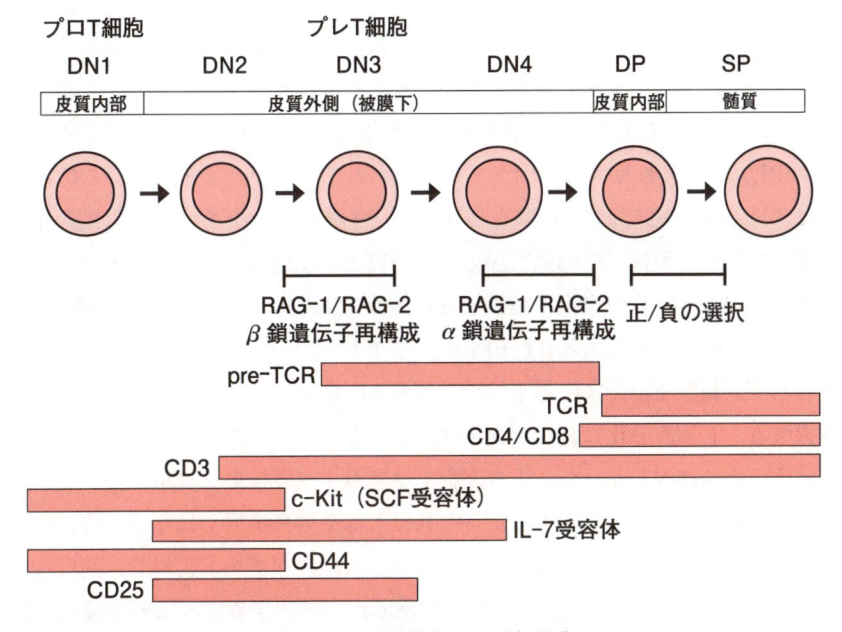

図 11-3 胸腺内 T 細胞分化

胸腺細胞の各分化段階におけるイベントと，主な表面分子の発現を示した．プレ TCR を発現する以前の胸腺細胞をプロ T 細胞，プレ TCR を発現している胸腺細胞をプレ T 細胞ともいう．また，DN 細胞は c-Kit と CD25 の発現によって DN1 から DN4 の 4 段階に分けることができる．

選択と負の選択は，自己と非自己を見分ける T 細胞を生み出すためのキーポイントであり，次節でさらに詳しく説明する．

11-3　正の選択と負の選択

　胸腺において，幼弱な胸腺細胞が DP 細胞へと分化するまでには，TCR 複合体が細胞表面に発現する．このとき，TCR が認識する分子の特異性を決める可変部のアミノ酸配列は，β 鎖と α 鎖の不可逆的な遺伝子再構成によってまったく任意に生み出され，個々の胸腺細胞ごとに異なるといってよい．すなわち，TCR の可変部の構造は，細胞外からの抗原情報とは全く無関係に独立して生み出されるので，この段階での胸腺細胞レパトアは自己 MHC を全く認識しないものや自己の抗原を強く認識するものまで，あらゆる可能性をもった認識特異性が混在する．自己の MHC を全く認識できない細胞は，生存のためのシグナルを全く受け取ることができないためアポトーシスを起こして除かれる．残った自己 MHC を認識できる細胞群のうち，自己抗原を結合した MHC を高いアビディティ（高い親和性をもつか認識する TCR 分子が多い）で認識したものは，強すぎるシグナル伝達がやはりアポトーシスを誘導してこれらの細胞を排除する．この機構を負の選択（ネガティブセレクション）といい，将来自己反応性の T 細胞になる可能性が高い細胞を除くことができる．負の選択は，$\alpha\beta$T 細胞だけでなく，$\gamma\delta$T 細胞のレパトア形成にも関与するといわれている．

　また，負の選択により自己反応性細胞を排除するためには，胸腺でなるべく多種の自己ペプチドを網羅して提示できるのが望ましい．実際，胸腺髄質の上皮細胞は全身に普遍的に存在するようなタンパク質のみならず，末梢の臓器にしか発現しないような多種多様のタンパク質を発現できるようになっている．これには，胸腺髄質上皮細胞に特異的に発現している autoimmune regulator（AIRE）という転写因子が関与するといわれているが，詳細については不明の部分も多い．一説には，AIRE が髄質上皮細胞を様々な遺伝子発現特性をもった細胞に分化させていることが考えられている．髄質上皮細胞に加えて，髄質上皮細胞が産生するケモカインによって集積した胸腺の樹状細胞も，負の選択や後述する制御性 T 細胞の産生に大きな役割を担っている．

　負の選択が既に生体内に存在する自己由来のペプチドを用いて，それに強く反応する細胞を排除するのに対して，胸腺を出た後に外来性の抗原を MHC 分子とともに認識できる可能性を有する細胞を選択する，T 細胞分化に特有の選択機構が存在し，これを正の選択（ポジティブセレクション）という．負の選択と違って，正の選択では認識すべき抗原を提示することができない．なぜなら，胸腺で抗原を提示してしまったらそれはもはや外来抗原ではなく，自己の抗原となってしまうからである．したがって，胸腺で提示される自己のペプチドに対し，適度に低いアビディティ（低い親和性での結合や少数の TCR での反応）で結合するような胸腺細胞は，将来において外来抗原を提示する自己 MHC 分子に出会ったときに強い反応を示す可能性のある細胞として正の選択を受け，成熟した T リンパ球への分化が許可されるものと思われる．正の選択においては，DP 胸腺細胞は自己抗原を結合した MHC と低いアビディティで認識することで適度な

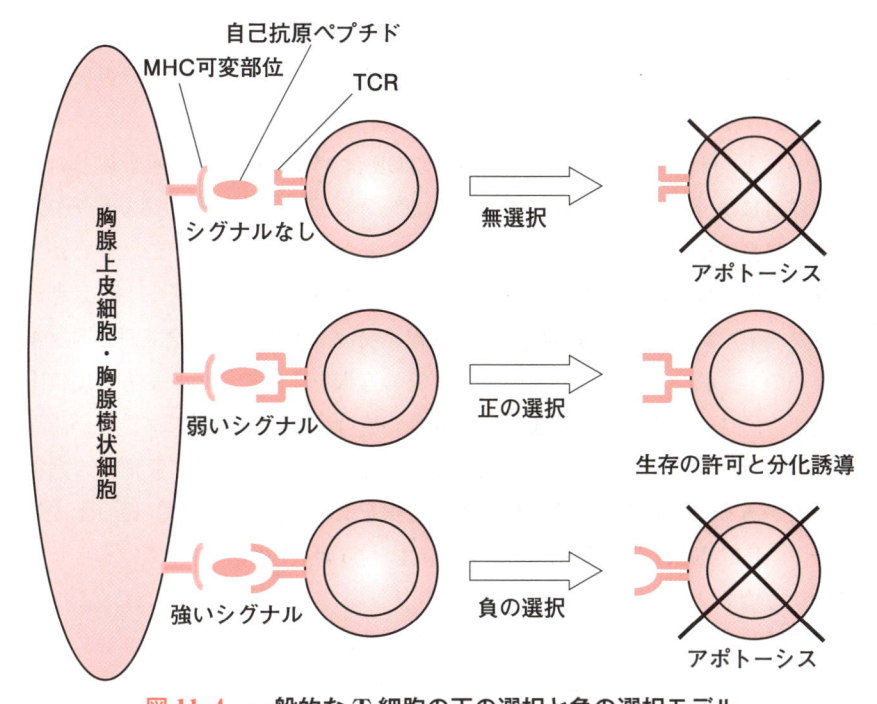

図 11-4　一般的な T 細胞の正の選択と負の選択モデル
TCR と MHC-自己ペプチドの結合力の強さによって細胞の運命が決定される．

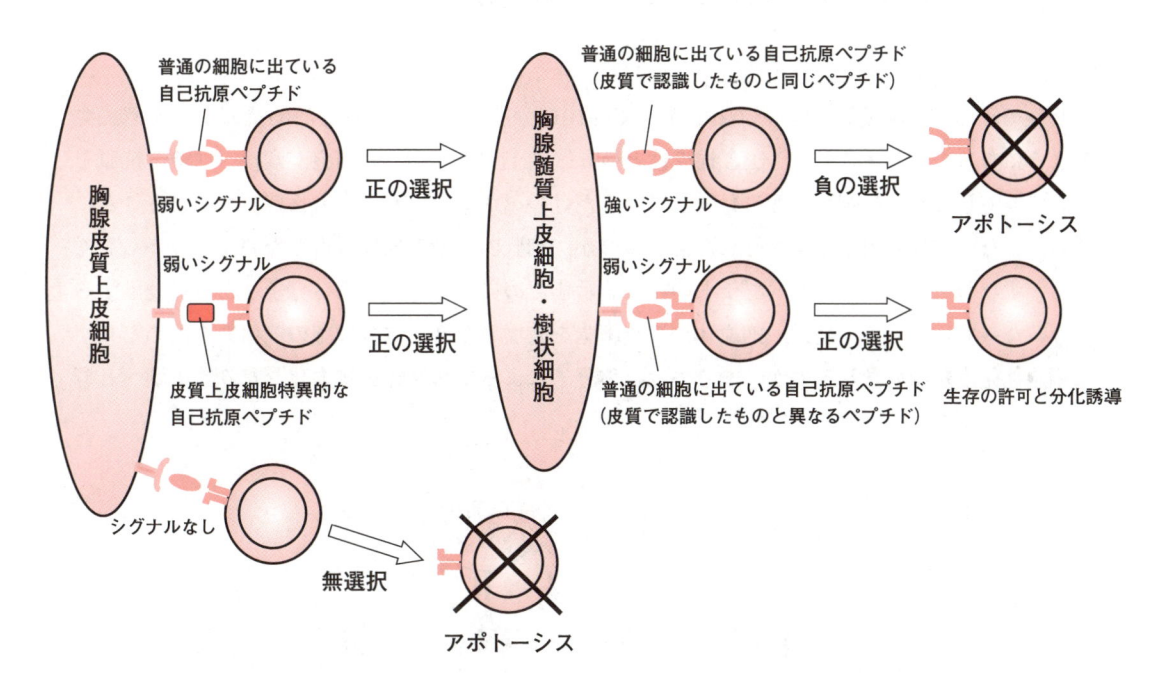

図 11-5　皮質上皮細胞特異的なペプチドによって正の選択を受けた細胞が生存するモデル
胸腺皮質上皮細胞は TCR や CD3 の発現が低いため，TCR が MHC-ペプチドと結合しても強い刺激が入らず，基本的に正の選択を受ける．さらに，上皮細胞特異的なペプチドを認識した場合は，髄質で同じペプチドと出会うことはないため，負の選択を受けずに生き残る．実際，胸腺皮質上皮細胞に特有の β5t というプロテアソーム構成分子の存在が明らかとなり，クラス I 分子に関してはこのようなモデルで説明できる．

強度のシグナルを受け続け，生存が許されると同時に分化を継続させて，成熟したCD4$^+$またはCD8$^+$のSP細胞となるといわれている．正の選択の詳細なメカニズムは負の選択に比べて遥かに不明であるが，少なくともMHC分子だけではなく，MHCに結合しているペプチドも正の選択に重要であることがわかっている．すなわち，TCRはMHC-ペプチド複合体との適度なアビディティでの結合により正の選択を受けることになるが，最近，MHCクラスI分子に提示されるペプチドが，胸腺の皮質上皮細胞と髄質上皮細胞でかなり異なるらしいことがわかってきた．この場合，皮質上皮細胞には通常のペプチドの他，かなり特異的なペプチドが提示されており，このようなペプチドを認識した胸腺細胞は正の選択を受け，髄質上皮細胞で同じペプチドを認識する機会はないので，強いシグナルが誘導されず負の選択を受けにくい．一方，皮質上皮細胞と髄質上皮細胞から同じペプチドの提示を受けた胸腺細胞は，髄質で強いシグナルが誘導され，負の選択を受ける．この二段階の選択モデルは，クラスII分子によるCD4$^+$T細胞の選択にも適用できるとの考えがある．加えて，胸腺皮質で正の選択を受けた胸腺細胞は，髄質上皮細胞の増殖を促すリガンド（RANKL）を発現し，髄質の形成にも重要な役割を担っているらしい．いずれにせよ，このような正の選択と負の選択によるTリンパ球のレパトア形成は，まさに「自己でないものが非自己」という免疫的認識の基本概念を明確に表すものである．

11-4　MHC拘束性と自己寛容の確立

　胸腺で正の選択を受けたT細胞は，自己のMHC分子上に提示された異物抗原だけを認識するようになっている．これをMHC拘束性という（図11-6）．仮にT細胞が直接ペプチド抗原を認識できてしまうと，細胞表面に付着しているだけのペプチドに対しても反応してしまうことになる．また，抗原の由来が食べられたものなのか，細胞内感染病原体のものなのかもわからなくなる．すなわち，提示されたペプチドの由来を示すために，TCRがMHC分子とともに認識するようになっている．その結果，病原体が潜む細胞を破壊したり，貪食細胞の殺菌力を高めたりする細胞性免疫が誘導されるのか，あるいは抗体分子によって病原体を無力化したり，破壊へと導

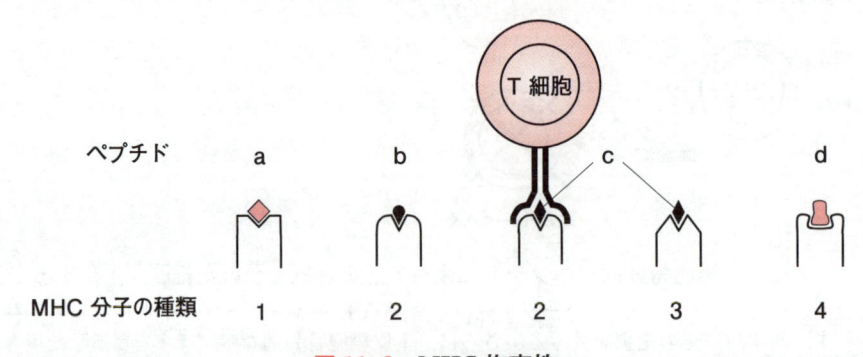

図11-6　MHC拘束性
TCRはそれが認識できるペプチド（図ではc）であっても，正しいMHC分子（図では2）によって提示された場合にのみ結合できる．

いたりする体液性免疫が誘導されるのか，方向性が自ずと決まってくる．

こうして発動された免疫システムの基本的な特徴は，病原微生物など外来抗原に対して応答し排除を試みるものの，自分自身を構成する物質，いわゆる自己抗原や，腸内などの常在細菌に対しては応答しない．このように，ある抗原に対して特異的に不応答を示す免疫系の性質を免疫的寛容，または tolerance（トレランス）という．そのうち，自己の体組織成分に対する寛容が自己寛容である．実際，抗原提示細胞が通常提示している抗原は自己由来のペプチドであり，また病原体の感染により外来の抗原を提示したとしても，その割合は自己抗原に比べてかなり低い．そのため，万一自己抗原に対する寛容が破綻すれば，免疫系は自己を攻撃して自己免疫疾患をもたらす．一方，抗原特異的な寛容を人工的に誘導できれば，臓器移植などにおける拒絶反応や，アレルギーのような過剰な免疫反応のコントロールを可能にすることになる．

免疫的寛容は，特定の抗原に特異的に反応するリンパ球の産生あるいは機能が抑えられることで成立する．寛容の成立には，一次リンパ組織での分化段階における制御と，分化が完了したリンパ球に対する制御が関与し，前者を中枢性寛容，後者を末梢性寛容という（ただし，二次リンパ組織である脾臓における B 細胞寛容の成立は中枢性である）．中枢性寛容は，未熟なリンパ球が成熟するまでのレパトア形成過程において獲得されるものであり，リンパ球産生過程における自己抗原特異的細胞の排除などが関与する．一方，末梢性寛容は成熟したリンパ球が末梢組織で獲得する寛容である．中枢性寛容によって自己に反応しないリンパ球のみが生まれるのが理想的であるが，末梢組織では中枢性寛容で対処しきれない様々な不具合に遭遇することになる．このような不具合は大きく次のカテゴリーに分けることができる．（ⅰ）一次リンパ組織では提示されたことのない自己抗原と出会う．（ⅱ）中枢性寛容による負の選択を逃れたリンパ球が，末梢において自己分子に対し応答する．（ⅲ）リンパ球受容体の抗原認識部位が変化し，自己応答性の細胞に変化する．（ⅳ）正常に病原体などに対し免疫応答を行った後も活性化状態を保つことで，放出されるサイトカインや細胞傷害作用により自己を傷つけてしまう．以上のようなリンパ球による自己応答性に対し，免疫系はこれを抑制する機構をもっており，それが末梢性寛容のシステムである．中枢性寛容と末梢性寛容は免疫系の正しい機能に不可欠であり，どちらか一方が欠けても生体にとっては重大な病態を招くことになる．寛容が誘導されるメカニズムは主にクローナルデリーション，活性化誘導細胞死，アナジー，および（制御性 T 細胞による）抑制であり，中枢性寛容はクローナルデリーションやアナジー，末梢性寛容はアナジーと活性化誘導細胞死，および抑制によって成立する．これらのメカニズムについては，詳細をさらに述べる．

11-4-1 ● クローナルデリーションと活性化誘導細胞死

T 細胞や B 細胞の抗原受容体（TCR や BCR）に刺激が加わったとき，活性化が起こらない場合は細胞死に至るか，不応答（アナジー）が起こる．前者をクローナルデリーションという．リンパ球の分化過程が未熟な段階で抗原受容体に強い刺激が加わると，その細胞はアポトーシスを起こして死滅する．実際，胸腺における T 細胞や骨髄における B 細胞の負の選択はこのメカニズムによって生じる（11-3 参照）．これには，未熟な段階のリンパ球にはアポトーシスを防ぐ機能をもつ Bcl-2 などの因子が低発現であることも関与していると思われる．一方，成熟した T

細胞が活性化したときには，持続的な抗原刺激により自身にFasおよびFasリガンドを発現し，抗原提示細胞上で活性化T細胞同士の相互作用によりアポトーシスを誘導するようにプログラムされており，これをactivation-induced cell death（AICD：活性化誘導細胞死）と呼ぶ．自己抗原は常時発現しているため，AICDは活性化した免疫応答を鎮静化させるとともに，自己寛容の成立にも有用と考えられる．また，AICDはT$_H$2細胞よりもT$_H$1細胞に起こりやすいといわれている．

　B細胞の場合には，未熟段階でBCRに刺激が加わると，免疫グロブリン遺伝子の再構成を行って当初の自己反応性クローンが消失するという現象も存在する．成熟したB細胞においては，外来性抗原への対応のための体細胞突然変異による可変部遺伝子の変化の結果，自己抗原に強く反応するB細胞受容体を発現する可能性がある．しかし通常の自己抗原は細胞膜上に高密度で存在しており，BCRを強く架橋しやすい．その結果，B細胞はアポトーシスを起こすか，アナジーになる．加えて，抗原と応答したB細胞は，同じ抗原により活性化されたT細胞からの刺激という補助がない状態ではやはりアナジーに陥り，アポトーシスを起こして死滅する方向へ導かれる．

11-4-2 ● アナジー

　クローナルデリーションのように対応する細胞が消滅するわけではないが，ある抗原に対して一定期間不応答の状態に陥っている状態をanergy（アナジー）という．T細胞が活性化するためには抗原受容体を介したシグナルの他に共刺激分子による第2の刺激が必要である（12章）．この第2の刺激なしで抗原受容体のみの刺激を受けた場合，T細胞内では活性化に必要な転写因子のうち一部のみが活性化され，逆にアナジーに陥ってしまうことが知られている．樹状細胞などプロフェッショナル抗原提示細胞といわれるもの以外の細胞が自己抗原を表出しても，このような共刺激分子を発現していないためアナジーを導きやすい．また，樹状細胞は病原微生物由来の病原体関連分子パターン（PAMPs）を認識してはじめて活性化し，成熟するが，それまでは共刺激分子の表出が低い．したがって，PAMPsを伴わない自己抗原は樹状細胞を活性化することはない．以上に加えて，活性化したT細胞やB細胞の表面には抑制性の分子が表出するようになる．例えばT細胞やB細胞に誘導されるPD-1分子は，心臓，肺，腎臓，脾臓，胸腺など正常組織で常に発現しているリガンドPD-1Lと結合すると，T細胞やB細胞にアナジーを誘導する．抑制性分子は自己抗原に対する寛容を導くのみでなく，活性化したリンパ球に対して負のフィードバックをかける意味でも重要であり，活性化T細胞に表出するCTLA-4もそのような役割を担っている（12-4-1）．B細胞においてもT細胞と同様，抗原の持続的な刺激は活性化を抑制する．また，末梢で抗原特異的なヘルパーT細胞からのシグナルを受けずに可溶性抗原と出会ったB細胞はアナジーとなる．なお，抗原の刺激を受けたリンパ球がアポトーシスを起こすか，アナジーに導かれるかは，抗原との接触時間や抗原の量によっても左右される．アナジーを誘導する抗原の量はT細胞の方がB細胞よりも少なくて済み，しかもT細胞の方がB細胞よりも長くその状態を持続する．このようにアナジーに陥ったリンパ球は，その後アポトーシスにより死滅するか，あるいは適切な刺激によりアナジーが解除される．

11-4-3 ● 制御性T細胞による抑制

　胸腺における選択において，自己反応性の一部の細胞は負の選択を受けて消滅することなく，$CD4^+CD25^+Foxp3^+$の制御性T細胞（Treg）になるといわれている（12章コラム参照）．MHC-ペプチドとTCRとのアビディティが正負の選択を分けるという説に基づけば，負の選択を受ける場合よりもわずかに弱いアビディティがTregを生み出し，それよりも弱いアビディティでは正の選択を受けることになる．Tregは，それ自身も自己抗原を認識するが不応答性であり，同様に自己抗原を認識する$CD4^+$ヘルパーT細胞の活性化を抑制することができる．TregにはCD28ファミリーに属する抑制性受容体CTLA-4（CD152）が恒常的に発現しており，これはナイーブ$CD4^+$T細胞の活性化に必要な共刺激分子CD28と同様にCD80/CD86をリガンドとしている．GTLA-4はCD28よりも高い親和性でCD80/CD86と結合するので，抗原提示細胞上のCD80/CD86とT細胞上のCD28との結合を妨害したり，抗原提示細胞からCD80/CD86を除去したりして，共刺激と競合する．なお，同様の制御性T細胞は末梢でもナイーブT細胞にTGF-βが作用して誘導される．T細胞の活性化段階で生じるので，抗原特異的であり，一時的に免疫抑制効果を発揮する．このように末梢で誘導されたTreg様の細胞をinduced Treg（iTreg），胸腺で生じたTregをnaturally occurring Treg（nTreg）と呼ぶことがある．

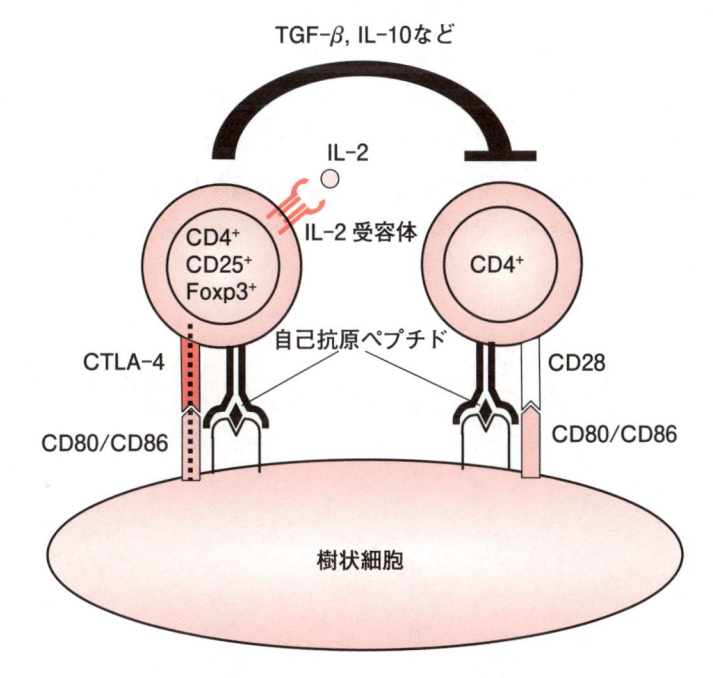

図11-7　制御性T細胞による自己抗原応答の抑制

$CD4^+CD25^+Foxp3^+$制御性T細胞（Treg）は様々なメカニズムで自己抗原に対するT細胞の活性化を抑制する．Tregは恒常的にCTLA-4を発現することで，樹状細胞上のCD80/86へのT細胞のCD28の結合を競合的に阻害することで樹状細胞を介した自己反応性T細胞の活性化を抑制する．また，抑制性サイトカインであるTGF-βやIL-10などを産生し，加えてIL-2受容体によってIL-2を消費させてしまう（自身はIL-2にほとんど応答しない）．また，他のT細胞と細胞表面のリガンド-受容体を介した接触によって直接的に抑制するメカニズムもいくつか存在する．

食物は我々が日常に遭遇する最も一般的な外来性の異物であるといえるが，通常タンパク質のまま腸管から取り込まれることはほとんどない．仮にタンパク質が取り込まれたとしても，寛容を誘導するメカニズムが腸管には準備されている．したがって，食物と同様に経口的に抗原を投与すると，これに対して寛容が誘導されることがあり，経口寛容（経口トレランス）と呼ばれる．抗原量が多いときはヘルパーT細胞がアナジーとなり，抗原が少ないときは腸管の免疫組織で制御性T細胞が誘導されるためと考えられる．後者の場合，腸管に存在する樹状細胞がTGF-βを産生し，これにより誘導された制御性T細胞がIL-10など抑制性サイトカインを放出するためなどの機序が知られる．なお，制御性T細胞としては上記Treg以外にもT_H3，T_R1というサブクラスの存在が唱えられている．

コラム

化学物質と胸腺萎縮

　T細胞の分化・成熟にとって胸腺が必須であると同時に，胸腺の維持もまたT細胞（胸腺細胞）に依存している．したがって，胸腺細胞に起こるアポトーシスは胸腺に対しても影響を与えることになる．例えば，生理的濃度のグルココルチコイドは胸腺の未成熟なT細胞（$CD4^+CD8^+$）にアポトーシスを誘導するが，分化成熟するT細胞はTCRと共刺激分子からの適度な刺激によりこの作用から逃れることができる．しかし，ストレスなどによる過剰なグルココルチコイドの産生や，合成グルココルチコイドであるデキサメタゾンの投与により，マウス胸腺未熟T細胞は著明に減少し，その結果として胸腺の萎縮が観察される．このように胸腺萎縮を誘導する化学物質としては，ステロイドの他にダイオキシン，無機ヒ素，トリフェニルスズ，ペルフルオロオクタンスルホン酸塩（PFOS）など多くの物質が知られている．このように胸腺は，様々な化学物質や放射線などの物理的ストレスの暴露により影響を受けやすい臓器であり，その結果免疫抑制が起こる可能性を医療に携わる者として知っておく必要がある．

12 抗原特異的な リンパ球活性化

　第4章で学んだ自然免疫では，パターン認識受容体が病原体などの異物に共通してみられる（言い換えれば，宿主がもたない）分子を察知して，補体，貪食細胞などが主役となり，異物を直接排除するように働きかける．一方，自然免疫のもう1つの重要な役割は，異物の体内への侵入を察知して，より強力で抗原特異的な獲得免疫を始動させることにある．獲得免疫が自然免疫と大きく異なる点は，異物を認識する能力の特異性および多様性の高さと，再び同じ異物が侵入したときにこれを速やかに認識できる記憶を備えていることである．獲得免疫の主役は樹状細胞などの抗原提示細胞と，抗原特異的に異物を認識し，あるいは攻撃するT細胞とB細胞を中心としたリンパ球である．抗原の特異的な認識と適切なシグナルの伝達を得て初めて活性化する能力を備えていることが，リンパ球を他の免疫細胞よりも獲得免疫に特化させている理由といえる．T細胞においてはT cell antigen receptor（TCR：T細胞抗原受容体）を介したシグナルが細胞内に伝達され，最終的に核内に到達することで細胞の増殖や分化，あるいはサイトカインや攻撃分子の産生が起こる．このようなシグナル伝達機構はB細胞においても同様であり，T細胞，B細胞についてそれぞれ詳細に述べる．

12-1　抗原特異的なT細胞の活性化

　T細胞の活性化は，一般に病原体などの異物が侵入した部位に最も近いリンパ節で，抗原提示細胞とT細胞が出会うことによって起こる．T細胞による抗原認識は，抗原のみが抗原レセプターに結合することでは成立しない．T細胞はTCRを介して抗原提示細胞のMHCとともに提示された抗原ペプチドを認識する．ほとんどのT細胞のTCRはα鎖とβ鎖の2本の異なる糖タンパク質からなるヘテロ二量体であり，個々のT細胞には特定の1種類のTCRしか存在せず，このTCRが認識できるMHCと抗原ペプチドとの複合体も基本的には1種類しか存在しない．胸腺で正負の選択を受けたT細胞は，細胞表面にCD4あるいはCD8のいずれかを表出しており，抗原認識においてCD4はMHCクラスⅡ，CD8はMHCクラスⅠ分子とそれぞれ結合し，MHC-抗原ペプチド複合体とこれを認識するTCRとの結合の安定化，およびT細胞のシグナル伝達のために機能している．TCRは細胞内にシグナルを伝達する領域をもたないため，CD3複

合体とζ鎖が細胞膜上においてTCRと非共有結合しTCR複合体を構成することにより，T細胞が抗原を認識したという情報を細胞内に伝達することができる．抗原提示細胞の表面にはMHCのみでなく様々な細胞接着分子が発現しており，T細胞の抗原認識に先だって抗原提示細胞との非特異的な結合に寄与する．この非特異的な結合は一過性であり，特異的な相互作用が引き続いて起こらなければT細胞は抗原提示細胞から速やかに解離し，活性化も起こらない．

以上のような細胞接着と抗原認識の過程をT細胞活性化の第一段階とすれば，第二段階は抗原特異的な刺激を細胞内部に伝える過程であり，12-3節にて詳細に述べる．重要なことは，T細胞活性化にはTCRにより抗原を認識したというシグナルの伝達が必須であるが，それだけでは不十分であり，第2のシグナルが要求される．抗原提示細胞のCD80/CD86，CD40やT細胞のCD28，CD40Lなどに代表されるco-stimulatory molecule（共刺激分子）とその受容体の結合を介した第2の刺激は非常に重要であり，この刺激（共刺激）がなければT細胞の活性化は起こらず，逆に認識した抗原に対して不応答，すなわちanergy（アナジー）となる（11-4節）．もちろん，第2の刺激だけでもT細胞の活性化は起こらず，第1の刺激と第2の刺激の両者が同時に存在することによって初めて，T細胞の活性化は次の段階へと進行する．

第二段階を細胞内へのシグナル伝達とすれば，その最終ステップは転写因子の活性化であり，これによりT細胞の活性化に必要な遺伝子の発現が起こり，様々なタンパク質が合成される．これがT細胞活性化の第三段階である．活性化に伴って新たに合成されるタンパク質の代表的なものとしては，新たなシグナル伝達経路の構築に必要な転写因子や，T細胞の増殖に必須のサイトカインであるIL-2および高親和性のIL-2レセプターがある．さらに遅れて，エフェクター細胞への分化や，他の免疫系細胞に作用する各種サイトカインも産生されてくる．このようにT細胞は抗原提示細胞からの刺激をきっかけとして活性化を進行させるが，共刺激やサイトカインを含めたシグナルの伝達は抗原提示細胞からT細胞へ一方的に伝えられるわけではなく，逆にT細胞から抗原提示細胞へと伝えられて細胞表面上に共刺激分子を強く発現させるなどの作用も存在する．抗原提示細胞とT細胞は互いの情報を双方向にやりとりしながら免疫反応を進行させるのである．

12-2 TCR複合体の構成

TCRは，40〜50 kDaのα鎖と35〜47 kDaのβ鎖がジスルフィド結合したヘテロ二量体である．TCRの細胞外領域は免疫グロブリンタンパク質に類似しており，細胞内領域に比べて非常に大きく，N末端に存在する可変領域が抗原の認識に重要である．他にTCRγ鎖とTCRδ鎖から構成されるγδ型TCRも存在するが，その割合は少数であり，本章ではαβ型TCRを単にTCRと記述する．TCRの膜貫通領域には正に荷電したアミノ酸が存在し，負の荷電を有する別の分子群，すなわちCD3やζ鎖と結合することにより中和され，安定した複合体を形成する．CD3はγ鎖，δ鎖，ε鎖の3種のサブユニットタンパク質からなるすべてのT細胞に共通の複合体で，γε, δεというヘテロ二量体から構成される．CD3γ, δ, εの各サブユニットはTCRと同様に細胞外

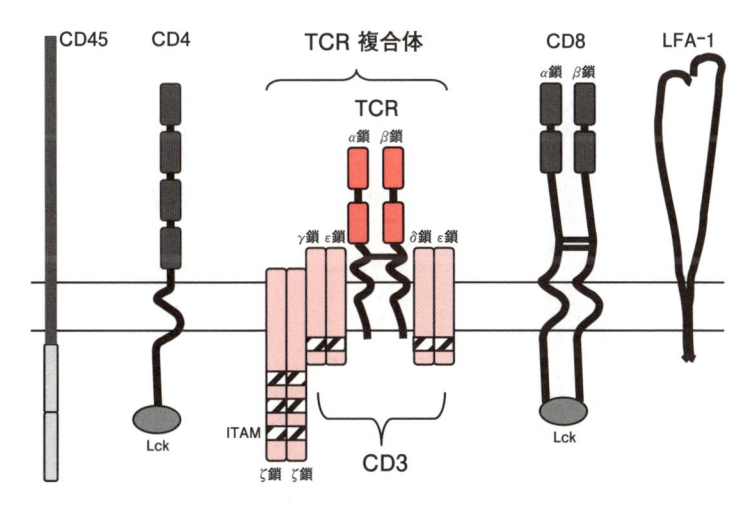

図 12-1　TCR 複合体

α鎖とβ鎖からなる TCR は，CD3（γ，δ，ε）やζ鎖と結合することで安定した複合体を形成する．CD3 の各サブユニットは細胞内領域に ITAM というチロシンリン酸化により活性化されるモチーフを有し，TCR 補助受容体である CD4/CD8 の細胞内領域に結合している非レセプター型チロシンキナーゼ Lck は，通常不活性な状態にある．また，細胞接着分子 LFA-1 は，抗原提示細胞の ICAM-1 との相互作用によって初期の接着を補助する．TCR が適切な MHC-ペプチドと結合すると CD45 は TCR 複合体を含む構造体から解離して T 細胞の活性化が起こり，さらに免疫シナプスが形成され，LFA-1 はシナプスの辺縁部に移動する．

に免疫グロブリン様ドメインをもち，また細胞内には 1 つの immunoreceptor tyrosine-based activation motif（ITAM）* と呼ばれるチロシンのリン酸化に特徴的な配列モチーフをもっている．一方，TCR 複合体には細胞外領域が非常に短いζ鎖のホモ二量体が存在する．ζ鎖は 3 個の ITAM が存在する大きな細胞質領域を有する．CD3 の各サブユニットはアミノ酸配列に多様性はなく，したがって TCR 複合体のうち多様な抗原に対する特異的な認識を TCRαβ ヘテロダイマーが，また抗原認識のシグナル伝達を CD3 とζ鎖二量体が担っている．

12-3　TCR 複合体からのシグナル伝達経路

T 細胞には MHC クラス I を認識する CD8⁺T 細胞と MHC クラス II を認識する CD4⁺T 細胞がある．CD8⁺T 細胞や B 細胞の十分な活性化は CD4⁺T 細胞であるヘルパー T 細胞に制御されているため，異物に対するプライマリーな免疫応答においては，樹状細胞に代表される抗原提示細胞からの MHC クラス II 分子による抗原提示が重要である．この場合 T 細胞の活性化は，抗原を提示した MHC クラス II 分子とこれを認識する TCR の結合，および MHC クラス II 分子と

---

* ITAM とは，以下のアミノ酸配列からなるモチーフである．YXX[L/I]X$_{6〜9}$YXX[L/I]．ここで，Y，チロシン；L，ロイシン；I，イソロイシン；X，任意のアミノ酸；X$_{6〜9}$ は任意のアミノ酸 6 から 9 個のスペーサーを意味する．つまり，ITAM では 2 か所のチロシンがリン酸化されて，タンパク質-タンパク質相互作用で働いている．

TCRの補助受容体ともいわれるCD4分子の結合により始まる．CD4の細胞内には，Srcファミリーに属する非レセプター型リン酸化酵素Lckが結合しており，MHCクラスⅡ分子とCD4の結合により活性化され，CD3複合体へとリクルートされる．同じくSrcファミリーに属するチロ

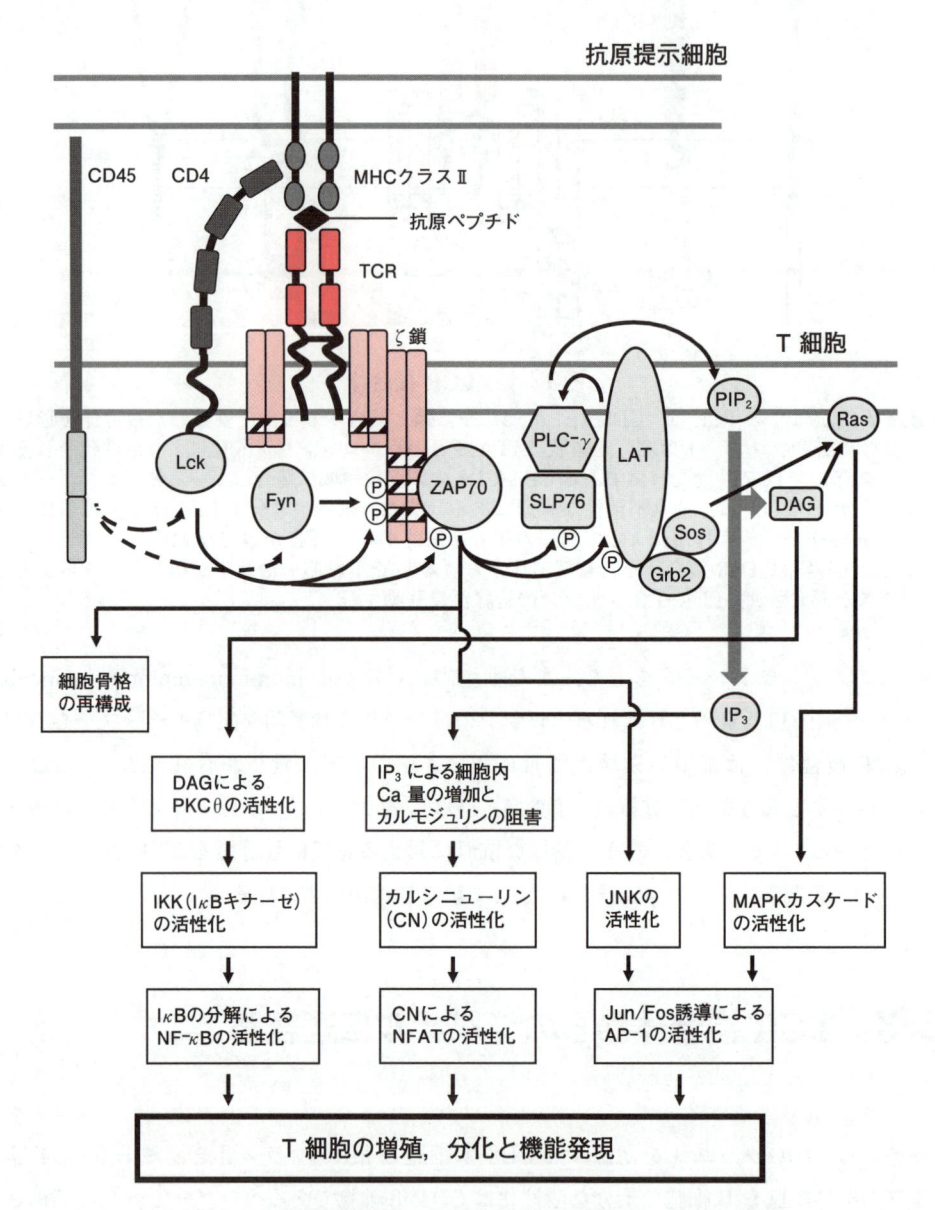

図12-2　T細胞活性化におけるTCRからのシグナル伝達

TCRがMHC-ペプチドと結合し，さらにCD4がMHCと結合すると，チロシンキナーゼLckおよびFynが活性化してシグナルの伝達が開始される．CD45のホスファターゼは標的分子の脱リン酸化（破線矢印）によるチロシンキナーゼの構造変化，およびCD45自身がTCR複合体周辺から解離することによってキナーゼ活性抑制の解除に働く．図ではごく一部のリン酸化のみを示しているが，多くの活性化機構はこのようなリン酸化を介したものである．シグナル伝達経路の最終到達点は主に転写因子の活性化による遺伝子発現であるが，細胞骨格の再構成により免疫シナプスの形成に関わる経路も存在する．示されているもの以外にも様々なシグナル伝達経路が活性化され，多数の分子がこれに関わっている．ただし後述するように，共刺激分子を介した第2の刺激が加わらないと，T細胞の十分な活性化は起こらないことに注意しなくてはならない．

シンキナーゼFynもまたITAMのリン酸化に関与している．これらのチロシンキナーゼの活性化には，T細胞上のCD45分子（細胞内領域が受容体型チロシンホスファターゼ活性を有する）の動態がその引き金となっていることは確かである．このような初期のシグナル伝達の開始には，TCRがMHCと結合することにより受容体のクラスター（集合体）が形成され，シグナル伝達に関与する分子同士が接近することが重要である．チロシンキナーゼによりリン酸化されたζ鎖のITAMにはzeta-chain-associated protein kinase 70（ZAP70）というチロシンリン酸化酵素が結合する．その後lckによるリン酸化を受けたZAP70は膜貫通型のアダプター分子linker for T-cell activation（LAT）やSLP76などのチロシン残基をリン酸化し，これらを介してさらに下流に以下の主要なシグナル伝達経路の活性化を引き起こす．アダプターとは，それ自身に酵素活性がないが，リン酸化などの修飾を受けると別のタンパク質と結合し，シグナルを下流に伝えるタンパク質である．その主要な経路とは，

（i）phospholipase C-gamma（PLC-γ）の活性化によってホスファチジルイノシトール二リン酸（PIP_2）からジアシルグリセロール（DAG）とイノシトール三リン酸（IP_3）が産生，およびこれらによるプロテインキナーゼCの活性化が誘導され，転写因子NF-κBの活性化が起こる．

（ii）（i）と同様に産生されたIP_3により細胞内カルシウム濃度が上昇し，カルモジュリン依存性セリン／スレオニンホスファターゼであるカルシニューリン（CN）の活性化，およびCNによる転写因子NF-ATの活性化が起こる．

（iii）アダプタータンパク質Grb2/SOSの活性化，およびそれに引き続く低分子量GタンパクRasの活性化によりMAPキナーゼカスケードが活性化され，転写因子AP-1の活性化が起こる．

このように最終的には転写因子が活性化されることにより，活性化に特異的な遺伝子の転写が誘導され，T細胞の増殖，分化が起こる．免疫抑制剤としてよく知られているシクロスポリンAやタクロリムスは，イムノフィリンと呼ばれる細胞内タンパク質ファミリーに結合し，この複合体がカルシニューリンの作用を阻害することで転写因子NF-ATの核内移行を抑え，結果としてIL-2遺伝子の発現を抑制し細胞増殖を阻害する．このことは，活性化したT細胞が増殖をするステップが免疫応答にとっていかに重要かを示している．なお，$CD8^+$Tと抗原提示細胞（MHCクラスI分子を当然もっている）との相互作用については$CD4^+$T細胞ほどわかってはいないが，基本的には同様のシグナル伝達経路をもっている．

12-4 ヘルパーT細胞

T細胞は，その機能によって大まかにヘルパーT細胞，キラーT細胞，制御性T細胞に分類できる．そのうちヘルパーT細胞（と制御性T細胞）の多くは$CD4^+$T細胞のエフェクター細胞であり，そのサイトカイン産生様式により，T_H1細胞，T_H2細胞，T_H17細胞（コラム参照）などのサブセットに分けられている．ヘルパーT細胞は抗原提示細胞のMHCクラスII分子による抗原提示に対する反応系の中では中心的な役割を担っており，その機能を簡潔に表現すると，

樹状細胞がとらえた抗原を認識，増殖し，抗原特異的に食細胞やB細胞を活性化してこれらの機能を最大限に発揮できるよう「助ける」ことである．

樹状細胞が病原体などの異物を貪食すると，活性化されリンパ節へ移動する．その際，樹状細胞内で分解された異物由来タンパク質はペプチドとしてMHCクラスⅡ分子上に提示される．一方，末梢リンパ組織を巡回しているナイーブヘルパーT細胞がTCRを介して樹状細胞上のMHCクラスⅡ-抗原ペプチドを特異的に認識すると，活性化されて増殖を開始する．増殖したヘルパーT細胞の多くはリンパ節を出て再び体内を巡回し，自身を活性化したものと同じ抗原を提示しているマクロファージやB細胞と出会ってこれらを活性化する．これらヘルパーT細胞は共通のナイーブヘルパーT細胞から分化してくるが，どのサブセットに分化するかは，樹状細胞によってT細胞が活性化されるときに同時に受け取るサイトカインシグナルの種類によって決定される．

細胞傷害性反応，炎症反応，遅延型過敏型反応などの細胞性免疫に関与するT_H1細胞が産生するサイトカインはIL-2やIFN-γである．IFN-γは細菌が感染あるいは細菌を貪食したマクロファージを活性化し，リソソーム酵素の作用や活性酸素種の産生誘導により殺菌能を亢進させる．また，T_H1細胞のCD40リガンド（CD40LまたはCD154）とマクロファージのCD40が結合すると，CD80/CD86分子やMHCクラスⅡ分子の発現量が増加する．その結果，休止期のヘルパーT細胞を活性化する働きが強化される．一方，T_H2細胞はIL-4，IL-5，IL-13などの産生を介し，B細胞を活性化して抗体産生を促し（体液性免疫），あるいは好酸球を活性化させて寄生虫に対す

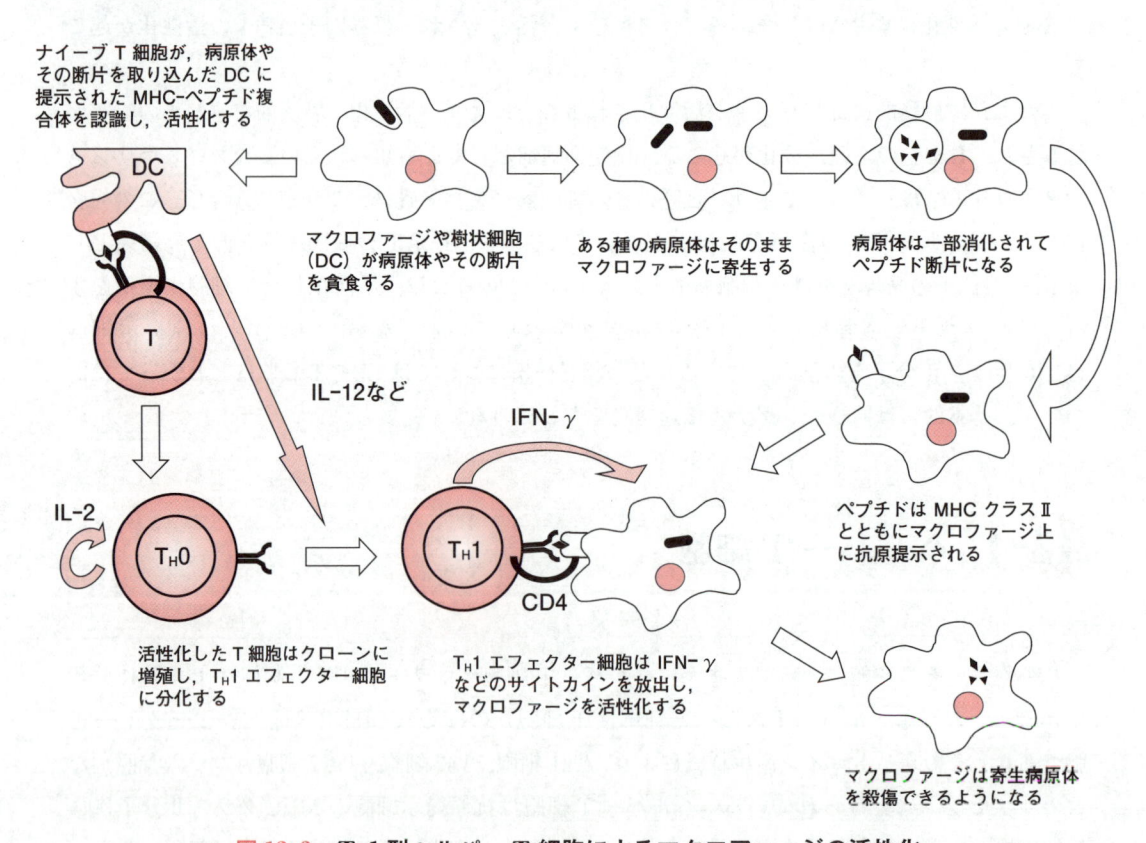

図12-3　T_H1型ヘルパーT細胞によるマクロファージの活性化

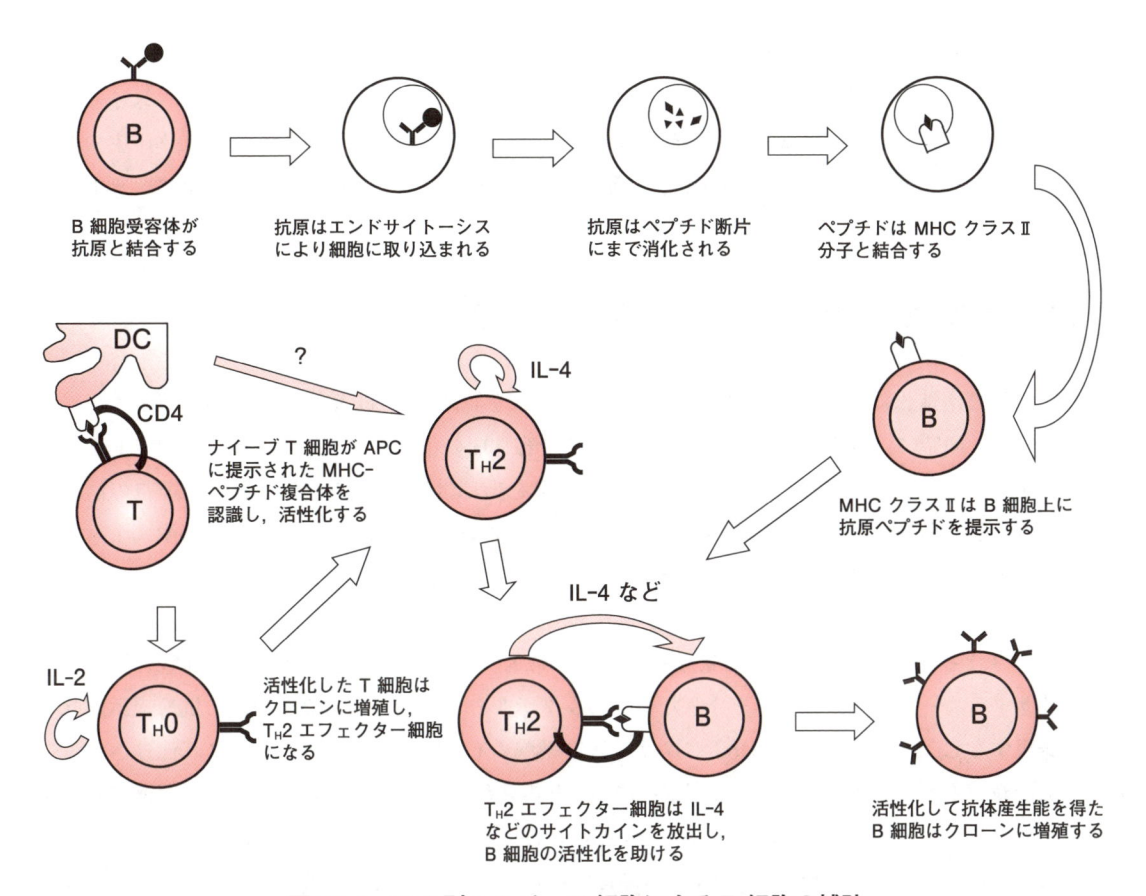

図 12-4　T_H2 型ヘルパー T 細胞による B 細胞の補助

ただし，最近ではリンパ節において B 細胞に対するエフェクターとなるのはろ胞ヘルパー T 細胞といわれている．また，通常樹状細胞は IL-4 を産生しないため，T_H2 細胞への初期分化を導くサイトカインに関しては諸説がある．

表 12-1　各種ヘルパー T 細胞サブセットへの分化と関連する代表的な因子

ヘルパー T 細胞サブセット	誘導サイトカイン	マスター転写因子	産生サイトカイン	標的細胞	標的となる病原体
T_H1	IFN-γ, IL-12, IL-27	T-bet	IFN-γ, IL-2	マクロファージ, CTL, NK 細胞	細胞内寄生細菌, ウイルス
T_H2	IL-4	GATA3	IL-4, IL-5, IL-13	好酸球, 好塩基球, マスト細胞	寄生虫
T_H17	TGF-β, IL-6, IL-1	RORγt	IL-17, IL-22	好中球（上皮細胞，線維芽細胞のサイトカイン産生を介して）	細菌, 真菌
T_FH（ろ胞ヘルパー T 細胞）	IL-21	Bcl6	IL-21, IL-4, IFN-γ	B 細胞	

る防御反応を導く．さらに，ヘルパーT細胞が産生するサイトカインは，B細胞のクラススイッチを制御し，例えば T$_H$2 細胞が産生する IL-4 は IgM から IgE または IgG4 へのクラススイッチを誘導する．ただし，これまで T$_H$2 細胞が担うといわれていた B 細胞の活性化や抗体産生のクラススイッチに強く関与する T 細胞は，ろ胞ヘルパー T 細胞（T$_{FH}$）として別のサブセットに分類されることもある（表 12-1 および 12-4-3 項参照）．

12-4-1 ● 共刺激分子とその受容体の働き

T 細胞の活性化には，抗原を提示した MHC とこれを認識する TCR の結合に伴う第 1 のシグナル伝達と同時に，さまざまな共刺激分子とその受容体間の第 2 のシグナル伝達が重要であることは 12-1 節で述べた．実は抗原提示細胞と T 細胞を結び付ける細胞接着分子も T 細胞の活性化に寄与しており，例えば TCR が特異的な MHC 抗原を認識すると，TCR からの刺激によって T 細胞上のインテグリンファミリーである LFA-1 の形状が変化し，抗原提示細胞上の免疫グロブリンスーパーファミリーである ICAM-1（CD54）への結合が強化され，細胞間の接着が長時間維持されるようになる．この細胞接着の持続は第 1 のシグナル伝達を介した T 細胞の活性化を補助する．一方，共刺激分子を介した第 2 のシグナルのうち最も強力なものは，抗原提示細胞が発現する CD80（B7-1）や CD86（B7-2）を T 細胞の CD28 が認識することにより伝達されるシグナルである．第 1 のシグナルと協調して IL-2 の産生が増大し，T 細胞の増殖が促進され，アナジーやアポトーシスが抑制される．受容体 CD28 分子自身は細胞内領域に酵素活性をもっておらず，他の分子をリクルートすることで細胞内にシグナルを伝達すると考えられている．実際，PI3 キナーゼや Grb2 をはじめとするいくつかの分子種が CD28 の細胞内領域に結合することが知られ，また，CD28 シグナルで活性化される分子としては PKCθ，Akt，JNK，NF-κB などが報告されている．CD28 経路以外でも，多くの共刺激分子が特定の TCR シグナル伝達を調節している．12-3 節で述べた白血球共通抗原 CD45 もそのような受容体の 1 つであるが，CD45 に対する抗原提示細胞側のリガンドについてはまだよくわかっていない．

CD80/CD86 は樹状細胞では恒常的に発現しており，そのため樹状細胞は未感作のナイーブ T 細胞を活性化することができる．単球／マクロファージや B 細胞などその他の抗原提示細胞も，自然免疫による炎症や T 細胞が産生するサイトカインなどにより活性化が起こると発現が上昇する．T 細胞の活性化はまた，T 細胞における CD40 リガンド（CD154）の発現を誘導し，抗原提示細胞上の CD40 分子との結合を介した共刺激によって CD80/CD86 の発現はやはり上昇する．この経路は T 細胞によるマクロファージや B 細胞の活性化に重要である．ここまでに述べたような T 細胞活性化の流れのなかで，初期においては TCR 複合体や CD28 分子はシグナル伝達分子とともに集合して小さなクラスターを形成する．次いで TCR は細胞接着面の中央部に移動し，周囲を CD28，さらに外側を細胞接着分子が取り囲んだクラスターの集合体となり，免疫シナプスと呼ばれる構造を形成する．この免疫シナプスの形成により，T 細胞の活性化は維持される．

以上，共刺激分子による T 細胞の活性化につい述べてきたが，CD28 ファミリーの中には T 細胞活性化に対する負のフィードバックにも働くものがある．CTLA-4（cytotoxic T lymphocyte antigen-4）はその細胞外領域が CD28 と近似した分子であり，活性化 T 細胞で発現が誘導され，

細胞膜上に表出する．CTLA-4 も CD28 のリガンドである CD80CD/86 と結合することができ，しかも CD28 よりも数十倍という高い親和性をもっている．そのため，CTLA-4 が CD80/CD86 に結合すると，CD28 の CD80/CD86 との結合を妨害し，そのため CD28 を介した共刺激シグナルの伝達を強力に阻害する．その結果，特に NF-κB の活性化経路が抑制されて IL-2 の産生が低下し，細胞周期が停止した後やがて細胞死に至る．このように，抗原提示細胞の CD80/CD86 と T 細胞の CD28 などの共刺激受容体，あるいは CTLA-4 などの抑制性受容体の結合，およびこれら受容体からのシグナルのバランスによって T 細胞の活性化は制御されている．

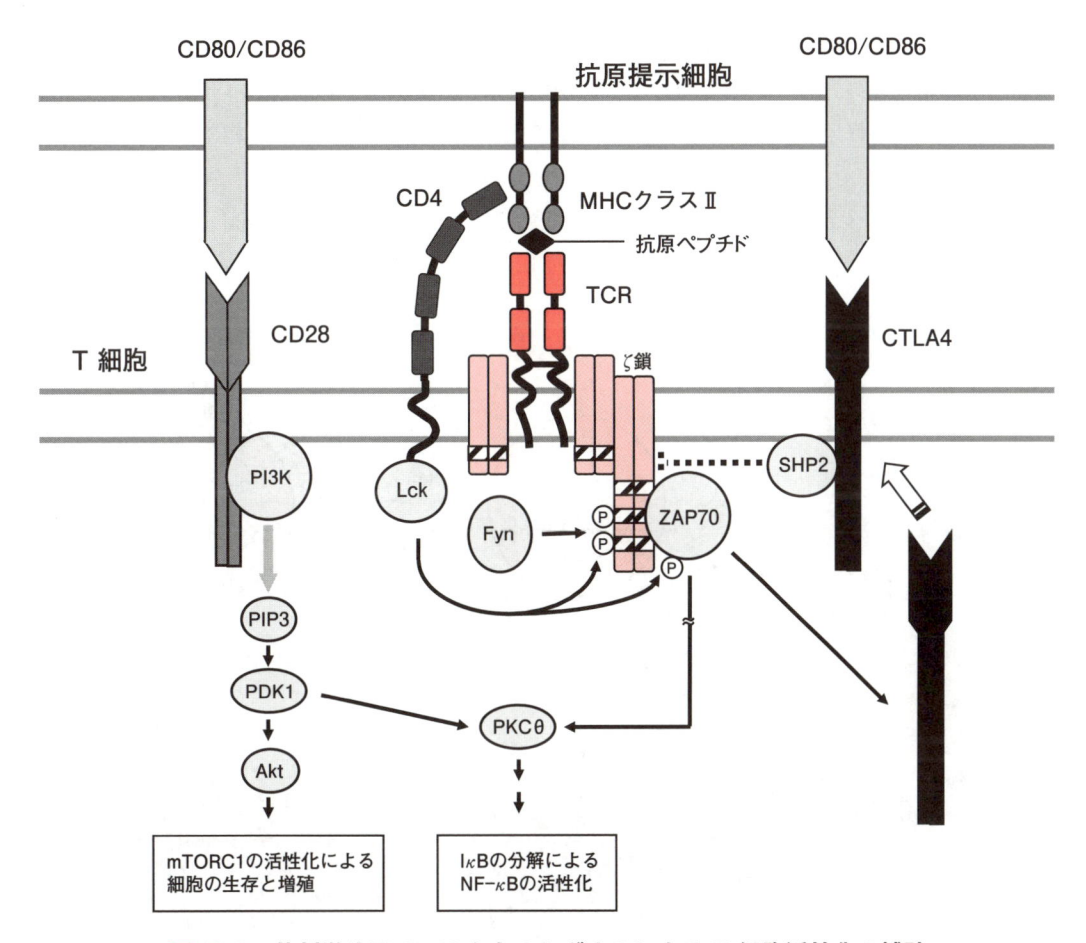

図 12-5　共刺激分子 CD28 からのシグナルによる T 細胞活性化の補助

ナイーブ T 細胞の活性化には，TCR からの第 1 の刺激に加えて共刺激分子を介した第 2 の刺激が必要であり，最も強力なものは CD28 と CD80/CD86 の結合によって生まれる．CD28 からの代表的なシグナルとしては，PI3K（ホスファチジルイノシトール 3-キナーゼ）を活性化して PIP3（PI3,4,5-三リン酸）を産生し，これが PDK1（ホスホイノシチド依存性キナーゼ 1）を活性化することで Akt をリン酸化する．この PDK1/Akt 経路はラパマイシン標的複合体 mTORC1 の活性化を介した細胞の生存シグナルである．PDK1 はまた，PKCθ を介して NF-κB を活性化する．特に NF-κB の十分な活性化には，第 1 と第 2 の両方の刺激が必要である．一方，T 細胞の活性化が持続すると，ZAP70 からのシグナルにより細胞内から CTLA-4 が表出し，CD80/CD86 に CD28 と拮抗的に結合するとともに，チロシンホスファターゼ SHP2 の作用により TCR 複合体のリン酸化を阻害する．

12-4-2 ● サイトカイン産生と機能の分極化：T_H1細胞とT_H2細胞

　抗原提示により活性化され，IL-2産生とそのオートクリン作用*により増殖を始めたT細胞（T_H0）は，増殖を繰り返しながら機能発現に向けた分化を開始する．CD4$^+$T細胞の場合，その分化の方向は主にT_H1細胞あるいはT_H2細胞であるが，最近ではT_H17細胞や制御性T細胞などへの分化も詳しく研究されている．CD4$^+$T細胞において，T_H1細胞はIFN-γ，IL-2，TNF-βなどを産生し，T_H2細胞はIL-4，IL-5，IL-6，IL-9，IL-10，IL-13などを産生する．GM-CSFやTNF-αなどはどちらからも産生され，またT_H0細胞はT_H1細胞型サイトカインとT_H2細胞型サイトカインの両方を一定期間つくることができる．T_H1細胞への誘導は，T_H0細胞にIL-12，IL-27やIFN-γが作用することにより，またT_H2細胞への誘導はIL-4やIL-13が作用することにより起こる．

　T_H1細胞の場合，IL-12がT_H0細胞のIL-12受容体に結合すると，signal transducers and activator of transcription 4（STAT4）シグナル伝達経路を介したIFN-γ産生が起こり，IFN-γ

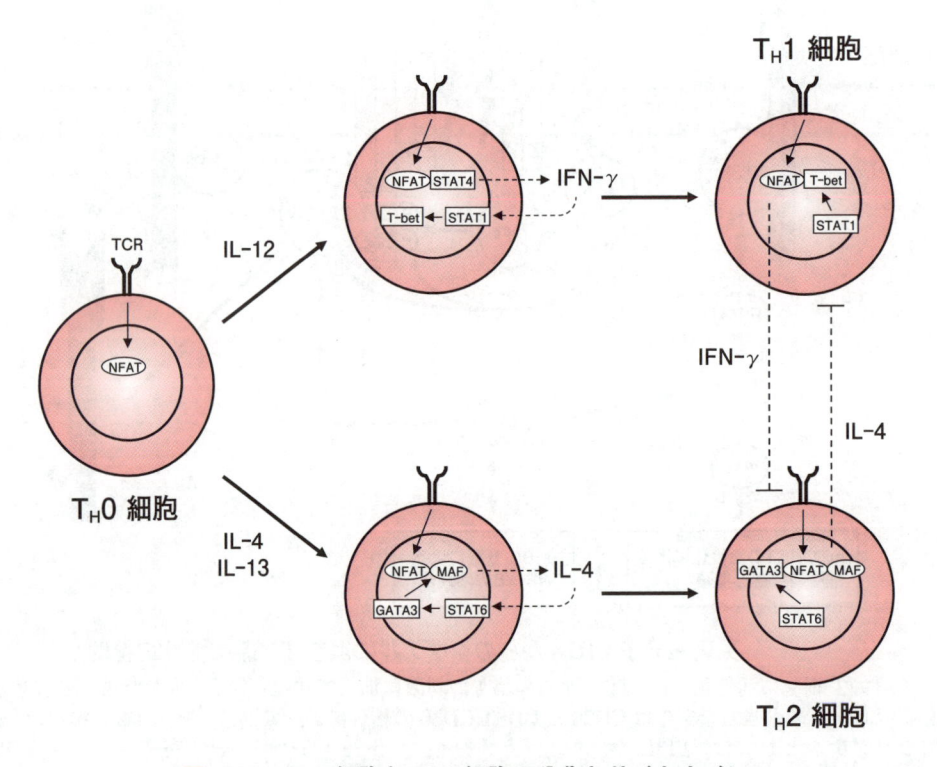

図 12-6　T_H1細胞とT_H2細胞の分化とサイトカイン
　T_H1細胞やT_H2細胞を誘導するサイトカインはそれぞれのマスター転写因子を活性化することで，分化の方向を確かなものとするとともに，他のサブセットへの分化を抑制する．

＊オートクリン：サイトカインを産生した細胞自身にサイトカインが働き，作用が発揮されること．一方，産生細胞の近傍に存在する細胞に働いて作用が発揮される場合をパラクリン，ホルモンのように遠隔部位にとどいて作用が発揮される場合をエンドクリンという．

はSTAT1シグナル伝達経路を介して転写因子T-box expressed in T cells（T-bet）を発現させる．T-betはT$_H$1細胞の分化状態の維持に必須であるため，T$_H$1細胞のマスター転写因子である．ここで，ある細胞が特定の細胞種へと分化する運命を決定付けるために機能する転写因子のことをマスター転写因子という．IL-12やIFN-γがsuppressor of cytokine signalling 5（SOCS5）を誘導しIL-4によるシグナル伝達経路を遮断するのに加えて，T-betなどの転写因子はIL-4遺伝子のサイレンサーに結合し，T$_H$2細胞への分化は抑制される．

一方，IL-4がT$_H$0細胞のIL-4受容体に結合すると，STAT6を介したシグナル伝達経路を介してマスター転写因子GATA3を発現させる．GATA3はIL-4遺伝子の発現を開始させるとともに，c-Mafなど他の転写因子の活性化を介してIL-4, IL-5, IL-13の遺伝子発現を増強する．IL-4によるシグナルはSOCS3の誘導によるSTAT4シグナル伝達経路の抑制，およびSOCS1の誘導によるSTAT1シグナル伝達経路の抑制を引き起こし，さらにIL-12受容体やT-betの発現を抑制することによってT$_H$1細胞への分化は抑えられる．このように，T$_H$1細胞やT$_H$2細胞が産生するサイトカインは自身の分化の方向を確実にするのみではなく，他のサブセットへの分化を抑制するという役割も担っている．

T$_H$1あるいはT$_H$2のどちらに分化するかを決定する要因は様々であり，以下のようなものが知られている．

A 抗原提示細胞が産生するサイトカイン

樹状細胞が認識する異物（PAMPs）の種類によって，樹状細胞が産生するサイトカインが異なり，これによりヘルパーT細胞の分化の方向性が決定される．一般的にTLR（Toll様受容体）による認識はT$_H$1細胞を誘導すると考えられており，例えば結核菌のリポタンパク質はTLR1/TLR2ヘテロダイマー，ウイルスの2本鎖RNAはTLR3，グラム陰性細菌のリポ多糖（LPS）はTLR4，細菌DNAの非メチル化CpG配列はTLR9，あるいは抗ウイルス薬イミダゾキノロンはTLR7に結合し，IL-12やIFN-αをはじめとするサイトカインを樹状細胞に産生させてT$_H$1細胞の分化を誘導する．しかし，すべてのTLR応答がT$_H$1細胞への分化を促すわけではなく，真菌・寄生虫由来タンパク質やコレラ毒素，あるいはワクチンのアジュバントとして用いられる水酸化アルミニウムなど，ある種のTLRリガンドに応答してIL-10などのサイトカインを産生し，T$_H$1細胞の分化の抑制や，T$_H$2細胞の分化を誘導する役割をもつ樹状細胞の存在も知られてきている．またB細胞が抗原提示細胞となる場合は，IL-12の産生があまりないため，T$_H$2細胞が誘導される傾向にある．

B 抗原提示細胞との相互作用

抗原提示細胞による抗原の提示が高密度であり，TCRとの結合力（avidity：アビディティ）が高い場合はT$_H$1細胞が誘導され，逆に低い結合力の場合はT$_H$2細胞が誘導されるという説がある．TCRへの刺激が弱い場合，ZAP70-LATを介したシグナル伝達経路が抑えられ，強い刺激を受けた場合とは異なる転写因子（特にNF-ATファミリー）の活性化によってIL-4やIL-13が発現すると考えられている．また，T$_H$2細胞の分化はCD80/CD86とCD28への共刺激にも依存性が高く，特にCD86経由で共刺激が伝わった場合にT$_H$2細胞に分化しやすいともいわれる．

これら以外にも，その存在場所などによって様々な種類があることが知られている樹状細胞が表出する共刺激分子はそれぞれ異なり，ヘルパーT細胞の分化の方向性に大きく関わっていると考えられている．

このような経緯によって分化したT$_H$1細胞は，マクロファージを活性化し，細胞内寄生病原体に対する殺作用を亢進させ，あるいは遅延型アレルギーを引き起こす．加えてCTLの活性化によりウイルス感染細胞，腫瘍細胞などにアポトーシスを誘導し破壊するなど，いわゆる細胞性免疫に関わっている．それに対し，T$_H$2細胞の産生するサイトカインは細胞性免疫を低下させ，B細胞においてはIgEクラス抗体産生へとこれを導くことから，抗原に対してアレルギー反応を起こす傾向となる．また，T$_H$1細胞とT$_H$2細胞が表出するケモカイン受容体にも違いがあり，T$_H$1細胞にはCXCR3，CCR5が優位に，T$_H$2細胞にはCCR3，CCR4，CCR8が優位に発現している．特にCCR3は好酸球や好塩基球などにも発現していることから，炎症局所へのこれらの細胞の遊走，集積によりアレルギー状態が亢進すると考えられる．

12-4-3 ● 抗体産生の補助と抗体のクラススイッチ

一般的なタンパク質抗原に対するB細胞からの抗体産生には，ヘルパーT細胞が必要である．ヘルパーT細胞と直接結合したB細胞は，ヘルパーT細胞から2つのシグナルを受け取る．1つは，ヘルパーT細胞が産生するサイトカインによって伝達されるシグナルである．ヘルパーT細胞と直接結合しているB細胞は，たまたま周囲に存在するB細胞よりも高濃度のサイトカインに，しかも長時間曝露されることになる．もう1つは，ヘルパーT細胞が提供する共刺激分子からのシグナルである．ヘルパーT細胞は細胞結合型CD40L（CD154）を発現し，B細胞上の受容体であるCD40を介して細胞内にシグナルを伝える．共刺激分子を介した相互作用は，抗原提示細胞とT細胞の相互作用でもみられたように，双方向的である．すなわち，B細胞側もCD80/CD86を発現し，これがヘルパーT細胞上のCD28を介してシグナルを伝達している．このようにB細胞とヘルパーT細胞が密接な相互作用を行うためには，B細胞が抗原提示細胞として働き，ヘルパーT細胞はMHC拘束性をもってその抗原を認識するということが前提となる．

T細胞とB細胞の相互作用は，二次リンパ器官内のT細胞領域とB細胞領域（リンパろ胞：13-3節参照）の境界部で起こる．ヘルパーT細胞により活性化されたB細胞は，リンパろ胞内部に移動して胚中心を形成し活発に増殖を始め，同時に抗体遺伝子のV領域に高頻度で体細胞突然変異が起こる．体細胞突然変異に続き，B細胞と，ろ胞樹状細胞と呼ばれる（おそらく血球系ではない）細胞との間で相互作用が繰り返され，ろ胞樹状細胞が捕捉した抗原に高い親和性を示したB細胞のみが生存する，いわゆる親和性成熟が行われる．また，胚中心にやってきたヘルパーT細胞（T$_{FH}$：ろ胞ヘルパーT細胞）の助けを借りて，抗原特異性は維持したまま抗体のH鎖のクラススイッチを起こし，IgM以外の異なる機能をもつ抗体分子をつくる．

前述のように，共刺激分子を介したシグナル伝達は，胚中心の形成，親和性成熟，および抗体のクラススイッチにとっても非常に重要である．B細胞上のCD80/CD86はヘルパーT細胞のCD28によって認識され，共刺激シグナルが伝達される．その結果，ヘルパーT細胞はIL-2の産生やCD40L（CD154）およびサイトカイン（IL-4，IL-5，IL-6）などのエフェクター分子の発

現を誘導する．IL-4 は B 細胞を増殖期に誘導するために必要なサイトカインであり，IL-2 は T 細胞とともに B 細胞も増殖させる．また，IL-5，IL-10，および IL-13 などのサイトカインも B 細胞の増殖・分化に働く（ただし，一般的なろ胞ヘルパー T 細胞は IL-5 や IL-13 をほとんど産生しない）．そこにヘルパー T 細胞の CD40L と B 細胞の CD40 の結合が加わると，最も強い活性化シグナルを B 細胞に伝え，増殖をさらに促進させる（図 12-10 参照）．

　抗体分子のクラススイッチには，ヘルパー T 細胞が産生するサイトカインがその方向性を決める上で非常に重要である．パイエル板など消化管のリンパ組織では，B 細胞は IgA 産生細胞へとクラススイッチする．パイエル板の胚中心には TGF-β を産生するろ胞性のヘルパー T 細胞が存在し，TGF-β が IgA へのクラススイッチを誘導する．また，腸管には IL-5 を産生する細胞も存在し，IgA クラススイッチを終了した形質細胞における IgA の分泌を増強する．また，I 型アレルギー反応において中心的な役割を果たす IgE 産生細胞へのクラススイッチは，IL-4 の刺激を受けて行われる．ただし，ろ胞ヘルパー T 細胞が産生する IL-21 は IgE 産生を抑制することが知られていることから，IgE 産生細胞へのクラススイッチは胚中心で起こるのではなく，IgG へのクラススイッチを終えてリンパろ胞外に出た B 細胞が，アレルギー性炎症の場で T$_H$2 細胞等により産生された IL-4 の刺激を受け，高親和性 IgE 産生細胞へとクラススイッチする可能性も示唆されている．一方，T$_H$1 細胞型サイトカインの抗体産生誘導能は強くないが，IFN-γ はマウスの IgG2a やヒトの IgG1* へのクラススイッチを誘導する．

表 12-2 マウスの抗体クラススイッチに関与する主なサイトカイン

抗体のクラス	誘導サイトカイン	増強サイトカイン	抑制サイトカイン
IgG1	IL-4	IL-10	TGF-β
IgG2a	IFN-γ		IL-4
IgA	TGF-β	IL-5	
IgE	IL-4, IL-13	IL-5, IL-6, TNF-α	IL-21, IFN-γ, TGF-β
IgM		IL-10	IL-4, TGF-β

12-5　細胞傷害性 T 細胞（キラー T 細胞）

　細胞傷害性 T 細胞（キラー T 細胞）は cytotoxic T lymphocyte（CTL）ともいう．CTL は，細胞表面分子として CD8 を発現し，MHC クラス I 分子とともに提示された抗原ペプチドを TCR で認識する．樹状細胞は自身が病原体に感染した場合はもちろんのこと，クロスプレゼンテーションにより貪食した異物由来のペプチド抗原をもクラス I 分子上に提示し，リンパ節でナイーブ

---

* ヒトの IgG サブクラスとマウスの IgG サブクラスとでは名称が一致していないので注意．ヒト IgG1（マウス IgG2a），IgG2（IgG2b），IgG3（IgG3），IgG4（IgG1）．さらに，マウスの系統によっては，IgG2a の代わりに IgG2c をもつものがあり，注意を要する．

CTL を活性化する．活性化し，増殖した CTL は末梢組織に移動し，ウイルスや細胞内寄生細菌，あるいはトキソプラズマ原虫などに感染した細胞の排除に重要な役割を演じる．これら細胞質に感染する病原体のタンパク質は細胞内でつくられるため，一部のペプチドはクラス I 分子上に提示される．クラス I 分子はほとんどすべての有核細胞に発現しているため，体内のどの細胞も病原体の感染により標的細胞となり得る．

樹状細胞との相互作用による CTL の活性化は，TCR が認識する MHC がクラス I 分子であり，これを補助する受容体が CD8 であることを除けば，ヘルパー T 細胞の活性化とよく似ており，細胞接着分子や共刺激によるシグナル伝達もやはり重要である．CTL の活性化にヘルパー T 細胞の補助が必要とされるか否かについては諸説があるが，必要とされる場合には次の 2 つの機序が提唱されている．

（i）樹状細胞は同じ抗原を貪食した場合，クラス I 分子とクラス II 分子の両方で抗原ペプチドを（エピトープは異なっていても）提示できるため，同じ樹状細胞にヘルパー T 細胞とナイーブ CTL が結合する可能性がある．この場合，ヘルパー T 細胞が産生した IL-2 などのサイトカインが CTL の活性化に寄与する．

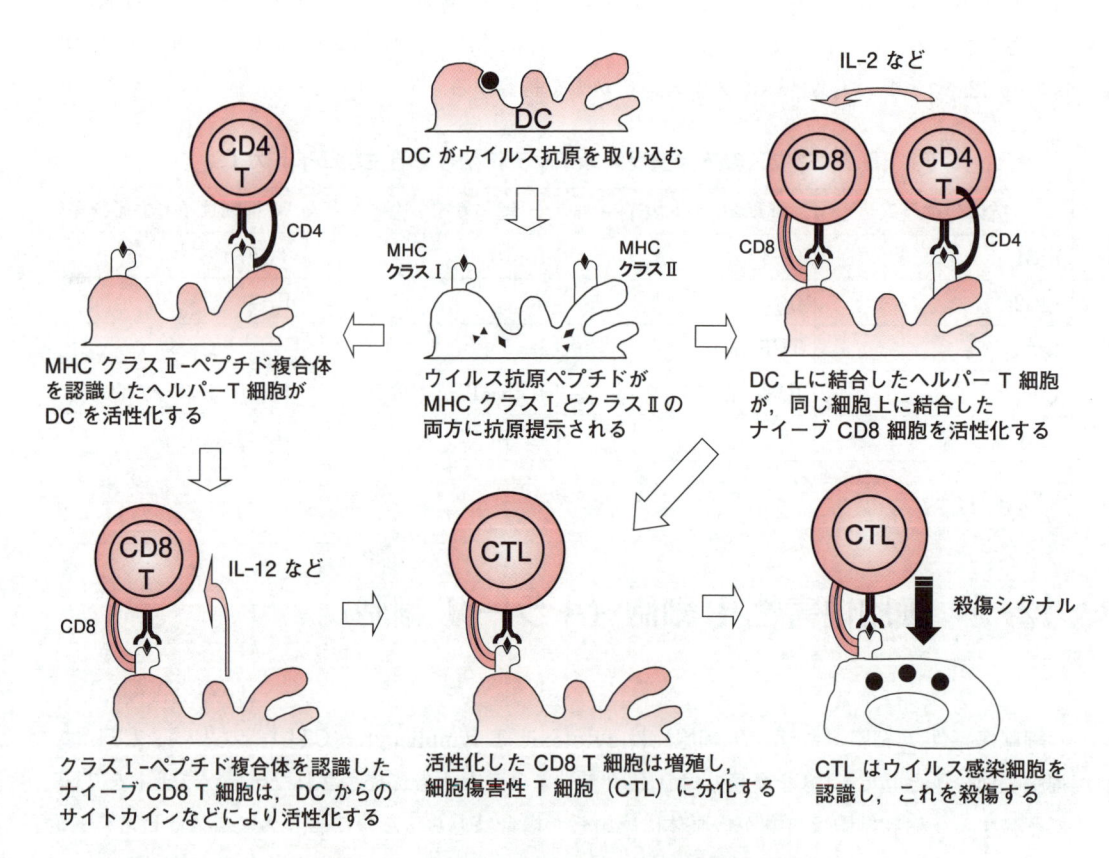

図 12-7 CTL によるウイルス感染細胞の排除

樹状細胞はクロスプレゼンテーションにより，取り込んだ外来性抗原からクラス I，クラス II の両経路で抗原ペプチドを提示できる．CTL の活性化にヘルパー T 細胞の補助が必要との説に従い，ヘルパー T 細胞が直接 CTL を活性化する場合と，樹状細胞の活性化を介して間接的に活性化する場合を示した．

(ii) 樹状細胞からの抗原提示を受けて活性化したヘルパーT細胞はCD40L（CD154）分子を表出し，樹状細胞を細胞膜上のCD40分子を介してさらに活性化する．活性化した樹状細胞はIL-12などのサイトカインを産生し，後に結合するナイーブCTLを活性化する．なお，ヘルパーT細胞の存在がなくても他の理由（例えばNK細胞が産生するIFN-γ）で樹状細胞が活性化されればCTLの活性化は起こるが，その場合はメモリーCTLが出現しないといわれており，ヘルパーT細胞の存在はCTLの活性化にとっても重要と考えられる．

CTLによる標的細胞の認識は，抗原提示細胞の認識と同様に，細胞接着分子による細胞同士の接着，TCRとMHCクラスI-抗原ペプチドの結合，および共刺激分子と受容体の結合が必要である．共刺激の中では，特にCTL上のDNAM-1（CD226）と標的細胞上のリガンドとの会合は細胞傷害活性を高める．MHCクラスIで抗原を提示している樹状細胞も，活性化したCTLにとっては標的細胞になってしまうが，体内で十分に活性化した細胞傷害反応に対し負のフィードバックをかける役割があると考えられている．

CTLによる標的細胞の排除機構として，パーフォリン-グランザイム系とFas（CD95）-FasL系による細胞死誘導がある．パーフォリンは補体成分のC9と類似したタンパク質で，細胞内顆粒に不活性型として貯蔵されている．CTLが標的細胞と結合すると，パーフォリンを顆粒から免

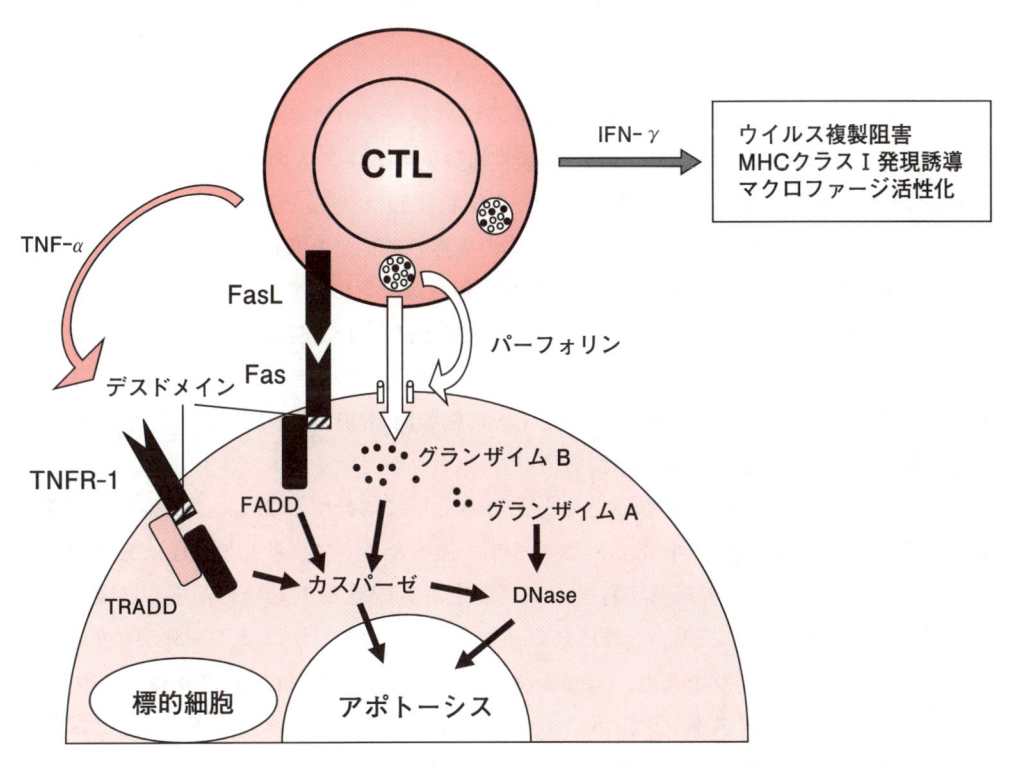

図12-8 CTLのエフェクター作用

図には示されていないが，標的細胞との間には各種細胞接着分子やTCR-MHCクラスIを介した相互作用があることを前提としている．CTLはパーフォンリン，グランザイムといった分子を放出するとともに，FASやTNFR-1といった受容体のデスシグナルを介して標的細胞にアポトーシスを誘導する．また，CTLの産生するIFN-γなどのサイトカインも細胞性免疫の増強を補助する．

疫シナプスへ放出する．脱顆粒したパーフォリンは細胞外環境の Ca^{2+} イオンによって活性型となり，標的細胞の膜上で重合体を形成し，膜に小孔あける．さらにこの小孔を通して，数種類のセリンプロテアーゼファミリー分子からなるグランザイムを標的細胞内に放出する．グランザイム B はカスパーゼの活性化により標的細胞にアポトーシスを誘導し，グランザイム A は DNase を活性化して直接 DNA の断片化を引き起こす．

一方，CTL の細胞膜に発現する FasL は TNF ファミリーに属するリガンド分子である．FasL が標的細胞表面の TNF レセプターファミリーに属する分子である Fas（CD95）に結合すると，Fas は架橋されて三量体となり，Fas の細胞質領域に存在するデスドメインへのアダプタータンパク質 FADD（MORT-1）などの会合が起こり，カスパーゼの活性化が誘導されてアポトーシスが引き起こされる．さらに，CTL が産生するサイトカインのうち，TNF-α は TNFR-1（CD120a）のデスドメインを介してアポトーシスを誘発し，IFN-γ は，ウイルスの複製を阻害するとともに，MHC クラス I 分子の発現誘導やマクロファージの活性化を引き起こす．このように CTL は様々な作用によって細胞を傷害することができる．

12-6　B 細胞受容体としての細胞膜貫通性抗体

B 細胞系列の細胞がその分化の過程で，細胞表面に免疫グロブリン分子を表出した段階を B 細胞という．B 細胞受容体（BCR）としての膜貫通型免疫グロブリン（mIg）は，通常 B 細胞 1 個あたり 10^5 個の分子が発現している．未熟な B 細胞は IgM のみを表出しているが，成熟すると IgM と IgD の両方を表出するようになる．この成熟の過程で B 細胞は骨髄から離れ，末梢リンパ組織へ移動する．mIg は TCR と同様に細胞内領域は非常に短く，抗原の結合をシグナルとして細胞内に伝えるドメインをもたない．そこで TCR における CD3 と ζ 鎖複合体のように，BCR ではシグナル伝達機能を Igα（CD79a）と Igβ（CD79b）のヘテロ二量体が mIg 分子と会合することにより担っている．そのため，Igα と Igβ の細胞内領域には T 細胞における CD3 と ζ 鎖複合体の各サブユニットと同様に ITAM が存在する．

mIg 分子の役割は，抗原（比較的大きな分子である）に結合することにより架橋を形成し，受容体の凝集を引き起こすことにある．12-4-3 項で述べたように，多くの抗原は B 細胞に抗体産生を誘導するために，その抗原に特異的に反応する B 細胞と T 細胞の両方が必要であり，T-dependent antigen（TD 抗原）と呼ばれる．しかし，抗原のなかには T 細胞が存在しなくても B 細胞を活性化するものがあり，T-independent antigen（TI 抗原）と呼ばれ，リポ多糖（LPS），フィコール，デキストラン，ポリ-D-アミノ酸，細菌フラジェリン多量体などはその例である．多くの TI 抗原は抗原決定基が 1 分子上に反復して存在するため，多数の BCR を架橋して強いシグナルを細胞内に伝えると考えられる．それ以外にも，TI 抗原は PAMPs を含むものが多いため，B 細胞上に存在する TLR を介した刺激を同時に伝えることにより活性化が起こる．ただし，TI 抗原による刺激では抗体のクラススイッチや免疫記憶の誘導はほとんど起こらず，本来の獲得免疫としての B 細胞免疫応答にはヘルパー T 細胞が重要な役割を担っている．

表12-3 TCRとBCRの共通点と相違点

TCRとBCRの共通点
・細胞膜表面に発現するタンパク質である
・免疫グロブリンスーパーファミリーに属する
・1個の細胞には1種類の受容体が発現している
・コードする遺伝子はRAG1/RAG2による再構成で生じる
・抗原に出会う前に，すでに抗原認識部位ができている
・特異性の高い結合部位で抗原と「鍵と鍵穴」の関係により結合する
・抗原との結合は非共有結合である
・細胞内にシグナル伝達に関与するドメインをもたない
・結合の成立により細胞内にシグナルが伝達される

TCRとBCRの相違点		
	TCR	BCR
・遺伝子の組換え	T細胞においてのみ起こる	B細胞においてのみ起こる
・体細胞突然変異	なし	あり
・構成分子	α鎖とβ鎖，またはγ鎖とδ鎖	2本の重鎖（$\mu, \gamma, \zeta, \alpha$と$\varepsilon$）と2本の軽鎖（$\kappa$と$\lambda$）
・認識分子	MHC分子に結合した短いペプチド断片	タンパク質および炭水化物の3次元的形状
・血液中への分泌	なし	あり（抗体として）

12-7　B細胞の活性化

　既に述べたように，BCRはmIg分子と会合したIgα/Igβヘテロ二量体（α/β）から構成される．mIgは抗原に結合して受容体の凝集を起こし，α/βサブユニットは細胞内にシグナルを伝達する．抗原による架橋によりBCRが凝集すると，Igα/Igβに会合しているSrcファミリーキナーゼのLyn，Blk，およびFynを速やかに活性化する．これらチロシンキナーゼによってIgα/IgβのITAMのチロシンがリン酸化されると，チロシンキナーゼSykが結合し，SykはさらにLynによってリン酸化され活性化する．すなわち，SykはT細胞のシグナル伝達におけるZAP70の働きをする．Sykがアダプター分子B cell linker（BLNK）をリン酸化すると，Grb2，PLC-γ，Vav，Btkなどの分子がこれに会合する．このようなシグナル伝達酵素からなる複合体のことを，signalosome（シグナロソーム）と呼ぶことがある．シグナロソームから伝達されたシグナルは，PLC-γや各種キナーゼ，低分子量GタンパクRasを含む多数のカスケードを活性化し，TCR複合体を介したT細胞の活性化と同様に，NF-κBやAP-1を含む多くの転写因子を活性化する（図12-9および12-3節参照）．

　TCRにとってCD4/CD8が補助受容体として重要なように，B細胞の活性化はやはり補助受容体によって増強される．B細胞の補助受容体は，CD19，CD21（補体受容体CR2），CD81からなる複合体である．抗原に補体成分であるC3dなどが結合すると，mIgとCD21を架橋することに

よりCD19の細胞内領域がリン酸化され，チロシンキナーゼのLynなどが会合して活性化が起こる．Igα/Igβも架橋によりCD19と近接するため，リン酸化に続いてSykの結合および活性化が起こる．CD19の細胞内領域にはPI3キナーゼなどもリクルートされるため，抗原の濃度が低い場合でも補助受容体からのシグナルはPLC-γ経路およびPI3キナーゼ経路を活性化し，抗原からのシグナルを著しく増強することができる．

ヘルパーT細胞によってB細胞が特異的な抗体を産生する場合，B細胞の貪食作用と抗原提示作用が必要となってくる．体内に侵入した抗原が樹状細胞により取り込まれた後，その抗原ペプチド断片はMHCクラスII分子とともに提示され，ヘルパーT細胞がTCRを介してその抗原-

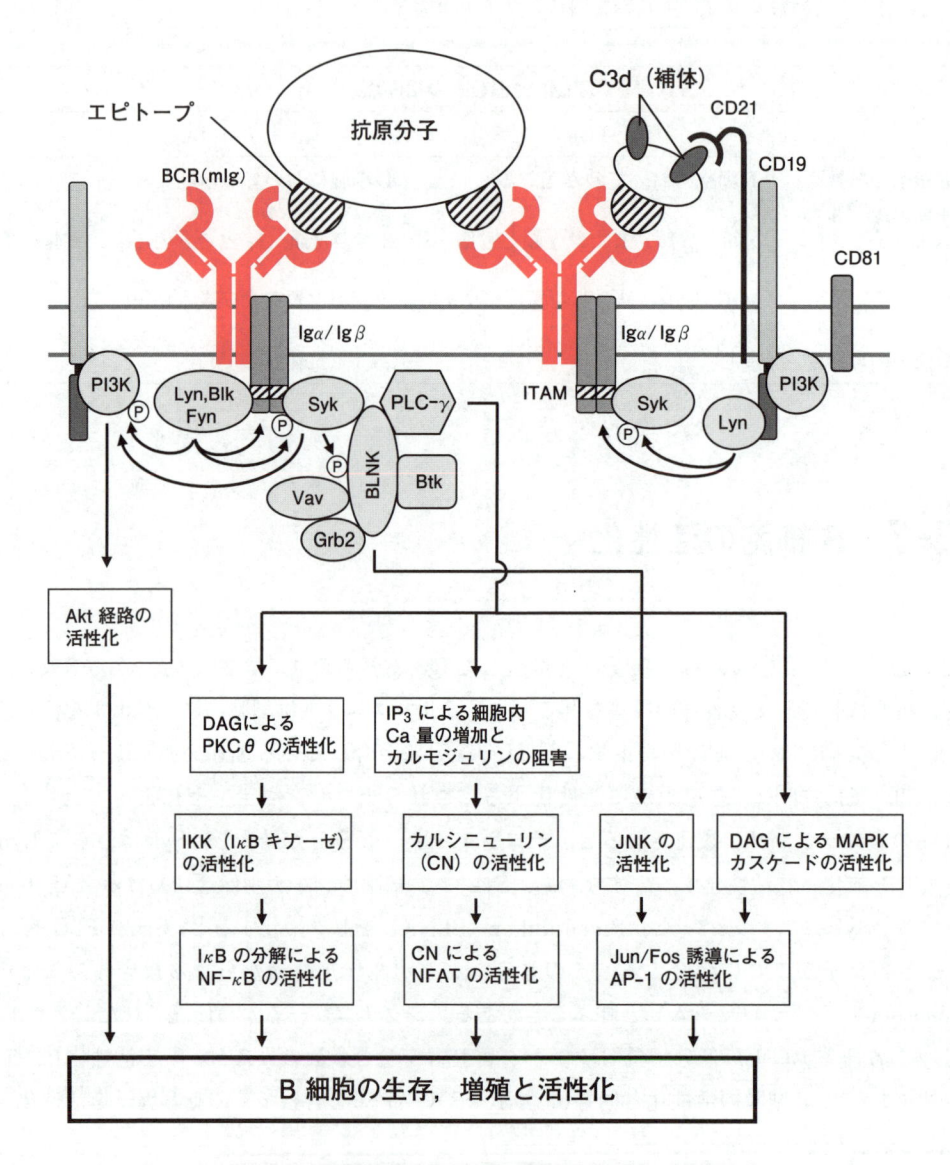

図12-9 BCRを介したB細胞のシグナル伝達

シグナル伝達経路の一部は，T細胞の場合とかなり類似しているため省略している（図12-2参照）．抗原によるBCRの架橋が形成されなくても，補助受容体を介した刺激によりSykの活性化が起こる．

MHC クラス II 分子を認識し，活性化する．一方，BCR に同一抗原が結合して架橋されると，細胞内に活性化シグナルが伝達される．さらに，B 細胞はその抗原をエンドサイトーシスにより細胞内に取り込み，ペプチド断片を MHC クラス II 分子とともに細胞表面に提示する．活性化したヘルパー T 細胞は TCR を介して，B 細胞により提示された MHC クラス II 分子 - 抗原ペプチドを認識する．このように，それぞれ抗原と樹状細胞による抗原提示で既に活性化している T 細胞と B 細胞がさらに相互作用を行うことによって，抗体のクラススイッチや形質細胞への分化へと進んでいくことになる．この相互作用は，LFA-3（B 細胞）/CD2（T 細胞），ICAM-1/ICAM-3（B 細胞）/LFA-1（T 細胞）といった細胞接着分子により増強される．

　ヘルパー T 細胞と B 細胞の相互作用は，双方向性である（12-4-3 項参照）．したがって，MHC クラス II 分子 - 抗原ペプチドや，共刺激分子である CD80/CD86 によって T 細胞にシグナルを伝えるのと同時に，CD40 を介して T 細胞からの共刺激シグナルを受け取りさらに活性化され，細胞周期進行が補助される．CD40 からの共刺激は CD80/CD86 の発現を増強させるため，T 細胞への共刺激がさらに補強されることとなる．T 細胞の CD40L（CD154）ホモ変異体では胚中心が形成されず，高 IgM 血症になることが知られており，CD40 を介した共刺激はクラススイッチにとって重要であることがわかる．また，B 細胞の増殖，分化はヘルパー T 細胞からのサイトカ

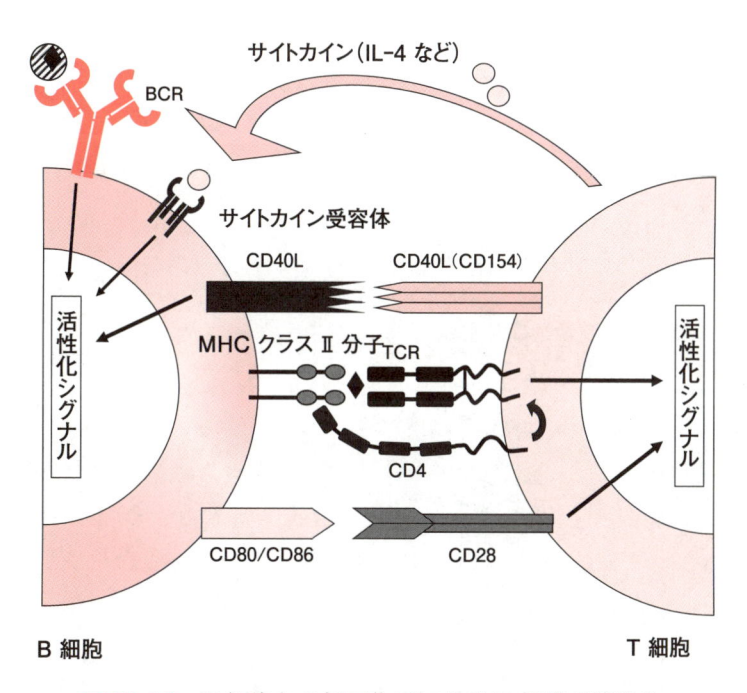

図 12-10　T 細胞との相互作用による B 細胞の活性化

抗原と結合した BCR は細胞内に第 1 のシグナルを伝達するとともに，抗原を取り込んで MHC クラス II 上に提示し，これを認識するヘルパー T 細胞との間に相互作用が生まれる．B 細胞と T 細胞は互いに刺激し合うことで様々な補助分子を表出し，第 2 のシグナルによって活性化が増強される．T 細胞からのシグナルでは，CD40 を介したものが強力であり，このシグナルを欠くと抗体のクラススイッチが起こらない．T 細胞の産生するサイトカインもまた重要な第 2 のシグナルであるが，T-B の結合を介していないので非特異的な活性化である．図には示していないが，細胞接着分子を介した細胞同士の結合も活性化によってさらに強固になる．なお，免疫応答の後期には T 細胞側に CTLA-4 が表出し，T 細胞の活性化は抑制される．

インの分泌によっても制御されている（12-4-3項）．このように活性化したB細胞はその多くがantibody-forming cell（AFC）へと分化し，最終分化形態として形質細胞となるが，ほとんどのAFCはその後短期間にアポトーシスを起こして死滅する．一方，一部の活性化B細胞は増殖した後に隣接するろ胞へ移動して留まり，記憶B細胞に分化する．B細胞がどちらに分化するかの機序については不明な点が多いが，ヘルパーT細胞からの刺激の程度もおそらく関与していると考えられている．

コラム

制御性 T 細胞（Treg）と T$_H$17

　T 細胞の中に，免疫反応を抑制する方向に働くものがあるらしいことはかなり以前からいわれており，一時期，抑制性の液性因子を産生する CD8$^+$ のサプレッサー T 細胞の存在が唱えられたが，今はこれに代わって CD4$^+$ の抑制性を示す T 細胞が脚光を浴びている．中でも実態と機能がはっきりと示された CD4$^+$，CD25$^+$（IL-2 受容体 α 鎖）の制御性 T 細胞（Treg）については詳細が明らかになりつつある．Treg は胸腺で負の選択を受けた自己反応性 T 細胞の一部が末梢に出現したものであり，末梢 CD4$^+$T 細胞の数％〜10％程度を占めている．Treg は持続的に転写因子 Foxp3 を発現しており，したがって Foxp3 は Treg のマスター因子である．Treg 自身は抗原刺激を受けても増殖せず，構成的に CTLA-4 を発現することにより，自身が結合した樹状細胞や同じ樹状細胞上に近接して結合した T$_H$1 細胞，T$_H$2 細胞を，接触的あるいは競合的に阻害する．また TGF-β や IL-10 といったサイトカインによる抑制効果も発揮できる（図 11-7 参照）．ヒトやマウスで Treg を欠損すると重篤な自己免疫疾患を呈することから，末梢に相当数の自己反応性 T 細胞が存在し，したがって Treg が自己反応性 T 細胞の抑制にとって不可欠であることがわかる．

　一方，ヘルパー T 細胞の新しいサブセットも続々と登場している．かつて T$_H$1 細胞と T$_H$2 細胞で細胞性免疫と体液性免疫が説明されていたが，今ではこれらだけでは説明のつかない現象も数多い．その中で，T$_H$1 細胞と同じ細胞性免疫を誘導する T$_H$17 細胞が注目されている．T$_H$17 細胞はその名の通り IL-17 を産生する細胞で，T$_H$1 細胞がマクロファージを活性化するのに対し，T$_H$17 が産生する IL-17 は血管内皮細胞，上皮細胞，線維芽細胞などに作用してケモカインや炎症性サイトカインを産生させ，好中球を遊走・活性化させる．その結果，肺炎桿菌・百日咳菌といった細菌や真菌など細胞外に局在する病原微生物の感染防御に寄与する一方で，アレルギー性脳脊髄炎，クローン病，関節炎などへの関与も明らかにされつつある．

　なお，ナイーブ T 細胞に TGF-β と IL-6 が作用すると（少なくともマウスでは）T$_H$17 に分化する．しかしナイーブ T 細胞に TGF-β のみが作用すると，末梢誘導性の Treg（iTreg：11-4-3 項参照）が分化してくる．炎症性サイトカインである IL-6 が作用するかどうかで全く性格の異なる T 細胞が生まれることから，炎症の制御においてこれらの細胞の重要性を示している．さらに，腸管免疫でパイエル板などに誘導される制御性 T 細胞には T$_H$17 由来のもがあるといわれており，Treg や T$_H$17 以外にもいくつかの亜種として知られている T 細胞集団は，必ずしも最終分化形態ではないことが考えられている．

13 免疫応答の全体像：
自然免疫と獲得免疫の連携

　免疫系は，パターン認識受容体によって異物を識別し排除する**自然免疫**と，抗原特異的な受容体をあらかじめ用意しておき，抗原特異的に異物を排除する**獲得免疫**によって支えられている．一般には，まず自然免疫が働いて異物を排除し，次に第2列の防御機構として獲得免疫がより強力に異物を排除すると考えられている．しかし，この2つの免疫機構は互いに無関係ではない．どのように協同して免疫応答にかかわっているのかを，以下見ていこう．

13-1　樹状細胞による抗原の捕獲とT細胞への抗原提示

　第4章で見たように，**貪食**は自然免疫の重要な働きの1つである．例えば，脾臓（2章）の赤脾髄に分布するマクロファージは，血液中に侵入した細菌や異物を貪食して血液を無菌に保つ．一方，貪食された異物は細胞内で分解されて**抗原処理**を受け，抗原ペプチドが**主要組織適合抗原（MHC）**に提示される（9章）．**抗原ペプチドを提示**したMHCに特異的なT細胞が活性化され，獲得免疫が開始される（12章）．

　獲得免疫の開始において特に重要な細胞が**樹状細胞**（2章参照）である．樹状細胞は，MHCクラスIIを高発現し，移動性に富んだ細胞である．皮膚や粘膜で物理的バリヤーを形成する上皮およびそれを支える結合組織には樹状細胞が多数分布している．皮膚の表皮には樹状細胞の一種であるランゲルハンス細胞，結合組織である真皮には真皮樹状細胞が分布している．これらの細胞は，皮膚から侵入した抗原を貪食によって捕捉し，MHCクラスIIに抗原ペプチドを提示し（9-4節），リンパ管を通って所属リンパ節のT細胞領域に到達する．TLR等の病原体関連パターン認識受容体や，自然免疫反応の結果産生される**サイトカイン**（10章）によって，樹状細胞上にはB7（CD80）など共刺激分子（12章）の発現が誘導される．リンパ節には，血中から**高内皮細静脈**を通ってT細胞が再循環している（3章）．抗原を提示し，共刺激分子を発現し，サイトカイン産生能を有した成熟樹状細胞と，抗原特異的なT細胞がリンパ節内で出会い，T細胞が活性化され獲得免疫が開始される．

　以上のように，貪食は異物を直接破壊して生体防御に働くのみならず，獲得免疫の開始においても重要な働きをしている．

13-2　二次リンパ器官でのT細胞の活性化

　二次リンパ器官において樹状細胞によって抗原提示を受けたT細胞は抗原受容体からのシグナルを受けて活性化され（12章）クローン増殖し免疫効果を示す細胞，すなわち**エフェクターT細胞**に分化する．エフェクターT細胞は，二次リンパ器官から輸出リンパ管を経て血液循環に入る．それとともに，**細胞接着分子**や**ケモカイン**受容体の発現が変化し，活性化された後毛細血管細静脈から感染局所に遊走する．この血管内皮の活性化は，感染が起こった局所でマクロファージなど自然免疫を担当する細胞によってつくられた炎症性サイトカイン（例えば，IL-1やTNF-α）によってまず開始される．エフェクターT細胞の遊走は抗原非特異的な過程であり，抗原特異性にかかわらずできるだけ多くのエフェクターT細胞を局所に集めることができる．遊走したエフェクターT細胞は，感染局所で抗原と再び出会って活性化され免疫効果を発揮する一方で，組織内の細胞外マトリクスに結合する細胞接着分子を介して感染局所に留まる．またサイトカインやケモカインの産生を通じて，炎症を増幅させてさらに多くの白血球を局所に動員させる．

　一方，抗原特異的に活性化された細胞の一部は**記憶T細胞**に分化する．記憶T細胞は，免疫の効果（例えば異物の破壊）を実行する代わりに，次に同じ抗原の侵入に備えるための細胞である．

13-2-1 ● エフェクターT細胞

　エフェクターT細胞の機能は，$CD4^+$T細胞と$CD8^+$T細胞に分けて考えることができる．

A　$CD4^+$T細胞

　$CD4^+$エフェクターT細胞は，特徴的なサイトカイン産生を介して，直接標的を破壊する自然免疫を担当する細胞を活性化して免疫効果を発揮する．すなわち，**ヘルパーT細胞**として働く．例えば，**T_H1細胞**（12章）はインターフェロンγの産生を介してマクロファージを活性化し，貪食した細菌の破壊を助ける．**T_H2細胞**はIL-4を産生してB細胞にIgEをつくらせ，またIL-5を産生して好酸球を活性化し，蠕虫に対する防御機構で働く．IL-17やIL-22を産生する**T_H17細胞**は好中球を動員して細胞外細菌や真菌に対する防御に働く．このように，獲得免疫の構成員である$CD4^+$エフェクターT細胞は，自然免疫を担当する他の白血球を活用して生体防御にあたっている．またT_H2細胞の産生するIL-13は粘膜ムチンの**産生の促進**，IL-4とIL-13は消化管の蠕動運動の促進を介して，粘膜のバリヤー機能を強化する．

B　CD8⁺T細胞

　CD8⁺T細胞は，MHCクラスⅠに抗原ペプチドを提示（9章）した細胞を直接破壊する細胞傷害性T細胞（キラーT細胞）となる．とくに，ウイルスに感染した細胞（MHCクラスⅠにウイルス由来の抗原ペプチドを提示）の破壊の主力となる．CD8⁺T細胞もCD4⁺T細胞と同様に二次リンパ器官において抗原提示細胞（ただし，MHCクラスⅠに提示された抗原ペプチドによる）によって活性化されたのち，血液循環を介して標的細胞が存在する組織内に移動する．

13-2-2 ● 記憶T細胞

　獲得免疫の特徴の1つは，同じ病原体が再び侵入した場合，速やかにかつ強力にこれを排除することにある．すなわち抗原を記憶する機能の存在である．この機能は自然免疫にはない．免疫記憶は記憶細胞によって維持されている．二次リンパ器官内で抗原特異的に活性化されたT細胞の一部が記憶T細胞に分化する．記憶T細胞は免疫の効果（細胞傷害性やサイトカイン産生）を発揮するのではなく，再び同じ抗原が侵入したときに免疫応答を開始すべく備えている．個々の細胞レベルでは，どのようにしてエフェクターT細胞もしくは記憶T細胞への運命が決められるのか十分に解明されていない．エフェクターT細胞の一部が生き残って記憶T細胞になる可能性と，エフェクターT細胞とは別の経路で記憶T細胞が作られる可能性が考えられている．記憶T細胞は，寿命の短いエフェクターT細胞とは違って長寿命である．ある抗原に対して特異的な細胞クローンの数は，記憶T細胞がつくられることによって顕著に増加するため，一度抗原に感作された個体では未感作の個体と比べてより強力な免疫応答が可能となる（1章）．記憶T細胞の存在はワクチンの有効性を支える1つの柱である．

13-3　二次リンパ器官での抗体産生細胞への活性化

　タンパク質抗原は，CD4⁺であるヘルパーT細胞の補助のもとでB細胞が抗体産生を行うので，T細胞依存性抗原として知られている．二次リンパ器官においては，T細胞とB細胞は別々の区画に分かれて存在している（2章）．B細胞の局在する区画をリンパ小胞という．区画化はT細胞とB細胞で異なるケモカイン受容体（10章）が発現していることで維持されている．抗原が二次リンパ器官に入ると，ヘルパーT細胞は樹状細胞により抗原提示され活性化される．一方，リンパ小胞内のB細胞もB細胞抗原受容体（細胞膜貫通型抗体）を介して抗原刺激を受ける．抗原によって活性化されると，ケモカイン受容体の発現が変化し，ヘルパーT細胞はリンパ小胞に向けて移動し，B細胞はリンパ小胞の外に向けて移動するため，リンパ小胞外の境界でヘルパーT細胞とB細胞が出会うこととなる．

13-3-1 ● 抗原提示細胞としての B 細胞の役割

同じタンパク質抗原に特異的な B 細胞と CD4+ であるヘルパー T 細胞は，B 細胞との直接接触により抗体産生細胞への分化を助けるので，B 細胞は抗原提示細胞として振舞うことになる．タンパク質抗原の表面に結合する細胞膜貫通型抗体をもった B 細胞は，細胞内にタンパク質抗原を取り込んで抗原処理し，MHC クラス II に抗原ペプチドを提示する（9 章）．抗原ペプチドが提示された MHC クラス II とヘルパー T 細胞の T 細胞受容体が結合して細胞間の結合が成立する．細胞同士の物理的接触によって B 細胞には CD40 を介した共刺激（12 章）が入りクローン増殖が開始される．一方，ヘルパー T 細胞は，B 細胞からの共刺激によってろ胞ヘルパー T 細胞（T$_{FH}$）へと分化が進められる．

13-3-2 ● 胚中心

二次リンパ器官内での抗体産生細胞の分化で特筆すべきことは，免疫応答の進行に伴って抗体のクラスが変化すること（クラススイッチ class switch），同時に抗体の抗原結合親和性が上昇すること（親和性成熟 affinity maturation）があげられる（8 章）．これらはリンパろ胞内に形成される胚中心 germinal center 内で達成される．

抗原刺激を受けた B 細胞の一部は，再びリンパろ胞に戻り，そこで活発に増殖する．また，CD4+ であるヘルパー T 細胞もケモカインによってリンパろ胞内に移動してろ胞ヘルパー T 細胞（T$_{FH}$）となる．胚中心内にはろ胞樹状細胞（FDC）のネットワークが存在し，抗原を捕捉して B 細胞に供給する役割を果たす．この細胞は，樹状細胞という名前をもつが，T 細胞への抗原提示細胞としての働きはなく，造血幹細胞にも由来していない．

胚中心で分裂増殖した B 細胞の抗体可変部は体細胞突然変異によってアミノ酸配列に新たな変更が加えられる．この過程は，抗体遺伝子の再構成とは異なる分子機構による（8 章）．すなわち，activation-induced deaminase（AID）が働いている．体細胞突然変異の結果，抗体可変部の抗原親和性が上昇する場合もあるが，逆に親和性が低下あるいは消失することもある．抗原結合親和性の高い B 細胞が選択的に生き残る仕組みが親和性の上昇には必要である．すなわち，より低濃度で抗原に特異的に結合できる（結合親和性が高い）B 細胞のみが選択される．この過程は胚中心で起こる．FDC が供給した抗原による B 細胞抗原受容体刺激は，B 細胞をプログラム細胞死から回避させる．低濃度でも抗原と結合できる B 細胞が生き残りやすい．さらに，より低濃度で抗原と結合できる B 細胞のみが細胞内に抗原を取り込み，抗原の処理と提示を行うことで T$_{FH}$ と直接結合できる．T$_{FH}$ は抗原に対する結合親和性の高い B 細胞をプログラム細胞死から救う働きをする．

AID は抗体のクラススイッチでも働いているので（8 章），親和性が高く IgM 以外のクラスの抗体（IgG, IgA, IgE）を産生する B 細胞が胚中心内で生じることとなる．その結果，抗体を分泌するように最終分化した B 細胞（形質細胞ともいう）および記憶 B 細胞がつくられる．これらの細胞は胚中心から脱出し，形質細胞は骨髄に移動して長寿命の抗体産生細胞として抗体をつ

くり続け，記憶 B 細胞は体内を循環し再び同じ抗原が侵入したときに備える．初めて抗原に遭遇したときの免疫応答（一次応答）とは異なり，同じ抗原が再び侵入した場合にはより抗原親和性の高い IgG などクラススイッチした抗体が速やかに産生されるが（**二次応答**），これは記憶 B 細胞（および記憶ヘルパー T 細胞）の働きによる．また，**ワクチン**が有効な理由の 1 つが記憶細胞の働きであり，もう 1 つは長寿命の形質細胞が産生する高親和性の抗体の働きによる．

13-4 抗体による貪食の促進

自然免疫を担当する細胞が獲得免疫の誘導に働くことを，樹状細胞による抗原提示を例に見てきたが，逆に獲得免疫の産物が自然免疫担当細胞の働きを強化する典型例を，抗体による**オプソニン化**に見てとれる．マクロファージや好中球といった食細胞は，細胞表面の自然免疫受容体（例えばマンノース特異的レクチン）を介して異物に結合し貪食することができる．一方，細胞表面に IgG に対する **Fc 受容体**（5 章）をもっている．病原体などの異物に特異的な IgG は Fc 受容体を介して食細胞に結合し，貪食が顕著に促進させる．これをオプソニン化という．獲得免疫の産物である抗体が，自然免疫の機能を強化しているといえる．

13-5 抗体による補体の活性化

補体は研究の歴史的経緯から，抗体の働きを補うタンパク質としての印象が強いが，実体は体液性免疫を担う自然免疫のシステムが基本である．第 2 経路とレクチン経路がこれにあたる（6 章）．一方，微生物などの異物に対する IgM 抗体や IgG 抗体は補体系の古典経路を活性化し微生物の破壊に導く．これも獲得免疫の産物である抗体が，自然免疫を強化している一例である．

13-6 抗体依存性細胞性細胞傷害（ADCC）

抗体が自然免疫の機能を強化しているもう 1 つの例を ADCC の働きに見てとれる．自然免疫を担当するリンパ球である **NK 細胞**は，自然免疫の受容体を介して標的細胞を識別して破壊することができる．食細胞と異なる点は，細胞内に異物を取り込んで破壊するのではなく，細胞外で標的を破壊する点にある．標的破壊の機構は，細胞傷害性 T 細胞（キラー T 細胞）と共通である（12 章）．ところで標的細胞に対する IgG 抗体が産生されていると，NK 細胞表面の **Fc 受容体**を介して IgG が結合し，NK 細胞が標的細胞と特異的に結合する．その結果，IgG 抗体に認識された標的細胞が破壊される．もう 1 つの例は，**好酸球**による蠕虫に対する攻撃である．蠕虫

は多細胞生物であり，食細胞内に取り込んで破壊することはできない．蠕虫に対する IgE 抗体は，好酸球表面の IgE 特異的な Fc 受容体に結合し蠕虫に対する特異的な攻撃を可能にする．獲得免疫の産物である抗体の特異性に依存して，標的細胞を細胞外で破壊する仕組みを**抗体依存性細胞性細胞傷害（ADCC）**と呼んでいる．

13-7 細胞傷害性 T 細胞の弱点を補う NK 細胞

細胞傷害性 T 細胞（キラー T 細胞）の重要な任務は，ウイルスに感染した細胞を細胞ごと破壊して，ウイルス感染サイクルを遮断することにある．ウイルス感染細胞の認識は，MHC クラス I に提示されたウイルス由来のペプチドに向けられている．ウイルスのなかには，ウイルス感染細胞の MHC クラス I の発現量を低下させるという戦略をとるものがある．その結果 T 細胞がウイルス感染細胞を識別できなくなり，ウイルスに対する生体防御に欠陥が生じる．一方，NK 細胞には宿主の MHC クラス I を識別する抑制性受容体が備わっている．すなわち，**NK 細胞**は MHC クラス I を発現している細胞に対しては攻撃を行わない．ウイルス感染によって MHC クラス I の発現が低下した細胞に対してはこの抑制が解除されて攻撃する．自然免疫を担当する NK 細胞は，獲得免疫のエフェクター細胞である細胞傷害性 T 細胞の弱点を補っているといえる．

III

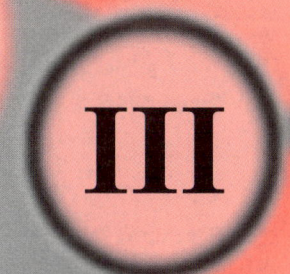

応用免疫学

14 感染免疫とワクチン

14-1 病原微生物の戦略と免疫系の戦略

　感染とは細菌やウイルス等の病原微生物が生体に侵入し組織内に定着・増殖することを示す．病原微生物は主に生体の呼吸器や消化器の粘膜を通して，また一部の病原微生物は蚊やダニ等の節足動物を媒介して皮膚から侵入する．その後，生体（宿主）の細胞に定着して増殖する．このように生体内で病原微生物が増殖したために引き起こされる疾患のことを感染症という．

　一方，侵入した病原微生物の感染を成立させないようにするため，生体の免疫系は補体や食細胞等で対応する．補体は，病原微生物に存在するリポ多糖 lipopolysaccharide（LPS）やマンノース等と反応し活性化する．活性化した補体は，**膜侵襲複合体** membrane attack complex（**MAC**）を形成して溶菌を引き起こし，また血管の透過性を亢進して血中からの感染部位へ食細胞の遊走を促進する．補体の分解産物は，病原微生物に結合して食細胞の**食作用（ファゴサイトーシス）**を促進する（**オプソニン作用**）．食細胞である好中球やマクロファージは，感染局所に集積し，病原微生物を細胞質内に**食胞（ファゴソーム）**として取り込み，殺菌性のタンパク質や消化酵素を内包したリソソームという小胞と融合して，ファゴソーム内の病原微生物を殺菌・消化する．感染局所に初めに集積するのは好中球であり，その後マクロファージが集積する．食細胞表面に存在する **Toll-like receptor（TLR）**が病原微生物に存在する分子を認識し，サイトカインを産生して他の免疫担当細胞を活性化する．

　このように非特異的な生体防御反応から免れた病原微生物に対しては，その病原体に対する特異的な生体防御反応である**体液性免疫**や**細胞性免疫**が発動する．マクロファージや樹状細胞は，ファゴソーム内に取り込んだ病原体をペプチドまでに消化し，後に融合する小胞内にある **MHCクラスII分子**上に乗せ，病原体特異抗原を提示する．ヘルパー T 細胞がその抗原を認識し，B 細胞を形質細胞に分化させ，抗原特異的な IgM を産生して病原体を捕捉し，オプソニン作用により食細胞の貪食を促進したり，MAC を形成して溶菌させたりする．感染数日後に産生される IgG は病原体やそれが産生した毒素の中和を行う．呼吸器や消化管粘膜では分泌型 IgA が感染防御する．高分子である補体や抗体は，宿主の細胞膜を通過できないため，マクロファージ等の

細胞内に寄生する細菌には無効となる．免疫担当細胞から産生されるIFN-γ, TNF, IL-1等はマクロファージを活性化し，細胞内の強力な殺菌作用がある一酸化窒素を産生して細胞内の細菌を攻撃する．またウイルスに関しては，感染初期の場合，一部の**MHCクラスI分子**を誘導させないウイルスの感染細胞は，NK細胞によって攻撃され，感染細胞が死滅する．上記のようなウイルスではない感染細胞の場合は，細胞性免疫が対応する．感染細胞質内のウイルス粒子は，ユビキチン化された後，プロテアソームにより限定分解され，transporter associated with antigen processing（TAP）を通じて小胞体内に存在するMHCクラスI分子と結合し，ゴルジ体を経由して細胞表面にウイルス抗原として提示される．これを細胞傷害性T細胞が認識し，ウイルス感染細胞が攻撃され，ウイルスの増殖は抑制される．

しかし，病原微生物のすべてが上述の免疫機構により排除されるわけではなく，ファゴソーム内の消化や補体系活性化の抑制，抗体の無効化といった非特異的な自然免疫や体液性・細胞性免疫のような獲得免疫を巧妙にすり抜ける戦略をもつ病原体も存在する．このような病原体の増殖力に生体の免疫力が勝れば良いが，それが敗れた場合には感染を許し発症することになる．

14-1-1 ● 細胞外細菌

細胞外細菌は，緑膿菌，インフルエンザ菌，淋菌，髄膜炎菌，大腸菌，百日咳菌，黄色ブドウ球菌，化膿レンサ球菌，破傷風菌，ジフテリア菌等，宿主細胞の外で増殖する菌を指す．その中には菌が多数増えることや毒素等を産生することにより病原性を示すものがある．

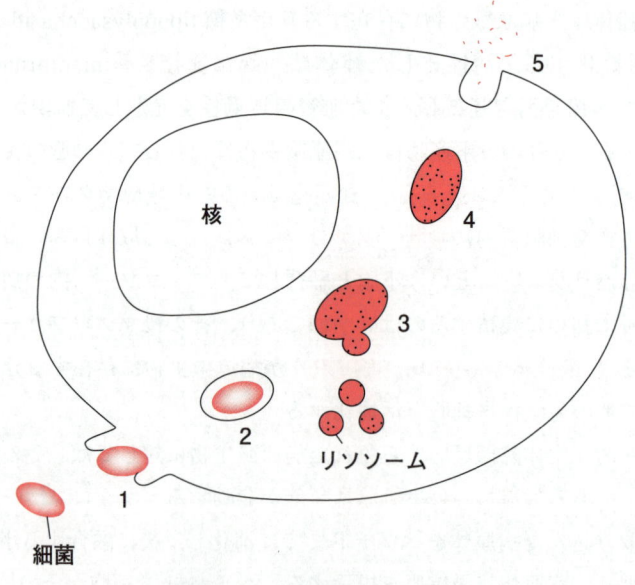

図14-1　食細胞による細菌のファゴサイトーシス
1. ファゴサイトーシスによる取込み
2. ファゴソームの形成
3. ファゴソームとリソソームの融合
4. ファゴリソソーム内での消化
5. 細胞外へ排出

前述のように，これらの細菌が生体内に侵入すると，まず初めに好中球やマクロファージといった食細胞に貪食された後，ファゴソーム内に取り込まれる．その後，これらの細菌はリソソームと融合したファゴソーム内で急激なpHの低下やスーパーオキシド，ヒドロキシラジカル，一酸化窒素による攻撃を受け，さらにプロテアーゼ等の加水分解酵素やディフェンシンの作用により殺菌消化される（図14-1）．またリゾチームは，細菌細胞壁の構成成分の1つであるペプチドグリカンを加水分解し殺菌するが，グラム陽性菌に比べてグラム陰性菌はペプチドグリカン層が薄いことと，ペプチドグリカン層の外側に外膜があるため，リゾチームは働きにくい．緑膿菌，インフルエンザ菌，淋菌，髄膜炎菌，大腸菌，百日咳菌のようなグラム陰性菌では，外膜に存在するLPS等により補体系が活性化され，MAC形成による溶菌現象によって排除されることもある．特に*Neisseria*属の菌（淋菌，髄膜炎菌）では，この溶菌現象が重要となる．補体成分の欠損症の場合，髄膜炎菌による髄膜炎や淋菌による関節炎に罹りやすい．

食細胞の表面に存在するTLRにより，非特異的に対象の細菌が認識され，自然免疫が発動する．また，補体のオプソニン化により貪食されやすくなる（図14-2）と同時に，補体の分解産物や上述のTLRの活性化に伴い産生されるサイトカインによる白血球遊走作用により，食細胞が感染局所に集積し，生体は侵入した上記細菌を排除する．ファゴサイトーシスや補体の活性化で排除できず，感染を許してしまった場合には，14-1節で述べたようにマクロファージ等が抗原断片をMHCクラスII分子に提示し，ヘルパーT細胞によって病原体特異的なB細胞の活性化が起こり，体液性免疫が発動する．生体内では病原体に対するIgM, IgGのような特異抗体が分泌され，オプソニン作用による貪食促進，病原体の捕捉や補体系活性化（古典経路）による溶菌が起こり，標的菌の排除が行われる（図14-2）．活性化したB細胞は，記憶細胞として残り，次の感染に備えることになる．

上述のような免疫系から回避する性質をもつものがある．莢膜を有する緑膿菌，インフルエン

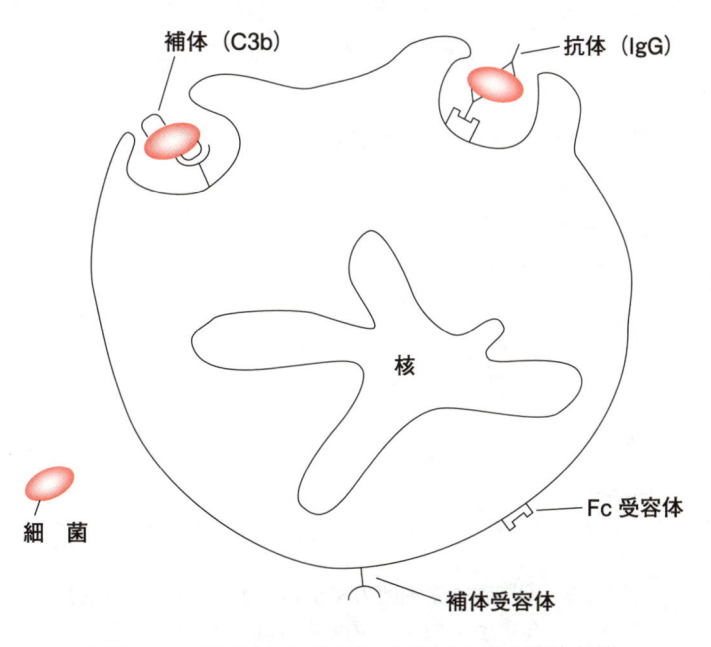

図14-2 オプソニン作用による好中球の貪食促進

ザ菌，淋菌，髄膜炎菌，百日咳菌等は，食細胞のファゴサイトーシスから逃れる．これは，補体の細胞壁や細胞膜への結合を阻害したり，抗原決定基を覆い抗体産生を抑制したりするためである．また，化膿レンサ球菌に存在するMタンパク質や大腸菌のK抗原もまたファゴサイトーシスの抵抗性に関与する．緑膿菌は，粘液多糖が成分のバイオフィルムを形成し，自身のコロニーを免疫系から隔離する．好中球等の食細胞はIgGのFc部分に対する受容体を表面にもち，IgGによってオプソニン化された菌を効率よく貪食する．黄色ブドウ球菌の菌体表面に存在するプロテインA protein AはIgGのFc部分に結合する性質をもつため，好中球等の貪食から免れる．また，インフルエンザ菌は，IgA分解プロテアーゼを産生し，抗体を無効化する．淋菌では繊毛の抗原変異があるため，免疫応答が追いつかない．

14-1-2 ● 細胞内寄生細菌

細胞内寄生細菌は，結核菌，リステリア，サルモネラ，赤痢菌，クラミジア，リケッチア等，宿主の細胞質中で増殖する菌を指す．前者4種は，宿主の細胞内外で増殖できる通性細胞内寄生細菌であり，後者2種は，細胞内でのみ増殖できる偏性細胞内寄生細菌である．

これらの細菌は上皮細胞やマクロファージ等の細胞質に様々な方法で侵入する．結核菌等では，マクロファージ表面に存在する補体受容体，マンノース受容体等を介してファゴサイトーシスで侵入する．上皮細胞にはリステリア等は菌体表面に存在するタンパク質を介し，サルモネラや赤痢菌等ではⅢ型分泌装置によりエフェクター分子を注入することにより，ファゴサイトーシスを誘導して侵入する．ファゴサイトーシスで宿主細胞内に侵入した後，主にファゴソーム内では結核菌，サルモネラ，クラミジアが増殖し，ファゴソームを抜けて細胞質内ではリステリア，赤痢菌，リケッチアがそれぞれ増殖する（図14-3）．これらの菌は細胞質内で増殖するため，高分子である抗体は宿主の細胞質膜を通過できず無効となる．したがって，これら細菌の排除には細胞性免疫が重要となる．これらの細菌が感染した細胞からMCP-1等のマクロファージ遊走因子が産生され，感染局所にマクロファージが集積する．マクロファージが産生するIL-12により，NK細胞が活性化しIFN-γを分泌する．このIFN-γがマクロファージを活性化させ，殺菌作用

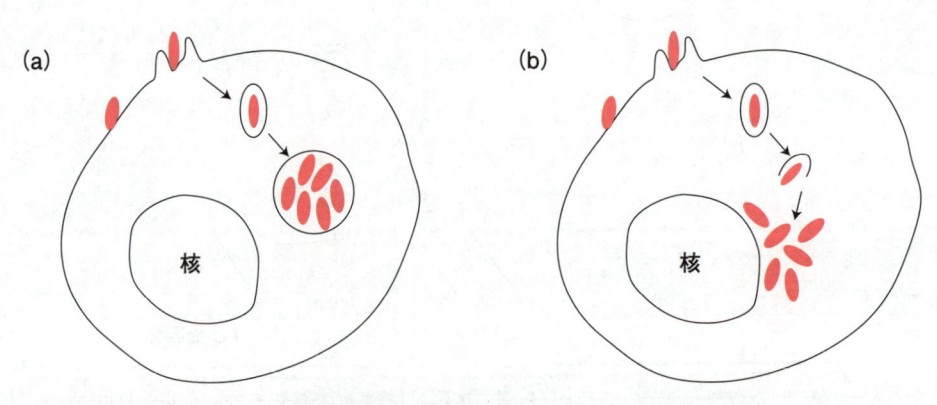

図14-3 細胞内寄生細菌のマクロファージ内での増殖
(a) ファゴソーム内での増殖（サルモネラ）
(b) ファゴソームを抜けて細胞質内で増殖（リケッチア）

を亢進させる．また，ヘルパーT細胞は活性化され，T$_H$1細胞に分化し，IL-2やIFN-γを産生してマクロファージを活性化し，ファゴソーム内の菌体も殺菌できる一酸化窒素を誘導する．細胞質内に抜け出た菌に対しては，細胞傷害性T細胞が働き感染細胞ごと死滅させ，病原体の増殖を抑制する．このT細胞は記憶細胞として残り，生体内をくまなく見張る．

通常，ファゴソーム中の菌体は，前述のようにリソソームが融合し，殺菌・分解されるが，結核菌やサルモネラはファゴソームの成熟過程でリソソームの融合を阻止し，殺菌されないようにしている．ファゴソームの成熟を阻止する分子は，結核菌では細胞壁主要成分のlipo-arabinomannan（LAM）とlipid phosphataseであるSapMとされ，サルモネラでは *Salmonella pathogenicity island*（SPI-2）という遺伝子上にコードされているエフェクター分子群とされている．

リステリアは，リステリオリシンOという溶血毒でファゴソーム膜を溶解し，リソソームが食胞に融合する前に細胞質へ逃げのびる．また，リケッチアでは細胞に侵入後，約15分でファゴソームを抜ける．赤痢菌やリステリアは宿主細胞内のアクチンを利用して，細胞質内を移動することができ，隣接する細胞へも侵入が可能である（図14-4）．赤痢菌の表面に局在するVirGタンパク質がアクチンの再構築を行っており，一方向にアクチンが伸びるため，"コメットテイル"と呼ばれる．細胞質内には隔離膜と呼ばれる膜構造が出現し，成長しながら細胞質やオルガネラを包み込んで閉じていくという機能を本来もっている．これをオートファジーといい，最終的にはリソソームが融合し，内容物が消化される（図14-5）．このように細胞質へ抜け出た細菌にはオートファジーが関わって排除する系も存在する．赤痢菌やリステリア等のコメットテイルを構築する菌はオートファジーに囲まれずに生残し，またサルモネラはオートファジー内でも一部殺菌されるが，生残する．

結核の場合，持続感染することから，結核菌の周りにマクロファージやT細胞が集積し，マクロファージが産生するIL-1等により繊維芽細胞を増加させ，最終的に菌体を取り囲むように壁をつくり封じ込める．これが肉芽腫形成である．結核の検査にはツベルクリン反応が行われる

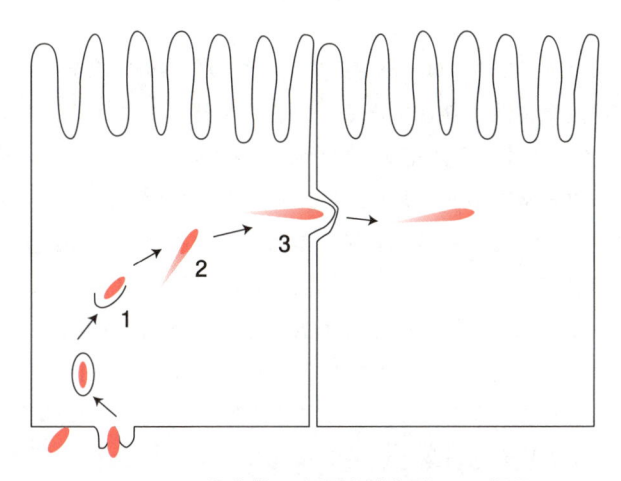

図14-4　赤痢菌の小腸上皮細胞への侵入
1. ファゴソームを脱出
2. コメットテイルで移動
3. 隣接する細胞へ侵入

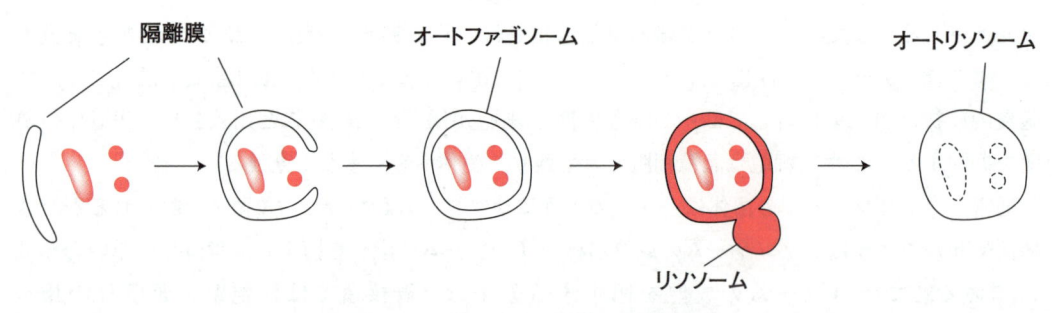

図14-5 オートファジーの模式図

が，これは結核菌が感染もしくは BCG を接種した場合に感作された T 細胞が上述のように集積して炎症を起こしている（IV型アレルギー）ことを見ている．

14-1-3 ● ウイルス

　ウイルスはその増殖に宿主細胞が必要である．ウイルスの生活環は，宿主細胞へ吸着，宿主細胞への侵入，脱殻，複製，成熟，放出である．宿主細胞に吸着する際には，細胞表面のウイルスに特異的な受容体に結合する．例えば，HIV であれば CD4 分子，インフルエンザウイルスであればシアル酸糖鎖に結合して侵入を開始する．侵入はエンドソーム内に取り込まれるか，直接細胞表面を通過する．侵入したウイルスは，最終的に核酸のみが細胞中に放出される．ウイルスの核酸が保持する遺伝情報は，宿主細胞の合成系を用いて発現する．このとき，核酸の複製もさることながら，必要なタンパク質も合成する．ウイルスの素材ができあがった段階で，これらが会合し，ウイルスが宿主細胞外へ放出される．放出過程には順次細胞膜を貫通して放出される出芽の場合と細胞が細胞変性効果 cytopathogenic effect（CPE）を起こして細胞が破壊されるのに伴って一気に放出される場合とがある．いずれにしても宿主細胞の隣接する新しい細胞へ侵入することで感染が拡大する．

　ウイルス感染の拡大を防ぐためには，増殖の場，すなわち感染細胞をなくすことが重要である．この働きを担うのが細胞傷害性 T 細胞である．14-1 節で述べたように，ウイルス感染細胞の表面には MHC クラス I 分子が本来の細胞構成成分断片の他に，ウイルス由来の抗原断片を提示している．これをナイーブ細胞傷害性 T 細胞（CD8 陽性細胞）が認識する．ウイルス感染を破壊するためには，図14-6 のようにウイルス抗原を認識したナイーブ細胞傷害性 T 細胞が増殖し，かつ活性化され，細胞傷害性エフェクター T 細胞に分化しなければならない．これには CD4 陽性のヘルパー T 細胞（T_H1）が産生する IL-2 や IFN-γ により細胞傷害性エフェクター T 細胞に分化・増殖する．これにより初めてウイルス感染細胞は細胞傷害性 T 細胞に破壊される．この免疫応答は，感染から数日を要するので，それまでの間は NK 細胞が感染細胞を殺傷する．NK 細胞の活性化には，感染細胞から分泌される type I インターフェロン（IFN-α および IFN-β）が重要である．Type I インターフェロンは，NK 細胞活性化の他，ウイルスの複製抑制や多くの細胞に MHC クラス I 分子の発現を誘導する．しかし，NK 細胞は MHC クラス I 分子が発現しない細胞を破壊することから，すべてのウイルス感染細胞を破壊できるわけではない．この感染

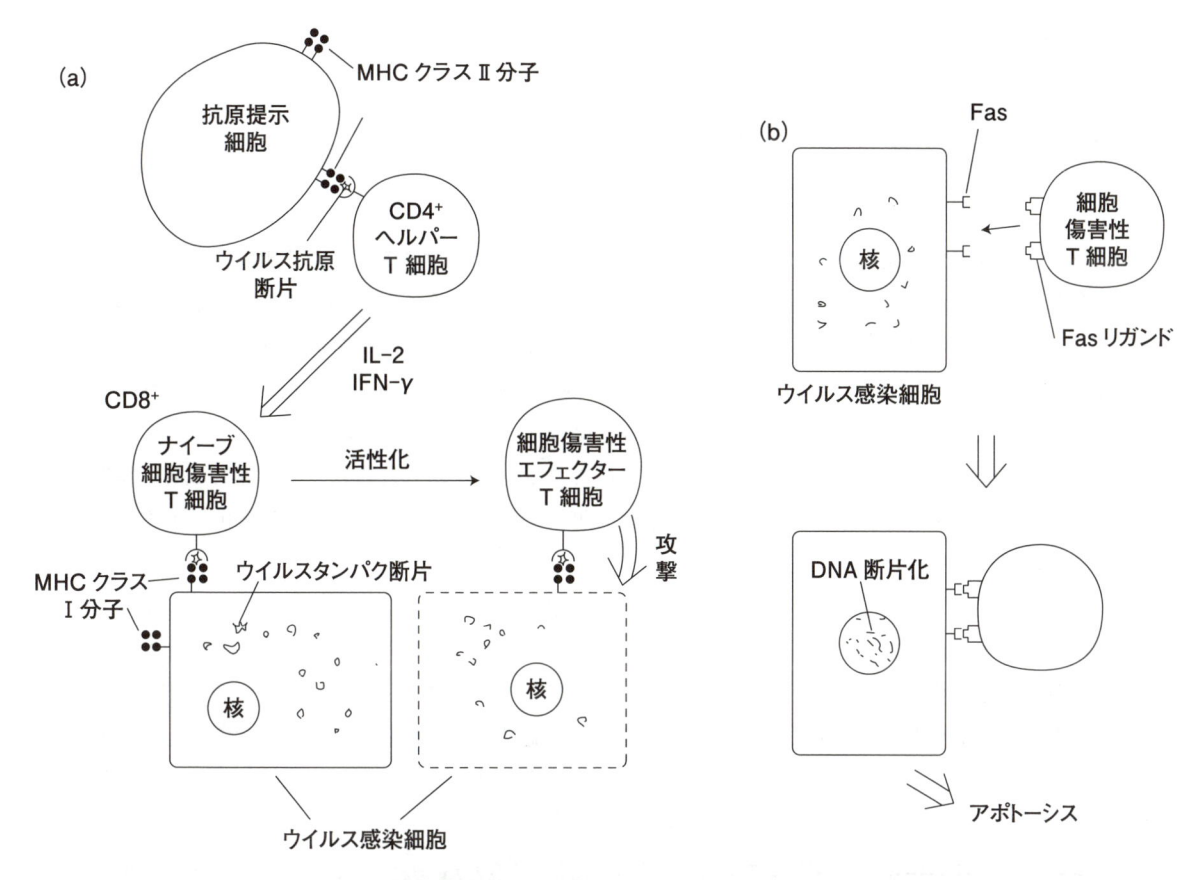

図14-6 細胞傷害性T細胞によるウイルス感染細胞の排除
(a) ウイルス感染細胞の細胞傷害
(b) ウイルス感染細胞のFasによるアポトーシス

細胞の破壊は，周りの細胞にも影響を及ぼすため，少なからず組織傷害が起こる．細胞傷害性T細胞は，細胞を傷害するだけではなく，アポトーシスを誘導することがある．ウイルス感染細胞にFasが発現している場合，FasリガンドをもつT細胞傷害性T細胞が結合すると，感染細胞はアポトーシスを引き起こす．

このように，増殖が細胞内で完結するウイルスに対抗するためには細胞性免疫が重要である．体液性免疫で分泌される抗体は，細胞内に到達しないため，細胞に感染した後のウイルスに対しては無効である．ウイルスの中には，放出過程でCPEを起こし，一斉に拡散して新しい細胞に感染するものがある．こうした場合には，そのウイルスに対する中和抗体が増殖の阻止に関わる．すなわち，感染性のあるウイルス粒子が新たに細胞に感染する場面では，抗体が防御的な役割を果たしている．

細胞傷害性T細胞が関わる細胞性免疫もすべてのウイルスを排除することはできない．インフルエンザウイルス等は，抗原変異によりT細胞の認識や抗体の結合ができなくなり，免疫系が対応できない．また，HIVも抗原が変異するため，有効な免疫能がない．さらにこのウイルスはCD4陽性の細胞を徐々に破壊し，最終的には免疫不全となりニューモシスチス肺炎等様々な感染症に罹りやすくなる．

14-2　ワクチンの種類と特性

　免疫は"疫病から免れる"ことが語源とされている．我々の身のまわりには無数の病原微生物が存在しているが，これらの病原微生物は生体に備わっている免疫機構によってその増殖が抑制され，発症しないように見える．古くから疫病とされていた天然痘やペストの流行により，多くの人々が死亡し苦しめられたが，1796年にイギリスのEdward Jennerにより種痘が行われ，一度罹った病気には二度と罹らない，または二度目は軽症となることが実証されたことを皮切りに，人々は天然痘等の疫病から免れるようになった．これ以降，予防を目的として接種する病原体や毒素を"ワクチン"と称し，種痘の開発から200年後，世界保健機関はワクチン接種による天然痘の撲滅宣言を行うに至った．

　ワクチン接種による予防は，獲得免疫の応答を利用している．生体は病原微生物に感染するとそれを排除するために一次免疫応答し，免疫記憶が成立する．次に同じ病原体が侵入しても，免疫記憶があるため，二次免疫応答が起こり，発症前に病原体が排除される．個々の病原体に適したワクチンをあらかじめ接種しておくことにより，細胞性免疫や体液性免疫の一次免疫応答を人為的に引き起こし，それらの病原体に対する免疫を記憶させることにより，次の病原体曝露においても，その発症を予防することができる．

　ワクチンの種類には**弱毒生ワクチン**，**不活化ワクチン**があり，**トキソイド**や**成分ワクチン**は不活化ワクチンに含まれる．

　また，血清型が複数認められる病原微生物が存在し，ワクチンに有効な血清型を2種以上含むワクチンを**多価ワクチン**という．多価ワクチンにはインフルエンザワクチンや肺炎球菌ワクチン等がある．一方，複数の病原体に対するワクチンを混合したものを**混合ワクチン**という．これは接種回数を減らすことや免疫原性が高まることを期待している．ジフテリアトキソイド (Diphtheria)，百日咳ワクチン (Pertussis)，破傷風トキソイド (Tetani) のDPT三種混合ワクチンや麻疹ワクチン (Measles)，風疹ワクチン (Rubella) のMRワクチン等がある．最近ではDPTにポリオ不活化ワクチン (IPV) を含んだ四種混合ワクチンも定期接種に加わった．

14-2-1 ● 弱毒生ワクチン

　ヒトに対する病原性（毒力）は弱いが，感染力は強い病原微生物を接種することである．接種する病原体は繰り返し培養を行うことで弱毒化させ，ヒトへの感染力と抗原性が安定して残った株を用いる．

　弱毒生ワクチンは，体液性免疫を誘導することに加え，宿主細胞内に侵入することから，MHCクラスI分子にも提示されることが可能なため，細胞傷害性T細胞による細胞性免疫も誘導する．感染性のある病原体を接種するため，野生型の病原体に自然感染した状態と同様であり，感染防御に十分な持続的免疫効果を得ることができる．副作用は，まれにワクチン株により発症し，

後遺症が残ることがある．したがって，免疫不全の人や免疫抑制剤を投与している患者には接種できない．

14-2-2 ● 不活化ワクチンとトキソイド

病原体をホルマリン，フェノール，加温処理等で不活化すると，感染力を失うが抗原性が残った病原体が得られる．このような病原体を用いたワクチンを不活化ワクチンという．抗原の形態により病原体そのものを用いる全粒子ワクチン，感染防御に必要な成分を分離・精製した後に不活化処理を施したものを成分ワクチン，病原因子である毒素をホルマリン等の不活化処理により免疫原性を残したまま無毒化したものをトキソイドとういう．感染性や毒性がないため安全性は高いが，免疫原性が低いため免疫賦活剤（アジュバント）である水酸化アルミニウム等の添加が必要なことがある．

不活化ワクチンは，外来抗原と同様に抗原提示細胞からMHCクラスⅡ分子を介してヘルパーT細胞に抗原提示され，主に体液性免疫を誘導するが，免疫持続期間が短い．したがって，一定間隔で数回接種して基礎免疫を与え，以後一定の年をおいての追加免疫が必要となる．副作用は，接種局所の発赤，腫脹，痛み，発熱等が起こることがある．

14-3　代表的なワクチン

日本で接種可能なワクチンは海外渡航時に必要なものも含め，20種以上ある．ここでは，その中で小児や65歳以上の高齢者に接種される主なワクチンを概説する．

14-3-1 ● BCGワクチン

結核の予防に用いられるワクチンで，弱毒生ワクチンである．結核の原因菌である結核菌は，細胞内寄生細菌であるため，この菌に対する免疫は細胞性免疫が主となる．したがって，母親から新生児へは結核菌に対する免疫能が移行しないため，生後すぐの予防接種が必要である．BCGの接種方法は管針法というスタンプ方式をとり，上腕の2か所に押しつけて接種する．接種後2～3週間で接種局所に赤い腫れ，一部に小さい膿が出ることがあるが，3か月後までには自然に治癒する．副反応としては接種した側の脇の下のリンパ節がまれに腫れることがある．

日本で承認されている中で唯一細菌の弱毒生ワクチンは，BCGであり，230代植え継がれた菌株を用いている．BCGは牛型結核菌であり，"Bacille de Calmette et Guérin"（カルメットとゲランの桿菌の意）の頭文字を取っている．

14-3-2 ● ポリオワクチン

急性灰白髄炎（ポリオ）は，ポリオウイルスにより中枢神経細胞が破壊され，主に四肢に非対称性の弛緩性麻痺を起こす感染症である．ポリオウイルスは主に腸管で増殖し，便中に排泄されたウイルスが経口感染し，感染が拡がる．感染したヒトのほとんどは，ポリオ様症状が現れず，免疫を獲得する．まれにポリオウイルスが血液を介して脊髄にまで感染すると，足または手の弛緩性麻痺を起こすことがあり，一部は永久に麻痺が残り，呼吸困難により死亡することもある．

最近まで弱毒生ワクチンが定期接種に用いられていたが，2012年から不活化ワクチンが用いられるようになった．弱毒生ワクチンは，経口的に接種するが，接種後に腸管で増殖したとき，468万回の接種で1人程度と極めてまれに毒力が回復し麻痺（ワクチン関連麻痺）を起こすことがある．また，接種後約1か月程度は体内で増殖したウイルスが便中に排泄されるため，便の始末をしている人にも感染する可能性がある．そこで，感染性をなくした不活化ワクチンが接種されるようになった．副反応は注射部位の局所反応や全身反応が起こることがある．

14-3-3 ● 麻疹・風疹（MR）混合ワクチン

麻疹ワクチン，風疹ワクチンともに弱毒生ワクチンである．

麻疹ウイルスは，飛沫核感染または飛沫感染で感染し，感染力が強い．麻疹は予防接種をしないと一生のうちに一度は必ず罹る感染症であり，発熱，せき，発疹を主症状とし，発疹出現後4日程度で快方に向かう．

風疹ウイルスの飛沫感染によって風疹は起こる．発熱，発疹，後頸部リンパ節腫脹等が主症状である．発熱や発疹は3日で消失することが多い．まれに血小板減少性紫斑病，急性脳炎を起こすことがあるが，後遺症を残すことはない．妊婦が妊娠早期に感染すると，先天性風疹症候群と呼ばれる心疾患，難聴，白内障がみられる児が出生する可能性が高い．

MRワクチンの副反応は，体内でウイルスが増殖するため，接種して数日後に発熱や発疹がみられることがある．また，注射局所の発赤，腫脹，リンパ節腫脹，関節痛等がみられることがあるが，数日で消失する．

14-3-4 ● ジフテリア・百日咳・破傷風（DPT）三種混合ワクチン

ジフテリアは，ジフテリア菌の飛沫感染で起こる．ジフテリアは感染してもほとんどは不顕性感染のため，人から人への感染がある．症状は高熱，嘔吐等で，咽頭等に偽膜を形成して窒息死することがある．発症2～3週間後には，菌が産生する毒素により心筋障害や神経麻痺を起こすことがある．

百日咳は，百日咳菌の飛沫感染で起こる．百日咳は1～2か月継続する特有の咳嗽が起こる．ワクチン接種が始まった当初は全菌体ワクチンであったが，現在では副反応の少ない菌の成分を使った成分ワクチンが用いられる．

破傷風は，土中に存在する破傷風菌の芽胞が傷口を経て感染し起こる．感染部位で嫌気性条件がそろったとき，菌が増殖して毒素を産生する．毒素は末梢から中枢神経に達して開口障害，嚥下困難，全身の筋肉強直，後弓性反張と呼吸困難に陥り死亡する（死亡率20～30％）．

DPTワクチンは，ジフテリア・破傷風トキソイドと百日咳不活化ワクチンの混合ワクチンである．接種後，体液性免疫が誘導され，ジフテリア毒素と破傷風毒素や百日咳菌に対する抗体が産生され，中和反応によりそれぞれの発症を抑える．不活化ワクチンであるため，持続的な免疫能を得るためにはアジュバントとともに，数回の接種が必要である．重篤な副反応の報告はない．

14-3-5 ● 日本脳炎ワクチン

日本脳炎は，主にコガタアカイエカが媒介する日本脳炎ウイルスによって起こる感染症である．ヒトが感染しても大多数は不顕性であるが，0.1～1％が脳炎を発症し，致死率は20～40％程度，生存者の45～70％に神経学的後遺症を残す．

日本脳炎ワクチンは，日本脳炎ウイルスを不活化し，精製したものである．以前，ウイルスはマウスの脳に接種して増やしていたが，重篤な副反応が起きたため，現在は培養細胞であるアフリカミドリザル腎臓由来のVero細胞を用いて増やしている．このワクチンの有効性は高く，感染予防に効果的である．副反応は，発熱や注射部位の局所症状等が接種直後から24時間以内にみられることがある．また極めてまれにショック，アナフィラキシー様症状，急性散在性脳脊髄炎（ADEM），けいれん，血小板減少性紫斑病を起こすことがある．

14-3-6 ● インフルエンザワクチン

インフルエンザは，インフルエンザウイルスの感染によって起こる呼吸器感染症である．感染後2～4日で発症し，発熱，頭痛，腰痛，筋肉痛，関節痛，全身倦怠感等が典型的な症状である．通常は，約1週間程度で回復するが，肺炎，気管支炎のほか，脳症，中耳炎等の合併症も起こすことがある．特に高齢者や呼吸器・心臓などに慢性の疾患をもつ人は，重症化することが多いため，注意する必要がある．

ウイルス表面の赤血球凝集素 hemagglutinin（HA）は不連続抗原変異を起こすため，インフルエンザワクチンに含まれるウイルス株はWHO（世界保健機関）からの情報や日本国内の情報に基づいてインフルエンザの流行株の予測を行い，ワクチンが製造されている．ワクチンは，発育鶏卵で増やしたウイルスをエーテルで処理し，HAを分離精製して不活化した成分ワクチンである．HAは宿主細胞に付着する際に重要な分子であり，抗HA抗体が結合することにより，宿主細胞へウイルスが付着できず，侵入が阻止される．副反応は，接種後の局所反応がみられる程度で，発熱，頭痛等の全身反応は極めてまれだが，卵アレルギーをもつ人は，アナフィラキシーショックを起こす可能性がある．

14-3-7 ● 水痘ワクチン

　水痘は，水痘帯状疱疹ウイルスによって引き起こされる伝染性の強い感染症である．発疹，発熱を主症状とし，発疹は顔面，胸腹部，頭部に現れ，丘疹，水疱，膿疱を経て痂皮となる．まれに，肺炎，肝炎，心膜炎，小脳炎，血小板減少性紫斑病等が合併症として現れることがある．特に悪性腫瘍やネフローゼの治療中に水痘に罹ると，重症になることがある．成人が水痘に罹った場合は，小児に比べて重症となり合併症も起こしやすい．妊娠初期の妊婦が水痘に感染した場合，四肢低形成，皮膚瘢痕，小頭症等の先天性水痘症候群の児が出生する可能性が高い．また，水痘が治癒した後，水痘帯状疱疹ウイルスが神経に潜伏感染し，免疫が低下した時に帯状疱疹を発症することがある．

　水痘ワクチンは，弱毒生ワクチンである．副反応は弱毒生ワクチンであるため，ウイルスが体内で増えた時，接種後1～3週間で，ときに発熱，発疹が現れることがあるが，一過性で数日中に消失する．また，悪性腫瘍や白血病，ネフローゼの患者では，接種14～30日後に発熱を伴った丘疹，水疱性発疹が出ることがある．

14-3-8 ● B 型肝炎ワクチン

　B型肝炎は，B型肝炎ウイルス hepatitis B virus（HBV）が血液や性的接触を介して感染する．全身倦怠感，悪心，嘔吐等の症状の後，黄疸を呈する．1～2％が劇症化し，致命的となることがある．また，母子感染や乳幼児感染の場合は持続感染となりやすく，産道感染した場合の90％がキャリアとなる．キャリアは肝硬変や肝がんになる危険性があるため，"B型肝炎母子感染防止事業"においてB型肝炎ワクチンが用いられる．HBVの抗原にはHBs，HBe，HBcがあるが，ワクチンに用いられるのは，HBsである．この抗原は患者の血液から分離していたが，現在はHBs遺伝子を組み込んだベクターを酵母に導入し，発現させてHBsを回収し，ワクチンとしている．したがって，B型肝炎ワクチンは成分ワクチンである．副反応は，約10％に，倦怠感，頭痛や注射局所の発赤，腫脹，疼痛がある．

14-3-9 ● 肺炎球菌ワクチン

　肺炎球菌によって起こる主な症状には，肺炎，気管支炎等の呼吸器感染症や副鼻腔炎，中耳炎，髄膜炎，菌血症等がある．血液や脳脊髄液等から菌が検出される髄膜炎，菌血症等を特に侵襲性肺炎球菌感染症という．侵襲性肺炎球菌感染症は5歳以下の乳幼児と65歳以上の高齢者に多く発症することが知られている．現在，肺炎球菌感染症を予防するワクチンは，2歳以上で肺炎球菌疾患に罹るリスクが高い人か高齢者を対象とした23価肺炎球菌多糖体ワクチンと，9歳以下の小児を対象とした7価肺炎球菌結合型ワクチンの2つがある．23価肺炎球菌多糖体ワクチンは1回の接種で肺炎球菌の23種類の型に対する免疫が得られる．7価肺炎球菌結合型ワクチンは，肺炎球菌の多糖体にジフテリアトキソイドを結合させたもので，免疫原性が高まり2歳以下

の小児にも多糖体に対する免疫が得られ，小児の侵襲性肺炎球菌感染症の予防に用いられる．副反応は，注射局所の発赤，腫脹，疼痛がある．また，発熱や筋肉痛などがみられることもあるが，3日以内に自然に消失する．

14-3-10 ● インフルエンザ菌 b 型（Hib）ワクチン

インフルエンザ菌 b 型 *Haemophilus influenzae* type b（Hib）が原因で起こる主なものは，髄膜炎，喉頭蓋炎，肺炎，敗血症等があるが，特に髄膜炎が主となる．日本では Hib による髄膜炎は5歳未満の乳幼児が罹りやすい．約5％が死亡し，約25％に発育障害や聴力障害，てんかん等の後遺症が残る．これは早期診断が難しく，適切な治療が遅れるため，ワクチンによる予防が重要となる．Hib ワクチンは不活化ワクチンである．一般の不活化ワクチンはアジュバントが含まれているが，Hib ワクチンは含まれていないため，免疫原性が低い．副反応は，注射局所の発赤，腫脹，疼痛がある．ときに発熱がみられるが，一時的であり数日で消失する．

14-4 予防接種

感染症の予防に必要な抗原を接種するワクチンにより，人為的に免疫記憶をつくる予防接種は，特定の感染症に対する個人の感染防御のために行われる．さらにこれが社会全体の感染防御のために行われることは公衆衛生上重要である．天然痘の撲滅や日本での主要な感染症の減少は予防接種によるものであるといってもよい．**予防接種**は，公費で行われる**定期接種**と個人負担となる**任意接種**がある．定期接種のうち，ジフテリア，百日咳，急性灰白髄炎，麻疹，風疹，結核，日本脳炎，破傷風のように，それらの発生および蔓延を予防する疾病を一類疾病といい，インフルエンザ等のように個人の発病やその重症化を防ぎ，かつその蔓延を防ぐための疾病を二類疾病という．日本で行われている予防接種について，表14-1 に示した．

接種間隔は，弱毒生ワクチン同士で4週，不活化ワクチン同士で1週あける．定期接種するワクチンには対象年齢があるため，計画的に接種する必要がある．予防接種については，用いられるワクチンの種類や，定期接種などの実施について年ごとに変更が著しい．例えば国立感染症研究所のサイトなどで最新情報を入手すると良い（http://www.nih.go.jp/niid/ja/component/content/article/320-infectious-diseases/vaccine/2525-v-schedule.html）．

表14-1　日本で行われている主な予防接種

	ワクチン名	ワクチンの種類	接種年齢および回数
【定期接種】	BCG	生ワクチン	生後3か月〜11か月，1回
	麻疹風疹混合(MR)	生ワクチン	1歳〜2歳，1回，5〜6歳，1回
	ポリオ	生ワクチン(経口)	生後3か月〜18か月，2回
	ポリオ(IPV)	不活化ワクチン	生後3か月〜7歳半，4回
	ジフテリア・破傷風・百日咳(DPT)	不活化ワクチン	生後3か月〜7歳半，4回
	ジフテリア・破傷風(DT)	不活化ワクチン	11歳〜12歳，1回
	日本脳炎	不活化ワクチン	3歳〜7歳半，3回，9歳〜12歳，1回
	肺炎球菌(7価結合型)	不活化ワクチン	生後2か月〜4歳の間に4回(接種時の月齢，年齢により回数が異なる)
	b型インフルエンザ菌(Hib)	不活化ワクチン	生後2か月〜4歳の間に4回(接種時の月齢，年齢により回数が異なる)
	HPV(ヒトパピローマウイルス：2価，4価)	不活化ワクチン	小学6年生〜高校1年の学年に相当する年齢の女性，3回
	インフルエンザ	不活化ワクチン	65歳以上，1回
【任意接種】	流行性耳下腺炎(おたふくかぜ)	生ワクチン	1歳以上
	水痘	生ワクチン	1歳以上
	ロタウイルス	生ワクチン(経口)	生後2か月〜3か月，2回：1価ワクチン 生後2か月〜4か月，3回：5価ワクチン
	インフルエンザ	不活化ワクチン	生後6か月〜12歳，2回，13歳以上，1回
	B型肝炎	不活化ワクチン	生後2か月〜3か月，2回，生後5か月〜11か月，1回

15　免疫不全症

　免疫担当細胞の分化・成熟障害や機能障害により，免疫系が正常な機能を果たすことができなくなると，様々な病原微生物を排除できず，感染症が引き起こされる．そこで，感染症が繰り返し引き起こされる場合や，あるいは重症化・遷延化する場合には免疫不全が疑われる．症状としては呼吸器感染症（気管支炎，間質性肺炎，ニューモシスチス肺炎，中耳炎，副鼻腔炎など）や消化器感染症（口腔カンジタ症，反復性下痢など），皮膚感染症（発疹，湿疹，皮膚真菌症，いぼなど）などが合併症として見られることが多い．

　病原微生物の感染防御にはT細胞系，B細胞系，食細胞系，補体系が重要な機能を果たしているが，このいずれの系に障害が起きているのかは，感染症を引き起こしている微生物を同定することにより推定することができる．例えば，細胞外細菌である肺炎球菌やブドウ球菌，緑膿菌の場合は食細胞系の異常や細胞接着分子，あるいは補体系の異常が疑われる．一方，サルモネラ菌やレジオネラ菌，結核菌などの細胞内寄生菌やヘルペスウイルス・麻疹ウイルス，真菌などの場合には主にT細胞系の異常が疑われる．

　また，組織像や検査の異常値によっても，いずれの系に障害が起きているのかがわかる．例えば，T細胞不全の場合はリンパ器官におけるT細胞領域の減少，抗原に対するDTH反応の低下やマイトージェンに対する細胞増殖の低下などが見られる．一方，B細胞不全の場合はリンパ器官における濾胞ならびに胚中心形成低下，血清抗体量の減少などが見られる．

　免疫不全症は次の2つに大別される．先天的に免疫系の遺伝子に異常がある場合の原発性免疫不全症と二次的な外的要因によって引き起こされる場合を続発（後天）性免疫不全症である．

15-1　原発性免疫不全症

　原発性免疫不全症は先天的な遺伝子異常が原因であり，これまでに150以上もの遺伝子異常が報告されている．遺伝形式は多くの場合が常染色体劣性遺伝であるため，発症がまれである．このほか，常染色体優性遺伝やX染色体に連鎖する遺伝形式をとっているものもある．常染色体劣性遺伝は両方の親から欠損のある対立遺伝子を受け継いだ場合にのみ発症する．常染色体優性遺伝は片方の親から正常で機能的な対立遺伝子を受け継ぎ，もう片方の親からは欠損のある対立

遺伝子を受け継ぐ．このため，欠損遺伝子の異常な性質により正常遺伝子の機能が阻害されることで発症する．また，X連鎖遺伝の場合はX染色体上の劣性遺伝子の欠損により起こる．男性はX染色体を1本しかもっていないが，女性は2本もっているため，X染色体上の劣性対立遺伝子の欠損を受け継いだ全ての男性は発症する．一方，女性は両親から2本の異常な対立遺伝子を受け継いだ場合にのみ発症する．

本章では，代表的な原発性免疫不全症を以下のような観点から詳述する．

① リンパ球分化の障害（表15-1）
② リンパ球活性化の障害（表15-2）
③ 食細胞の障害（表15-3）
④ 白血球浸潤の障害（表15-4）
⑤ 補体成分の欠損（表15-5）

15-1-1 ● リンパ球分化の障害

多くの原発性免疫不全症はT細胞やB細胞のいずれか，または両方の分化・成熟障害を引き

表 15-1　リンパ球分化の障害

疾患名	原因遺伝子	機能異常	免疫系の異常
X連鎖重症複合免疫不全症（γc欠損症）	IL-2Rγ（γc：common γ chain）	IL-2, 4, 7, 9, 15 の各受容体からのシグナル伝達異常	・T細胞欠損 ・B細胞数減少 ・抗体産生低下 ・NK細胞著減
JAK3欠損症	JAK3	IL-2受容体からのシグナル伝達障害	・T細胞欠損 ・B細胞数の減少 ・NK細胞数の減少
IL-7受容体α鎖欠損症	IL-7α	IL-7受容体からのシグナル伝達障害	・T細胞欠損 ・B細胞数の減少
RAG-1/RAG-2欠損症	RAG-1, RAG-2	T細胞とB細胞における遺伝子再構成障害	・T細胞欠損 ・B細胞欠損
オーメン症候群	RAG-1, RAG-2	RAGの機能不全	・B細胞欠損
ADA欠損症	ADA（adenosine deaminase）	ADA欠損により蓄積する代謝物によるT細胞, B細胞の障害	・T細胞欠損 ・B細胞欠損 ・NK細胞欠損
PNP欠損症	PNP（purine nucleoside phosphorylase）	PNP欠損により蓄積する代謝物によるT細胞の障害	T細胞数の進行性減少
X連鎖無γグロブリン血症（XLA）	Btk	B細胞分化停止	・B細胞欠損 ・全ての抗体産生低下
ディジョージ症候群 DiGeorge syndrome	染色体欠損（22q11）をしばしば伴う	胸腺低形成	T細胞数減少
常染色体重症複合免疫不全症	IL-2	IL-2欠損	

起こす遺伝子の異常によるものが多く，T細胞の減少と血液中免疫グロブリンの低下をきたして重症複合免疫不全症（SCID：severe combined immunodeficiency）と呼ばれる．いずれも，重篤な症状を呈し，約半数はX連鎖形式をとる（表15-1）．

A　X連鎖重症複合免疫不全症（γc欠損症）

X連鎖重症複合免疫不全症はサイトカイン受容体であるIL-2受容体γ鎖（common γ鎖：γc）の遺伝子異常が原因で起こる．γcはIL-2, IL-4, IL-7, IL-9, IL-15, IL-21の各受容体に共通のサブユニットである（図15-1）．γc鎖に異常があり機能しないと，未熟なT細胞とB細胞は主要な増殖因子であるIL-7のシグナルが伝わらなくなって増殖できなくなる．また, NK細胞の分化にはIL-15が必要であるが, IL-15受容体においてもγc鎖が共有されている．このような原因で，T細胞とNK細胞に欠損が見られ，また，B細胞の成熟障害が起こり，免疫グロブリン遺伝子の再構成障害が見られる．また，記憶B細胞の分化にはIL-4が関与することから抗体産生障害が起きる．

B　JAK3欠損症

チロシンキナーゼであるJAK3はγc鎖と会合してシグナルを伝達する分子である．したがって，JAK3の遺伝子欠損や遺伝子変異はX連鎖重症複合免疫不全症と同様の症状を呈する．しかしながら，この免疫不全は常染色体性SCIDである．

C　RAG-1/RAG-2欠損症

RAGはT細胞やB細胞の抗原受容体の遺伝子再構成に関わる酵素である．したがって，*RAG-1*ならびに*RAG-2*遺伝子の異常によりT細胞とB細胞の分化が初期段階で停止するため

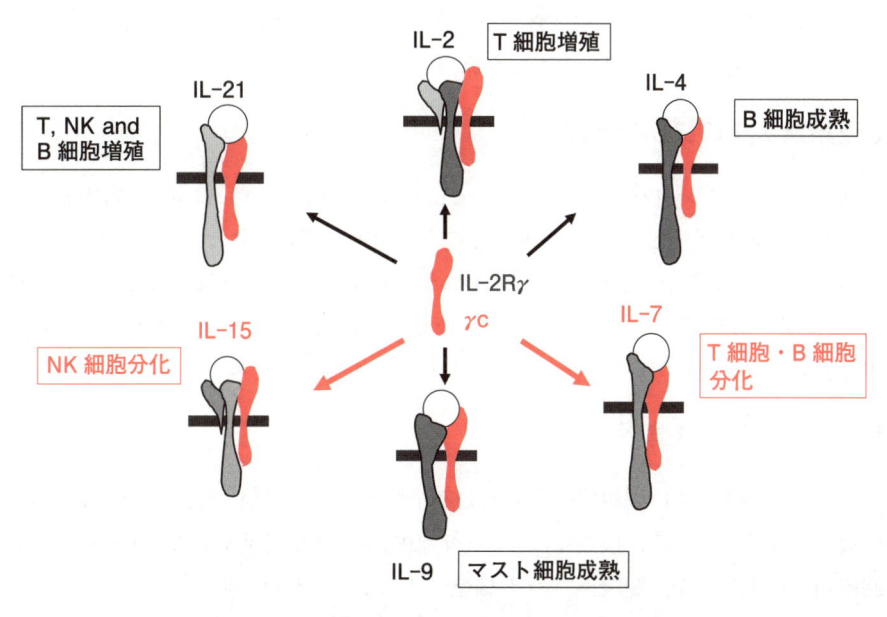

図15-1　γc鎖を共有するサイトカイン受容体

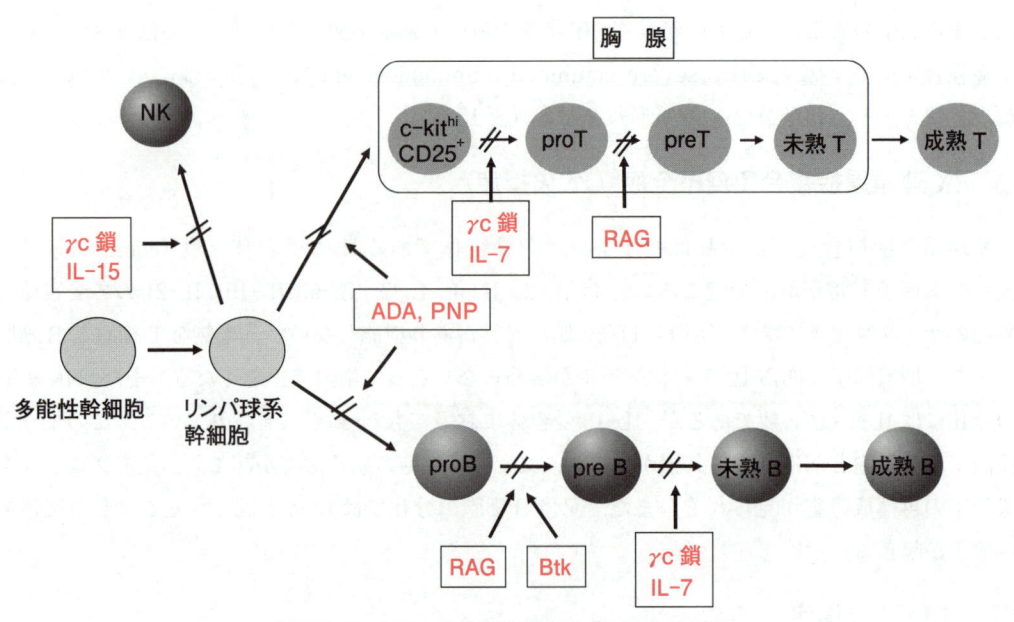

図15-2 リンパ球分化過程に関与する因子

に，T細胞もB細胞も欠損する．ただし，NK細胞には影響は見られない．

D　ADA欠損症

アデノシンデアミナーゼ adenosine deaminase（ADA）は，核酸のプリン合成におけるサルベージ経路においてデオキシアデノシンをイノシンおよびデオキシイノシンに変換する酵素である．このADAに異常があるとデオキシアデノシンとデオキシアデノシン三リン酸（dATP）が蓄積する．細胞毒性をもつこの代謝中間体が蓄積することによりDNA合成が抑制され，また，デオキシアデノシンの蓄積によりタンパク質合成が阻害される．その結果，T細胞，B細胞，NK細胞が欠損する．常染色体劣性SCIDの主要な原因である．

E　X連鎖無γグロブリン血症

X連鎖無γグロブリン血症 X-linked agammaglobulinemia（XLA）は，原因遺伝子が*Btk*（Bruton型チロシンキナーゼ）で，O. Brutonにより最初に報告された．

XLA患者では*Btk*遺伝子に変異があり，チロシンキナーゼ活性が消失している．そのため，XLA患者ではプロB細胞からプレB細胞への分化障害が見られ，全てのクラスの免疫グロブリンが低下している．

F　ディジョージ症候群

小児でみられる胸腺および副甲状腺の発生の不全による免疫不全．胸腺の形成ができないのでT細胞の成熟に欠陥が生じる．成長に伴って，T細胞の機能が回復することも多いとされている．残った胸腺組織によるのか，胸腺外でのT細胞分化によるのかは不明．

15-1-2 ● リンパ球活性化の障害

リンパ球が正常に分化・成熟するが，活性化ならびにエフェクター機能に障害が見られる免疫不全症がある（表15-2）.

表15-2　リンパ球活性化の障害

疾患名	原因遺伝子	機能異常	免疫系の異常
X連鎖高IgM症候群	CD40リガンド（CD40L）	CD40L/CD40シグナル伝達障害	・B細胞におけるクラススイッチ欠損（IgM上昇，他のクラスのIg低下） ・細胞性免疫低下
CD40欠損症	CD40	CD40L/CD40シグナル伝達障害	B細胞におけるクラススイッチ欠損（IgM上昇，他のクラスのIg低下）
MHCクラスII欠損症（bare lymphocyte syndrome）	MHCクラスII	MHCクラスII発現欠損	・CD4$^+$T細胞の減少 ・CD4$^+$T細胞活性化不全
ZAP-70欠損症	ZAP-70	T細胞受容体シグナル伝達障害	

A　X連鎖高IgM症候群

X連鎖高IgM症候群 X-linked hyper-IgM syndromeは，B細胞の免疫グロブリンのH鎖のクラススイッチの欠陥により，IgMは産生できるがIgG，IgA，IgEを産生できないために，結果的にIgMが高値となる．クラススイッチに異常が見られる原因としてはヘルパーT細胞上に発現するCD40リガンド（CD40L）の異常によって引き起こされる．

CD40LはB細胞上に発現するCD40に結合することによりクラススイッチを促すが，CD40Lの点突然変異により，CD40に刺激が伝わらず，クラススイッチが起こらない．そのためにT細

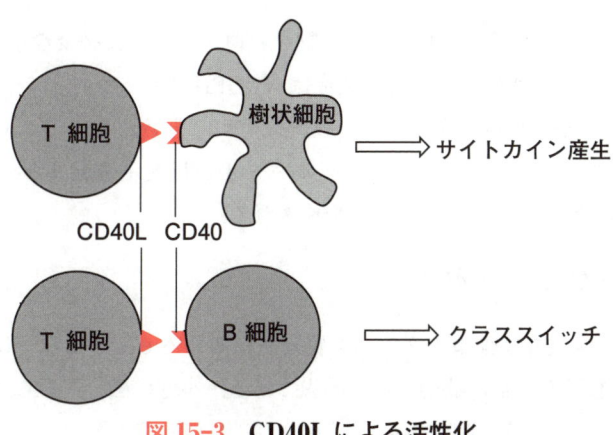

図15-3　CD40Lによる活性化

胞依存性のB細胞応答低下が生じる．また，樹状細胞上にもCD40が発現してT細胞上のCD40Lにより刺激を受けてサイトカインを産生し，マクロファージやT細胞を活性化している（表15-3）．そこで，X連鎖高IgM症候群ではB細胞応答低下に加えて，マクロファージやT細胞活性化の欠損が見られる．

一方，B細胞上のCD40に変異がある場合（CD40欠損症）もCD40に刺激が伝わらず，B細胞でのクラススイッチが起きず，同様な高IgM血症が生じる．この場合は，T細胞活性化の欠損は見られない．また，CD40欠損症は常染色体劣性遺伝性疾患である．

B MHCクラスⅡ欠損症

MHCクラスⅡ分子の発現を誘導する転写因子の発現欠損による．ヘルパーT細胞に抗原ペプチドを提示することにより活性化する機能を有するMHCクラスⅡの発現低下により，胸腺におけるT細胞の成熟と末梢における活性化が低下する．その結果，ヘルパーT細胞の著しい減少がみられる．

15-1-3 ● 食細胞の障害

病原性細菌の貪食に関わる遺伝子異常により，様々な免疫不全症が起こる（表15-3）．

表15-3 食細胞の障害

疾患名	原因遺伝子	機能異常	免疫系の異常
慢性肉芽腫症	シトクロム b-558 遺伝子	NADPHオキシダーゼの欠損	食細胞殺菌機能不全
ミエロペルオキシダーゼ欠損症	MPO 遺伝子	ミエロペルオキシダーゼの欠損	食細胞殺菌機能不全
チェディアック-東症候群	CHS1 遺伝子	CHS1タンパク質の機能不全	・食細胞内の食胞-リソソーム融合不全 ・NK活性不全

A 慢性肉芽腫症

好中球やマクロファージなどの食細胞が微生物を殺菌するために必要な活性酸素は，NADPHオキシダーゼにより産生される．慢性肉芽腫症はNADPHオキシダーゼの活性化に関わる遺伝子であるシトクロムb-558の変異により，殺菌機構が障害される．そこで，さらに多くのマクロファージを集めて活性化しようとして，ヘルパーT細胞を活性化する．このT細胞の過剰反応により，細胞内の微生物の周りに肉芽が形成される．

B チェディアック-東症候群

チェディアック-東症候群は細胞内タンパク質輸送に関わるCHS1遺伝子に異常があるため，食細胞のリソソーム顆粒が正常に機能しない疾患である．小胞の融合過程に障害があるため，貪食されたものがリソソームに運ばれない．

15-1-4 ● 白血球浸潤の障害

　免疫担当細胞が微生物を破壊するためには，感染部位への移動や内皮細胞への接着も重要な機能である．そこで，白血球におけるこれらの機能障害は様々な感染症を引き起こす（表15-4）．

表15-4　白血球浸潤の障害

疾患名	原因遺伝子	機能異常	免疫系の異常
白血球接着不全症-1	β_2 インテグリン（CD18）	β_2 インテグリン発現低下	白血球接着依存性機能の欠損
白血球接着不全症-2	GDP-フコース輸送担体の変異	E-セレクチン，P-セレクチンに対する糖鎖リガンド（sialyl Le^x）発現欠損	白血球血管外浸潤障害

A　白血球接着不全症-1

　細胞の接着に必要な β_2 インテグリン（CD18）は LFA-1，Mac-1，p150/95 から構成されており，共通の β 鎖（CD18）をもつ．白血球接着不全症-1 はこの共通の β 鎖の変異により，3つの分子が細胞表面に発現しないため，細胞の接着機能に障害が生じる．その結果，好中球やマクロファージが血中から感染部位に移動して微生物を排除することができない．

B　白血球接着不全症-2

　血管内皮細胞の細胞接着分子である E-セレクチンならびに P-セレクチンは，白血球の血管外浸潤の初期過程であるローリングに関わる．白血球接着不全症-2 では E-セレクチンならびに P-セレクチンに対する白血球側の糖鎖リガンドの発現が欠損することにより，白血球のローリングが障害されて血管外に浸潤することができない．

15-1-5 ● 補体成分の欠損

　生体に侵入した微生物に対して，補体は初期に作用して微生物を排除する役割に加え，さらに，補体は免疫複合体の除去にも関わっている．補体欠損症では，C1q, C1r, C1s, C2〜C9, C1 インヒビターなど多くの補体欠損症が報告されている（表15-5）．

表15-5　補体成分の欠損

疾患名	原因遺伝子	機能異常	免疫系の異常
補体C3欠損症	C3	C3遺伝子の突然変異	補体活性化経路の障害
補体C1, C2, C4欠損症	C1, C2, C4	C1q, C2, C4遺伝子の突然変異	補体の古典的活性化経路障害

A 補体 C3 欠損症

補体活性化の中心的な役割を果たしている補体 C3 はオプソニン作用を有する C3b や iC3b, 走化性因子 C5a の生成に関与している．補体 C3 欠損症は古典経路だけではなく第二経路による補体の活性化も障害されるため，最も感染症を引き起こしやすい．また，免疫複合体の除去ができないために膠原病や血管炎を発症することが多い．

B 補体 C2, C4 欠損症

補体 C1（C1q, C1r, C1s），C2, C4 欠損症では補体の古典的経路が活性化できず，免疫複合体の除去ができないため膠原病や血管炎を発症する．

15-2 続発性免疫不全症

続発性免疫不全症は遺伝的ではなく，ウイルス感染や薬剤，栄養不良，がん，加齢などによって二次的に発症する免疫不全症である．

（二次的要因）
- ウイルス感染 …… HIV，HTLV-1，麻疹ウイルス
- 薬剤 …… 免疫抑制剤，抗がん剤
- タンパク質カロリー栄養不良
- がん …… 癌細胞からの TGFβ 産生
- 放射線照射 …… 骨髄抑制
- 加齢 …… 胸腺の萎縮

15-2-1 ● 後天性免疫不全症候群（エイズ）

エイズ aquired immunodeficiency syndrome（AIDS）は，ヒト免疫不全ウイルス human immunodeficiency virus（HIV）感染により発症する免疫不全症である．1981 年に米国で最初に報告され，1983 年に原因ウイルスである HIV が同定された．HIV には HIV-1 と HIV-2 とがあるが，世界的に流行しているのは HIV-1 である．HIV 感染者は世界中で約 3,300 万人，新規感染者は約 270 万人（2009 年）と推定されている．このうち約 70％ がサハラ砂漠以南の南部アフリカの地域に住んでいる人々である（図 15-4）．

A HIV

HIV はヒトレトロウイルスで，タンパク質のコア内には 2 本の RNA 鎖と主な酵素としてインテグラーゼ，プロテアーゼ，逆転写酵素がある．そして，これらは宿主由来の細胞膜とウイルス由来のエンベロープタンパク質からなる脂質エンベロープにより囲まれている．HIV の構造の概

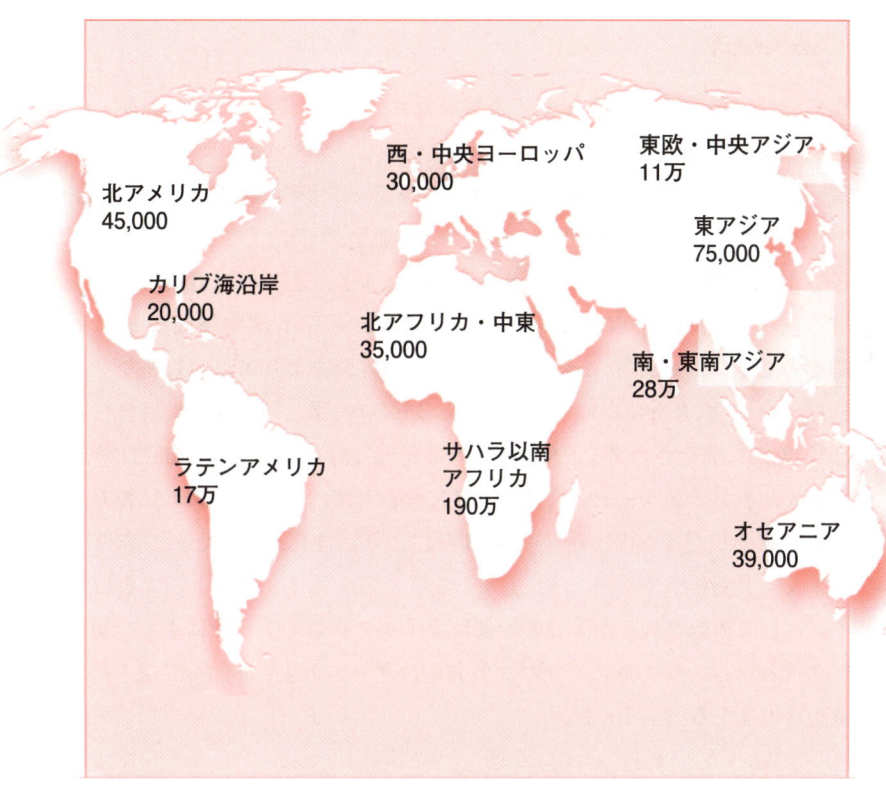

図15-4　新規HIV感染者推計総数
（UNAIDS（国連合同エイズ計画）/WHO，厚生労働省ホームページより改変）

- 北アメリカ 45,000
- 西・中央ヨーロッパ 30,000
- 東欧・中央アジア 11万
- カリブ海沿岸 20,000
- 北アフリカ・中東 35,000
- 東アジア 75,000
- ラテンアメリカ 17万
- サハラ以南アフリカ 190万
- 南・東南アジア 28万
- オセアニア 39,000

略を図15-5に示す．また，エンベロープにはHIVが細胞に吸着する際に重要なタンパク質であるgp120（120kDの糖タンパク質）と，HIVと細胞膜が融合して細胞に侵入する際に重要なgp41（41kDの糖タンパク質）とがある．

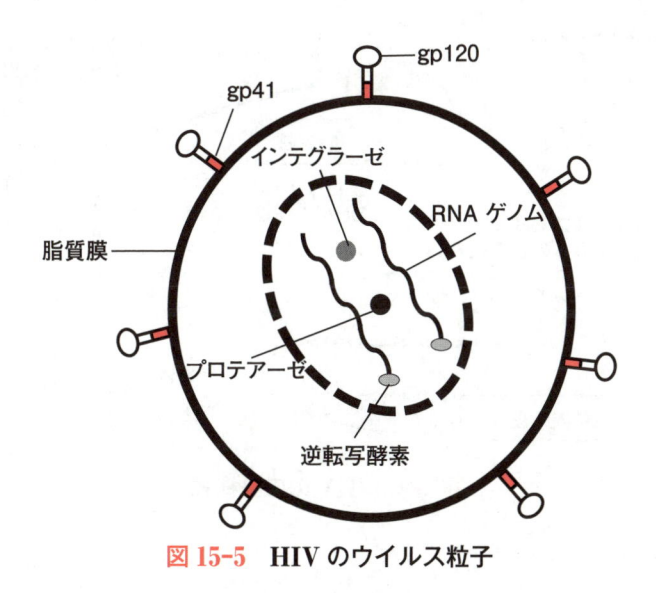

図15-5　HIVのウイルス粒子

B　HIVの感染様式

　HIVの感染経路には性行為による感染，血液を介する感染（輸血，血液製剤，汚染した注射器），母子感染（母乳，産道）がある．

　HIVは主にヘルパーT細胞に感染するが，マクロファージや樹状細胞にも感染する．HIVのエンベロープタンパク質であるgp120とヘルパーT細胞のCD4ならびにケモカイン受容体（CCR5とCXCR4）とが結合することにより細胞に吸着する．HIVにはCCR5を主たる受容体とするマクロファージ指向型とCXCR4を主たる受容体とするT細胞指向型とがある．HIVのgp120とT細胞のCD4ならびにケモカイン受容体との結合によりエンベロープタンパク質であるgp41が現れ，これが引き金になってウイルスエンベロープと細胞膜とが融合してウイルスのRNAゲノムが細胞内に放出される．RNAゲノムは逆転写酵素により二本鎖cDNAに転写され，その後，ウイルスのインテグラーゼと会合して核に移行して，宿主のゲノムに組み込まれてプロウイルスとなる．感染したT細胞が何らかの刺激により活性化されると，プロウイルスの転写が起こり，ウイルスRNAとそのタンパク質が合成される．ウイルスタンパク質は前駆体であるポリプロテインとして翻訳されるが，その一部はウイルスプロテアーゼによって切断されて機能をもつタンパク質となる．ウイルスタンパク質およびゲノムRNAを含んだウイルス粒子が形成されて，細胞から出芽する（図15-6）．

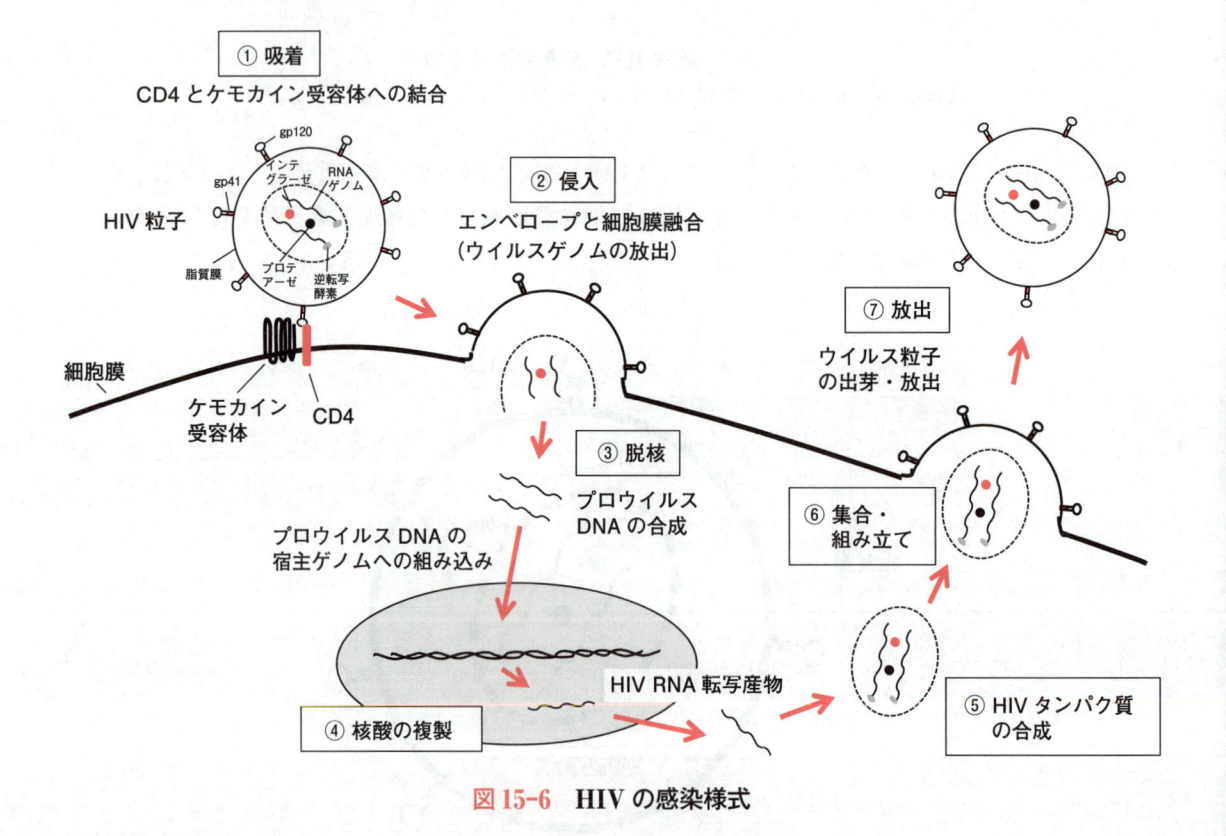

図15-6　HIVの感染様式

C　エイズの病態

　HIVの感染初期（急性期）は感冒に似た発熱や咽頭発赤，関節痛などの症状が一過性に出るが，数週間で症状は消える．また，全く症状がでないこともある．この時期にはウイルスが血中で増殖して一過性に増える．一方，血中のT細胞は著しく減少する．その後，HIVに対する特異的免疫応答が起こるため，血中のウイルス量は減少し，反対に血中のT細胞数が回復する（図15-7，15-8）．その後，約6～7年の長期にわたりほとんど症状の出ない期間（無症候キャリア期）が続く．この期間は，ウイルスは増殖しているものの，HIV特異的なCTLの活性化や抗HIV抗体の産生により血中ウイルス量は低く抑えられており，これに対応するかのように血中のT細胞の数には大きな変化は見られない．しかしながら，HIV特異的なCTLにより，感染したT細胞が破壊されるため，血中のT細胞も少しずつ減少していく．感染後約6～7年経過する頃には血中のT細胞数が血液1 μLあたり約500個以下になり，日和見感染を起こして持続性

表15-6　エイズでみられる日和見感染症と悪性腫瘍

感染症	寄生虫	トキソプラズマ属，クリプトスポリジウム属 リーシュマニア属，ミクロスポリジウム属
	細菌	結核菌，細胞内ミコバクテリア，サルモネラ属
	真菌	カンジタ属，ニューモシスチス・イロベチー，クリプトコッカス
	ウイルス	単純ヘルペスウイルス，サイトメガロウイルス，水痘帯状疱疹ウイルス
悪性腫瘍		カポジ肉腫，非ホジキン性リンパ腫，脳原発性リンパ腫

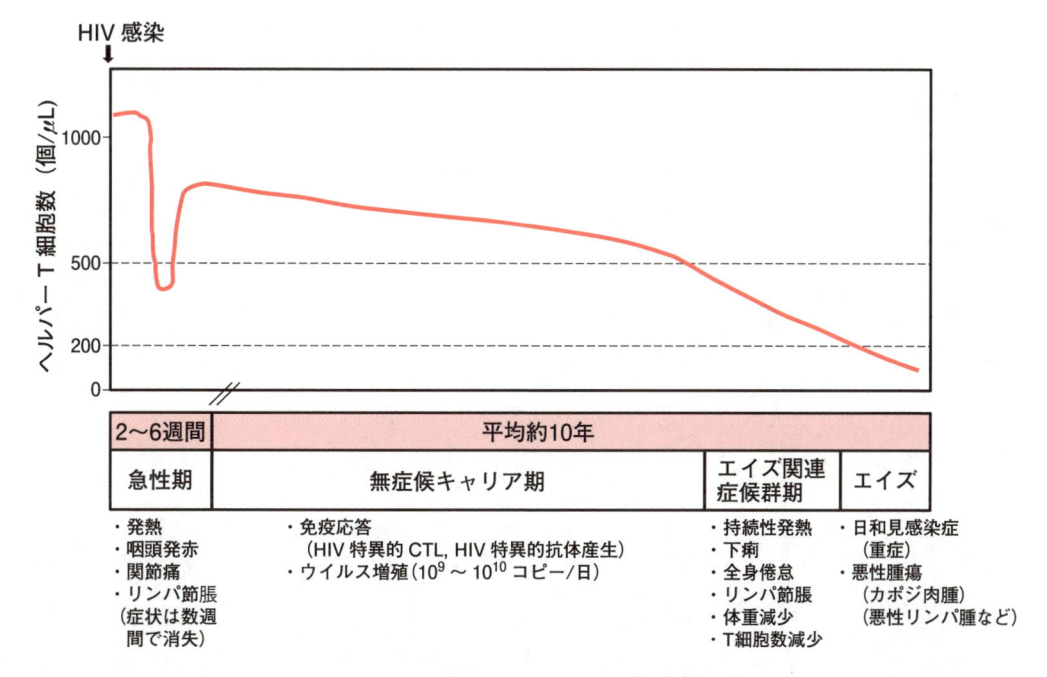

図15-7　HIV感染後のヘルパーT細胞数の変化と病期

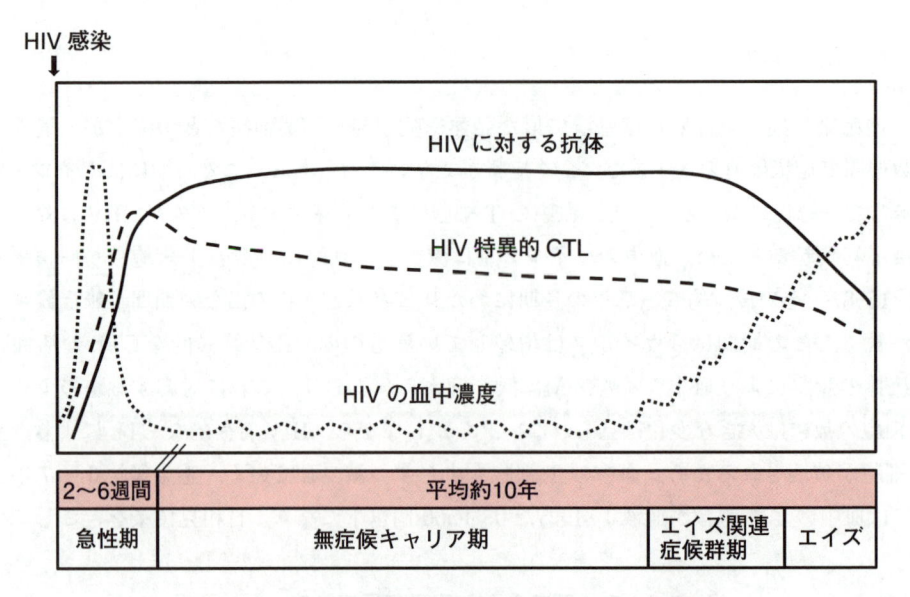

図15-8　HIV感染後の免疫応答とウイルス量

の発熱や下痢，リンパ節腫脹などが見られるようになる（エイズ関連症候期）．その後，HIVの増加ならびに血中のT細胞の減少に伴い，重症の日和見感染症や腫瘍，脳炎などを発症して死に至る．この時期をエイズと呼ぶ．エイズ患者は表15-6に示すような様々な微生物により，重篤な日和見感染症を引き起こす．

16 アレルギーおよび抗アレルギー薬

　免疫応答は，病原微生物など有害な外来抗原に対する宿主の生体防御反応であるが，アレルギー反応は，本来宿主にとって無害の外来抗原，あるいは自己抗原に対する過剰な免疫反応である．世界アレルギー機構（WAO）では，過敏性反応のうち免疫学的機序によるものをアレルギー[*1] allergy と定義している．この定義とは別に，免疫学の領域では，過敏症 hypersensitivity という用語も同じ意味で用いられている．

　Coombs と Gel は，アレルギー反応を組織傷害の機序により I 型から IV 型の 4 つに分類した．アレルギー反応は，抗原（アレルゲン[*2]）に接触してから反応が起こるまでの時間によって 2 つに分類される．即時型過敏症 immediate hypersensitivity は，抗原接触後，数分から数時間で誘発される．これには Coombs と Gel による分類の I 型，II 型，III 型が属する．もう 1 つは，抗原接触後，反応のピークが 24 時間以降になる遅延型過敏症 delayed-type hypersensitivity で，IV 型に分類される．

　I 型から IV 型のアレルギー機序を簡潔にまとめると，I 型：IgE とマスト細胞による即時型過敏症，II 型：抗体と補体による細胞傷害，III 型：免疫複合体による組織傷害，IV 型：T 細胞による細胞性免疫（遅延型過敏症）となる（表 16-1）．

　アレルギー疾患を Coombs と Gel による分類の 1 つの型だけで説明するのが難しい場合もあ

[*1] 過敏症，アレルギー，およびアトピーの定義：世界アレルギー機構 World Allergy Orgainzation（WAO）では次のように定義している．過敏症は，正常被験者には耐えうる微量な物質の負荷により粘膜・皮膚などに出現する客観的に再現可能な過敏な症状．アレルギーは，過敏症のうち免疫反応が関係するもの（IgE 依存性と非依存性に細分類される）．アトピーは，アレルゲンに反応し，IgE 抗体を産生し，喘息，花粉症などの典型的症状をきたしやすい体質のこと．

[*2] アレルゲン allergen：アレルギーを引き起こす原因となる抗原．アレルゲンには動物由来のもの（ネコ，イエダニなど），植物由来のもの（スギ花粉，ブタクサ花粉，イネ花粉，ウルシ），食品（卵，乳，小麦，ピーナッツ，ソバ，エビなど），昆虫（ハチ），化学薬品（医薬品），ゴム（ラテックス）など多くの物質がある．

　食物アレルギーの原因となる食品で，特に発症数や重篤度から，エビ，カニ，小麦，ソバ，卵，乳およびピーナッツの 7 品目は特定原材料として，その加工食品に表示することが義務づけられている．この 7 品目以外の 18 品目（アワビ，イカ，イクラなど）についても表示することが努力目標となっている．

　アレルゲンの正式な表記（英語）は，WHO/IUIS が定義した命名法に基づいている．その表記は「由来する生物の属名の最初の 3 文字，（スペース），種小名の最初の 1 文字，（スペース），報告された順のアラビア文字数」となっている．例えば，ヤケヒョウダニ *Dermatophagoides pteronyssinus* で最初に報告されたアレルゲンでは「Der p 1」，スギ *Cryptomeria japonica* では，「Cry j 1」となる．

表 16-1　アレルギー反応の分類

分類	I 型	II 型	III 型	IV 型
別名	アナフィラキシー反応	細胞傷害型	免疫複合体型	遅延型
抗体	IgE	IgG, IgM	IgG, IgM	なし
エフェクター細胞	マスト細胞,好塩基球,好酸球	食細胞（好中球,マクロファージ）	食細胞（好中球,マクロファージ）	T 細胞（T$_H$1 細胞,キラー T 細胞）,マクロファージ
補体の関与	なし	あり	あり	なし
反応機序	IgE とマスト細胞（または好塩基球）による反応開始	細胞表面抗原,抗体および補体による細胞傷害	免疫複合体（可溶性抗原と抗体）による組織傷害	T 細胞による細胞性免疫反応（サイトカイン）
疾患・反応	・気管支喘息 ・アレルギー性鼻炎 ・アトピー性皮膚炎 ・蕁麻疹 ・アナフィラキシーショック	・血液型不適合輸血 ・自己免疫性溶血性貧血 ・自己免疫性血小板減少性紫斑病 ・グッドパスチャー症候群 ・急性リウマチ熱 ・重症筋無力症 ・バセドウ病 ・尋常性天疱瘡	・アルツス反応 ・血清病 ・全身性エリテマトーデス（SLE） ・過敏性肺炎	・関節リウマチ[*] ・ツベルクリン反応 ・接触性皮膚炎 ・炎症性腸疾患（IBD） ・I 型糖尿病 ・多発性硬化症（MS）

[*] 関節リウマチはこれまでIII型に分類されていたが,主に T 細胞が関与する細胞性免疫が原因であるという説が現在では有力である.

るが,アレルギー反応機序を理解する上で重要である.

16-1　I 型アレルギーの機構

16-1-1 ● IgE およびマスト細胞の働き

　I 型アレルギーは,IgE とマスト細胞[*1]（肥満細胞）および好塩基球が重要な役割を担っている.これらの細胞の表面には高親和性 IgE 受容体[*2]（FcεRI）が発現している.抗原（アレルゲ

[*1] マスト細胞（肥満細胞）と好塩基球：これらの細胞は I 型アレルギーの重要なエフェクター細胞で,多くの生物学的な機能（FcεRI の発現,活性化で脱顆粒ケミカルメディエーター放出,IL-4 産生など）が共通している.しかし,マスト細胞は組織に存在し血中には存在しない.一方,好塩基球は血中の顆粒球の1つで組織には存在しない（気管支喘息患者の気管支肺胞洗浄液（BALF）では,好塩基球を認めることがある）.また,マスト細胞は好塩基球が組織に移行して分化した細胞ではなく,好塩基球とは別の前駆細胞から分化した細胞である.

[*2] IgE 受容体：マスト細胞や好塩基球に発現している高親和性の IgE 受容体（FcεRI）は,IgE の Fc 部分と結合する α 鎖（1分子）,β 鎖（1分子）,および γ 鎖（2分子）で構成されている.この IgE への親和性（Kd）は,約 10^{-10}M である.この他に,低親和性の IgE 受容体（FcεRII,CD23）がある.この IgE への親和性（Kd）は,約 10^{-7}M で,B 細胞や単球に発現している.

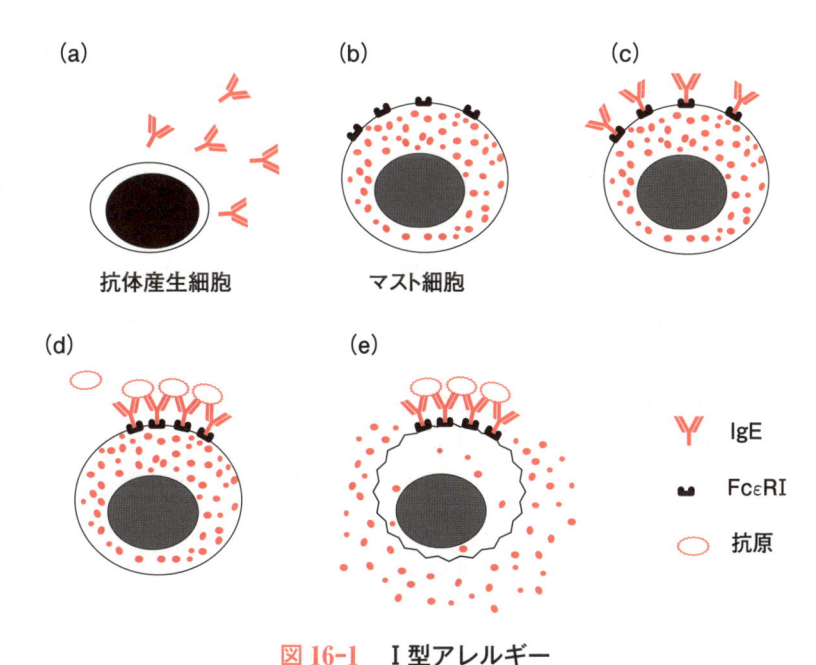

図16-1　I型アレルギー
(a) 抗体産生細胞からIgEが産生する．(b) マスト細胞上にFcεRIが発現している．(c) このFcεRIにIgEが結合する．(d) マスト細胞上のIgEに抗原が結合して架橋する．(e) FcεRIを介してマスト細胞が活性化し，細胞内顆粒が細胞外へ放出される（脱顆粒）．

ン）の刺激やIL-4などのサイトカインの存在下，抗体産生細胞から抗原特異的なIgEが産生され，マスト細胞のFcεRIに結合する．このマスト細胞が再度その抗原に暴露されると，抗原とIgEとで架橋crosslinkを形成する．その結果，FcεRIから細胞内へシグナルが伝達されて活性化する．活性化された細胞は，細胞内の顆粒を外へ放出する（図16-1）．これは数分単位の短い時間で起こる．放出された顆粒にはヒスタミンなどの種々のケミカルメディエーターが含まれている．ヒスタミンは血管透過性亢進作用や気管支平滑筋収縮作用があり，鼻水，くしゃみなどの症状を引き起こす．

活性化されたマスト細胞では，ホスホリパーゼA_2が活性化し，細胞膜のリン脂質からアラキドン酸が遊離する．このアラキドン酸からは脂質メディエーターと呼ばれるプロスタグランジンD_2[*1]（PGD_2）やロイコトリエン[*2]（LTC_4，D_4，E_4），血小板活性化因子[*3]（PAF）などが生合成される．また，IL-4，TNF-α，IL-5などのサイトカインが細胞の活性化から遅れて産生される（サイトカインの一部は，既に細胞内に蓄えられているものもある）．IL-4は抗体産生細胞のIgEへのクラススイッチやT_H0細胞をT_H2細胞へ分化を誘導する．TNF-αは代表的な炎症性サイトカインである．また，IL-3やIL-5などは好酸球の分化・活性化作用のあることが知られている．これらの産生されたサイトカインは，アレルギー疾患の増悪に深く関与している．

[*1] プロスタグランジンD_2（PGD_2）：血小板凝集作用がある．
[*2] ロイコトリエン（LT）C_4，D_4，E_4：気管支平滑筋収縮作用，血管拡張・血管透過性亢進作用，好酸球活性化作用がある．
[*3] 血小板活性化因子 platelet-activating factor（PAF）：血小板凝集作用，血管透過性亢進作用，気管支平滑筋収縮作用がある．

Ⅰ型アレルギーに分類される疾患として，気管支喘息，アレルギー性鼻炎，花粉症，アトピー性皮膚炎，蕁麻疹，アナフィラキシーショック（ハチ毒など）などがある（表16-1）．

16-1-2 ● Ⅰ型アレルギーの遅発型反応（遅発相）と好酸球の働き

前項のようにIgE受容体にIgEが結合したマスト細胞は，アレルゲンの再暴露によって活性化して短時間でヒスタミンなどのケミカルメディエーターを放出する．この反応は**即時型反応**または**即時相**と呼ばれる．

即時反応に続いて起こる**遅発型反応（遅発相）**は，アレルゲン暴露から数時間で始まり，12時間前後でピークになる．この反応は，マスト細胞が活性化後，アラキドン酸から新たに生合成されたプロスタグランジンD_2，ロイコトリエン，血小板活性化因子など脂質メディエーターやサイトカインによって起こる．これらのメディエーターやサイトカインの作用によって炎症部位に白血球が集積するが，好酸球の集積が顕著に認められる．実際，気管支喘息患者の肺において多数の好酸球の集積が観察されている．この好酸球の集積には，IL-5やケモカインが関与していると考えられている．また，このⅠ型アレルギー反応における遅発型反応（遅発相）は，Ⅳ型アレルギー（遅延型アレルギー）の反応機序とは異なり，その反応も約1日で消失する．

16-1-3 ● アナフィラキシーショック

アレルゲンに対する特異的IgE（抗体）の高値の患者において，例えば食物アレルギー患者が原因となる食物が腸管から急速に吸収された場合などのように，大量のアレルゲンが血液中に入ると血管周辺のマスト細胞や血中の好塩基球が活性化されヒスタミンなどのケミカルメディエーターが大量に放出される．その結果，血管拡張，血圧低下，気道平滑筋の収縮，咽頭浮腫が起き重篤な状態となる．このような全身的な反応をアナフィラキシーと呼び，生死に関わる重篤なショック状態に陥ったものを**アナフィラキシーショック**という．

ソバやピーナッツによる食物アレルギーやハチの刺咬によるハチ毒に対するアレルギーなどによって起こることが知られている．アナフィラキシーショックの対処として，患者が使用する緊急補助治療薬であるアドレナリン注射（エピペン）などの迅速な治療が必要である．

16-2　Ⅱ型およびⅢ型アレルギーの機構

Ⅱ型アレルギーの機構は，細胞表面の抗原あるいは細胞や組織に定着した抗原に対して抗体（IgM，IgG）が産生され，その結果宿主にとって不都合な結果となる場合をいう．あらかじめ生成した免疫複合体が組織に沈着して起こるⅢ型アレルギーとは区別されている．抗体の結合を起点として起こる細胞の傷害を伴う場合もある．細胞表面抗原に抗体が結合すると，そこに補体成分（C1）が結合して，補体の古典経路を活性化する．その結果，C5b，C6，C7，C8および多量

体の C9 からなる膜侵襲複合体（MAC）を形成して細胞に傷害を与える．また，標的細胞は補体活性化によって生成される C3b が結合し，この補体の受容体（CR1）をもつ食細胞（好中球，マクロファージ）によって食作用を受ける（オプソニン作用）．また，Fcγ 受容体を介した IgG によるオプソニン作用によっても食細胞の作用を受ける．この他，補体の活性化によりアナフィラトキシン（C3a, C4a, C5a）が生成され，マスト細胞などからケミカルメディエーターが放出される．

II 型アレルギーによる疾患には，血液型不適合輸血，新生児溶血性貧血，特発性血小板減少性紫斑病，重症筋無力症，バセドウ病などがある[*1]．

III 型アレルギーの機序は，可溶性抗原とその抗原に対する抗体（IgM, IgG）によって形成される免疫複合体（抗原抗体複合体）が，抗体の抗原特異性とは無関係に組織などに沈着して，その部位において免疫複合体によって起こる補体活性化や食細胞の作用などにより，その組織に炎症や傷害を起こす反応である．したがって，細胞表面にあらかじめ存在していた抗原に対して特異的な抗体によって起こる II 型アレルギーとは区別される．

III 型アレルギーの例としてアルツス Arthus 反応がある．この反応は，特定の抗原で免疫して，高値の IgG クラス抗体をもつ動物において，抗原を皮内注射すると数時間後に皮膚の発赤や腫脹が現れる．この炎症部位には多数の好中球の集積が認められる．抗原を注射した部位で免疫複合体が生成して組織に沈着した結果であり，炎症部位にもとから存在する抗原に対する反応ではない．ヒトではカビなど外来吸入抗原による肺のアルツス反応として過敏性肺炎が知られている．アルツス反応が局所的な炎症性病態であるのに対して，全身性の免疫複合体病として，血清病[*2]，糸球体腎炎，全身性エリテマトーデス（SLE）などがあげられる．

II 型と III 型は，免疫複合体が形成されることやエフェクター（補体や食細胞）が類似している．しかし，II 型は抗原を保持している細胞が直接傷害のターゲットであるのに対して，III 型は可溶性抗原と形成された免疫複合体が，抗原の存在とは関係なく異なる部位（臓器）に沈着して，組織傷害を起こす．

[*1] 抗体による不適切な生理的効果：細胞や組織の傷害を伴わない II 型の亜型が存在する．受容体に対する抗体が，受容体からのシグナルに影響する場合である．例えば，バセドウ病では，甲状腺刺激ホルモン（TSH）受容体に対する抗体が，受容体を刺激して甲状腺ホルモンの分泌を促すため，甲状腺機能が亢進する．一方，受容体に対する抗体が，リガンドの作用に拮抗する場合もある．重症筋無力症では，抗アセチルコリン受容体抗体によって，アセチルコリンのシグナル伝達が阻害される．

[*2] 血清病：抗毒素（ウマ血清）を投与後，1週間以降に発熱，発疹，関節炎などが起きる．これは，ウマ血清タンパク質に対する抗体が産生され，その免疫複合体に起因する．反応は一過性で，体内でウマ血清タンパク質が処理されると症状は消失する．しかし，ウマ血清タンパク質に対する抗体や抗体産生細胞が体内に残るので，ウマ血清を使った受動免疫療法は何回も使えない．同様なことが抗体医薬の場合にも見られる．初期の抗体医薬は，マウスモノクローナル抗体の可変部とヒト抗体の定常部からなるキメラであったため，マウス抗体に対する免疫応答が起きてくる．この副作用のため，抗体医薬の使用に限界のある場合がある．そこで現在では，ヒト化抗体や完全ヒト抗体へと移行してきた（19章参照）．それでも，大量かつ持続的に抗体医薬を用いることで，抗体の超可変部に対する免疫応答が起きる可能性は残っている．

16-3　IV型（遅延型）アレルギーの機構

　IV型アレルギーは，$CD4^+$ T細胞とマクロファージが主なエフェクター細胞で，抗体が関与しない細胞性免疫の反応である．実験的には，抗原で感作[*1]された動物から採取した精製T細胞や，抗原特異的な株化T細胞クローンを用いて，未感作の動物に感作状態を移入することができる．この反応は抗原と接触後，反応のピークが24時間から48時間に現れる．

　例えば，IV型アレルギーに分類される接触性過敏症（アレルギー性接触性皮膚炎）では，皮膚表面から抗原が侵入すると，表皮のランゲルハンス細胞もしくは真皮の樹状細胞によって捕獲され，抗原が提示される．抗原提示細胞は所属リンパ節に移動してT細胞に抗原提示し，抗原特異的なエフェクターT細胞がつくられる．エフェクターT細胞は，皮膚局所にホーミングする．再び皮膚から抗原が侵入すると，エフェクターT細胞（特にT_H1細胞）は抗原提示を受けて活性化され，IFN-γなどのサイトカインを産生する．T_H1細胞の産生したサイトカインは皮膚の血管内皮細胞に細胞接着分子を発現させ，好中球や単球およびT細胞を局所に動員するとともに，血管透過性が亢進して血液中のタンパク質が血管に漏出する．特に，フィブリノーゲンが血管外に出て局所でフィブリンに変換されることで，IV型アレルギーの特徴である硬結 induration が形成される．一方，局所に浸潤した単球は，マクロファージに分化して，IFN-γによって活性化される．また，T_H1細胞から産生されたサイトカインが表皮のケラチノサイトなどの細胞に作用して，炎症性サイトカインやケモカインが産生され，炎症の増幅が起こる．活性化マクロファージや炎症性サイトカインによって組織が傷害され，IV型アレルギー反応（病態）が形成されると考えられている．典型的には，IV型アレルギーはT_H1細胞によって媒介されるとされているが，T_H17細胞，T_H2細胞あるいは$CD8^+$ T細胞の働きがある場合も知られている．

　IV型アレルギーの原因となる抗原（アレルゲン）として，ゴム（ラテックス），金属（ニッケル），化学物質（薬品），植物（ウルシ）などがある．医薬品などの低分子抗原（ハプテン）の場合でも，キャリアとなる宿主タンパク質と共有結合して新たな抗原決定基がつくられ，原因抗原になることがある．

　ツベルクリン反応 tuberculin reaction は，結核菌感染の診断に用いられるIV型アレルギー反応である．ツベルクリン（抗原，PPD[*2]）を皮内注射すると結核菌に感染したヒトやBCG接種を受けたヒトは，その部位でツベルクリンと反応するT_H1細胞が活性化されてIFN-γなどサイトカインを産生する．さらにこれらサイトカインによってマクロファージなどの細胞が活性化し，炎症性サイトカインを放出することによって発赤と硬結が観察される．ツベルクリン注射して48時間後に発赤の大きさを測定することによって診断される．

[*1] 感作：特定の抗原に対して，免疫応答によって抗原に特異的な抗体やT細胞がつくられ，記憶されている状態．
[*2] PPD（purified protein derivatives）：結核菌より精製したタンパク質を含む複合体．

16-4　Ⅰ型アレルギーの治療薬

16-4-1 ● 抗ヒスタミン薬

　ヒスタミンは，ヒスチジンからヒスチジンデカルボキシラーゼによって生合成される．ヒスタミンの受容体は，H_1受容体，H_2受容体，H_3受容体，H_4受容体の4種類が存在するが，Ⅰ型アレルギー反応の症状は，主にH_1受容体が関与している．したがって，Ⅰ型アレルギーの治療には，抗ヒスタミン薬と呼ばれるH_1受容体拮抗薬が汎用される．

　初期に開発された（第1世代）H_1受容体拮抗薬には，ジフェンヒドラミン，ジメンヒドリナート，クロルフェニラミン，プロメタジン，シプロヘプタジンがある．これら第1世代の抗ヒスタミン薬には，中枢神経系，抗コリン作用，消化器系などの副作用がある．

　第2世代のH_1受容体拮抗薬は，血液脳関門を通過しにくいため，中枢神経への副作用が少ない．また，ケミカルメディエーター遊離抑制作用がある．医薬品としては，メキタジン，エピナスチン，エバスチン，フェキソフェナジン，アゼラスチン，ケトチフェン，オキサトミドなどがある（図16-2）．

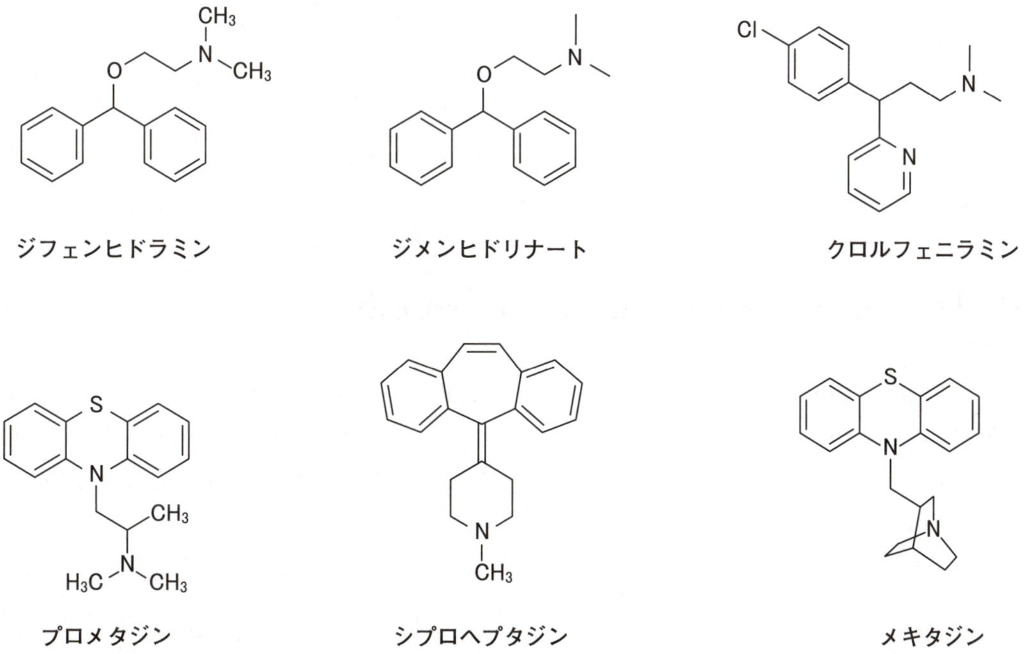

図16-2　抗ヒスタミン薬

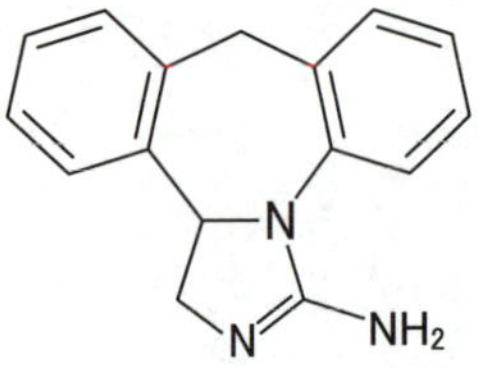

エピナスチン 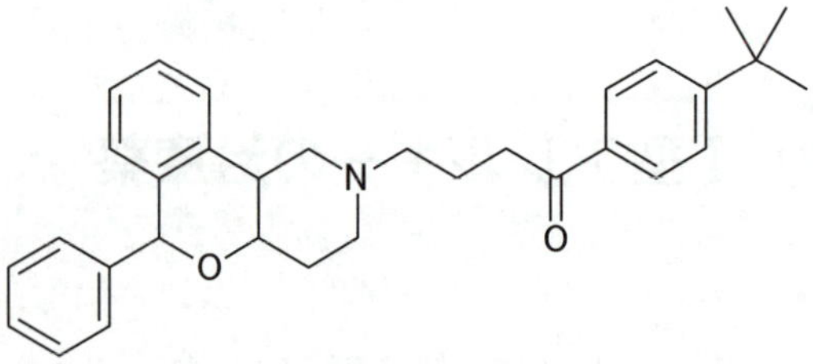　　　　　　　　エバスチン

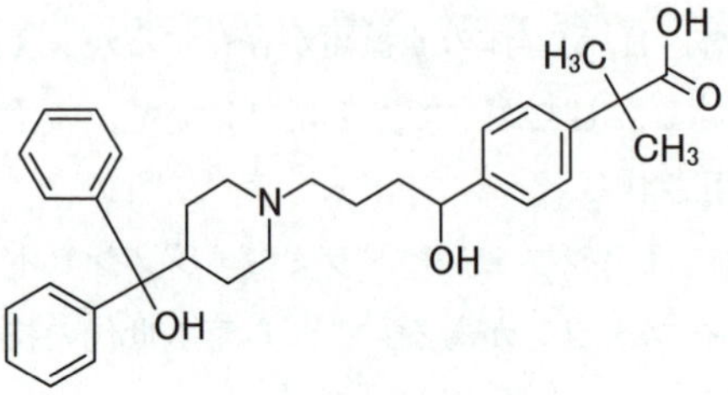

フェキソフェナジン 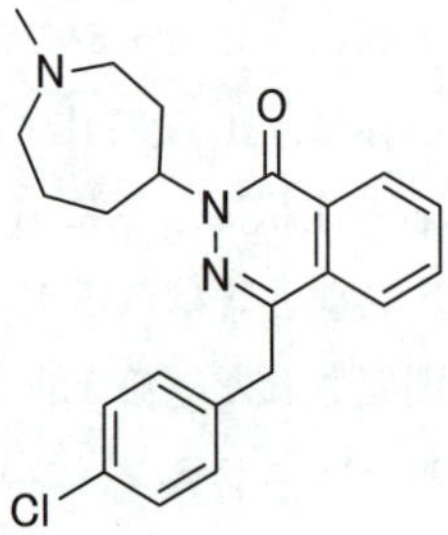　　　　　アゼラスチン

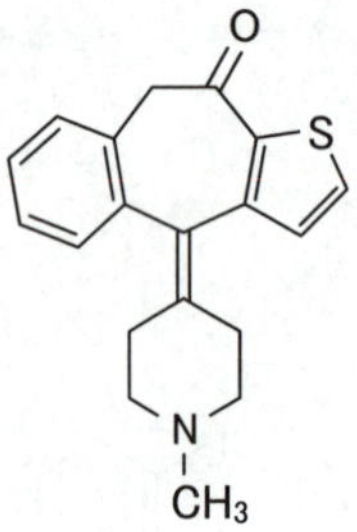

ケトチフェン 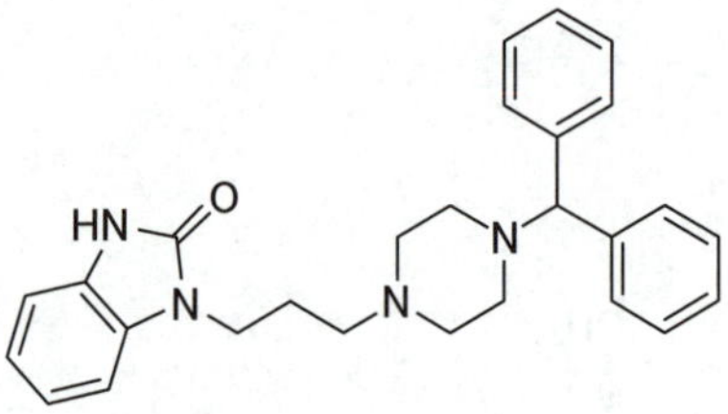　　　　　　　　オキサトミド

図 16-2　抗ヒスタミン薬（つづき）

16-4-2 ● ケミカルメディエーター遊離抑制薬

　マスト細胞の細胞膜を安定化させることによって，細胞からのケミカルメディエーターの遊離を抑制する．クロモグリク酸ナトリウム，トラニラスト，タザノラスト，ペミロラスト，アンレキサノクス，イブジラストなどがある．これらの医薬品は，アレルギー疾患の予防薬として投与される（図 16-3）．

クロモグリク酸　　　　　　　　　　　トラニラスト

ペミロラスト　　　　　アンレキサノクス　　　　　イブジラスト

図16-3　ケミカルメディエーター遊離抑制薬

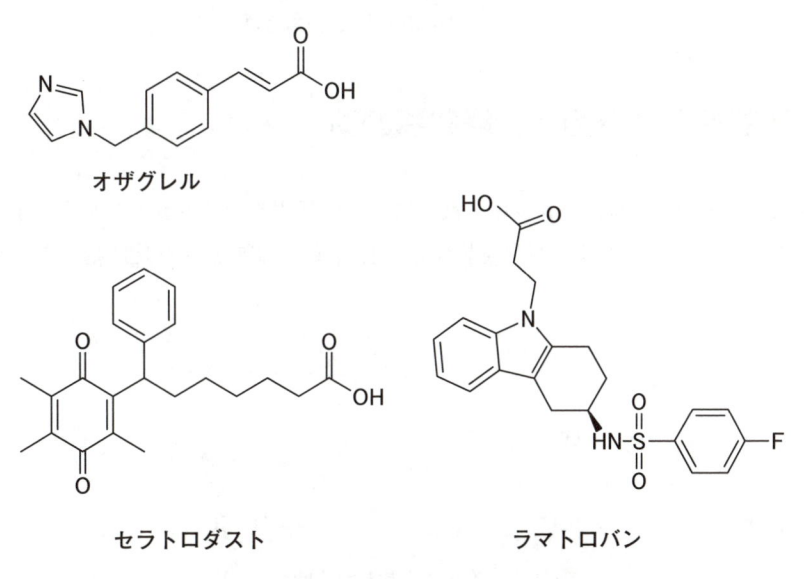

16-4-3 ● トロンボキサン A₂ 標的薬

　マスト細胞が活性化すると細胞膜リン脂質からアラキドン酸が遊離される．これにシクロオキシゲナーゼ（COX）が作用するとプロスタグランジン G₂ が合成され，続いてトロンボキサン A₂ 合成酵素によってトロンボキサン A₂ が産生される．この酵素の阻害剤としてオザグレルがある．また，トロンボキサン A₂ 受容体拮抗薬として，セラトロダスト，ラマトロバンがある（図16-4）．

オザグレル

セラトロダスト　　　　　　　ラマトロバン

図16-4　トロンボキサン A₂ 標的薬

16-4-4 ● ロイコトリエン標的薬

　活性化したマスト細胞から遊離されるアラキドン酸にリポキシゲナーゼが作用するとロイコトリエン（LT）が合成される．LT は気管支平滑筋収縮作用などがあり，気管支喘息の病態の増悪に関与している．LT 受容体拮抗薬としてプランルカスト，ザフィルルカスト，モンテルカストがある（図 16-5）．

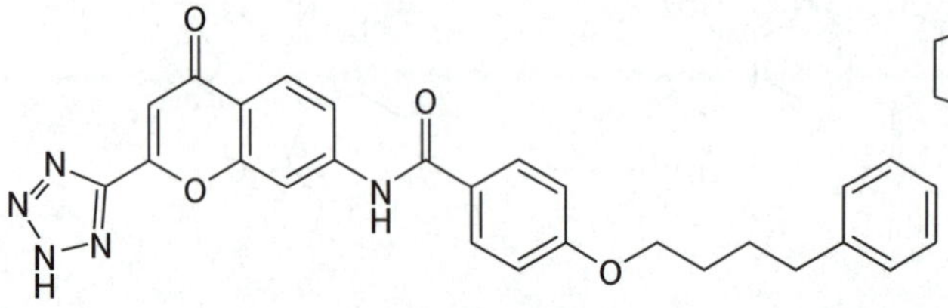

プランルカスト

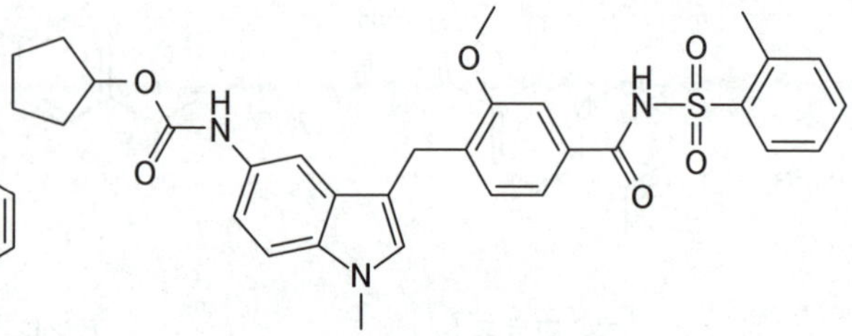

ザフィルルカスト

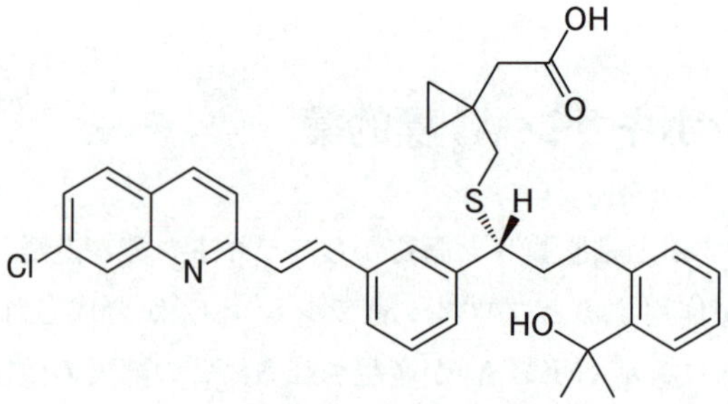

モンテルカスト

図 16-5　ロイコトリエン標的薬

16-4-5 ● T_H2 サイトカイン経路標的薬

　T_H2 細胞は IL-4 や IL-5 などアレルギー反応に深く関係するサイトカインを産生する．スプラタストは，これらのサイトカイン産生を抑制し，抗体産生細胞からの IgE 産生を抑制する（図 16-6）．

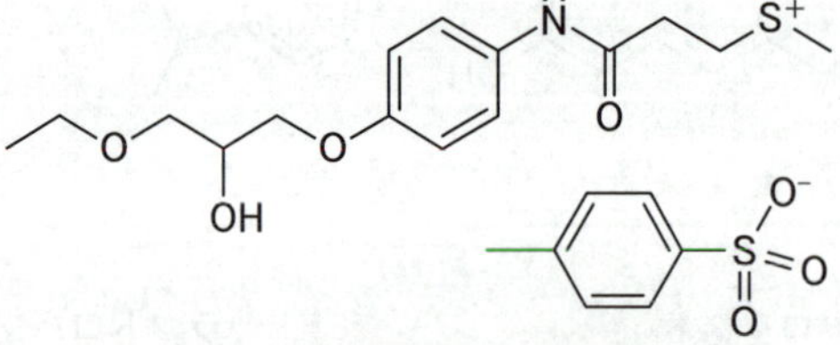

スプラタストトトシル酸塩

図 16-6　T_H2 サイトカイン経路標的薬

17 自己免疫疾患

　免疫の基本は，様々な病原体を排除すること，すなわち自己と非自己を識別し，非自己と判断したものを排除するために存在する．しかし，組織や細胞に対して不適切な望ましくない適応免疫応答を引き起こす場合がある．自己の組織や細胞が種々の理由から非自己（抗原）と認識され，組織傷害を起こすのが自己免疫疾患である．一方，自己免疫疾患に類縁の疾患として，『膠原病 collagen disease』がある．膠原病は，1942 年にドイツの Klemperer 博士が提唱した概念で，「結合組織の膠原線維がフィブリノイド変性を起こす複数の臓器を傷害する疾患」と定義され，「関節リウマチ（RA）」，「全身性エリテマトーデス（SLE）」，「強皮症（全身性硬化症）」，「多発性筋炎・皮膚筋炎」，「結節性多発動脈炎」，「リウマチ熱」の 6 疾患が膠原病として取り上げられた（古典的膠原病）．しかし，① 膠原病の中心病変は膠原線維だけではなく多くは結合組織全体であること，② フィブリノイド変性は病変の周囲に浸潤する炎症細胞が関連する免疫グロブリン，補体成分，フィブリンなどが膠原線維に沈着した結果であることから，その本態は結合組織への炎症細胞の浸潤で，欧米では『結合組織病 connective tissue disease』と呼ばれているが，わが国では慣習的に『膠原病』という名称が使用されている．そして，結合組織に炎症細胞が浸潤する機序としてその多くが自己抗体の産生などの免疫学的機序の異常が証明されており，自己免疫的機序によるものと考えられている．つまり『自己免疫疾患』は，その原因（病因）によって分類される疾患概念である．ちなみに「リウマチ」という言葉の概念は，「関節や筋肉などの運動器のこわばりと疼痛を主訴とする疾患」として用いられ，臨床症状的に分類される概念といえる．本章では，病因に視点をおいた自己免疫疾患として話を進めていく．

17-1　自己寛容と自己免疫疾患

　既に学んだように，免疫反応は自己成分に対しては無反応（自己寛容）であり，自己免疫を抑制してかつ病原体に対する免疫能を維持するようなバランスが成立しており，全体として自己免疫疾患の発生を抑制する．実際には低レベルでの自己免疫反応は生理的に生じ，正常な免疫機能においても，例えば末梢のナイーブ T 細胞や B 細胞の生存に自己抗原への暴露が必要なことなど，その自己免疫反応は重要である．したがって，自己反応性のリンパ球の発生や自己抗原への

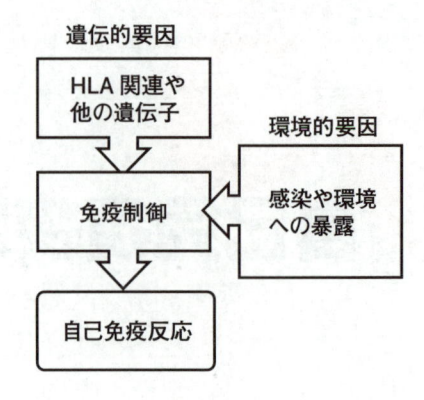

図 17-1

自己免疫疾患は遺伝的に感受性の高いヒトで，自己寛容の破綻および/あるいは環境因子が引き金となり自己免疫疾患が発症する．

暴露が，直ちに自己免疫疾患を発症させるわけではない．自己免疫疾患は，これらの一連の自己寛容の制御機能をはるかに凌駕するほどの自己反応性が持続し，さらに細胞傷害を引き起こす細胞とそれらが産生・分泌する分子が出現して初めて成立する．自己免疫疾患の発症にはいわゆる炎症が誘発される必要があり，この炎症反応を介して組織傷害が惹起される．基本的には病原体に対する防御機構と同じで，補体活性，Fc受容体を介する自己抗体による細胞傷害，細胞傷害性T細胞を中心とした多様な過程からなる．これらの一部は，II型，III型，IV型のアレルギー反応で説明される．

自己免疫疾患成立の機序は，すべて解明されたわけではないが，遺伝的要因，感染など環境因子の誘因，内因的寛容機構の破綻が組み合わさって発症すると考えられている（図17-1）．

17-1-1 ● 遺伝的要因

一般的に知られている自己免疫疾患のほとんどは多遺伝子疾患であり，ヒトの自己免疫疾患の遺伝的感受性は，複数の遺伝子座の感受性対立遺伝子の組合せで起こることが示唆されている．自己免疫と関連する遺伝子は，自己抗原の処理と提示に関連する遺伝子，シグナル伝達に関連する遺伝子，アポトーシスに関連する遺伝子，サイトカイン遺伝子発現に関連する遺伝子，共刺激分子の発現に関連する遺伝子に大きく分類される．自己免疫疾患感受性に関する遺伝子座の中で，MHC（HLA）の遺伝子座が最も明快である．多くの自己免疫疾患では，疾患感受性はMHCクラスII対立遺伝子と相関している．また，多くの自己免疫疾患の発症には性差が認められる．発症機序に性ホルモンの関与が示唆されている．

17-1-2 ● 環境因子

遺伝子以外の要因が自己免疫疾患の発症に関与し，地域性，衛生環境，性差などのほか，薬剤や毒物など外因的・内因的な原因により自己免疫疾患を引き起こす．ウイルスや細菌などの感染後に自己免疫疾患を発症する場合がある．病原体のもつタンパク質と宿主のタンパク質と類似し

た構造がある場合，その自己タンパク質に対して免疫応答が生じることがある．遺伝的要因に比べ環境因子の役割については不明な点が多い．

17-2 自己免疫疾患のスペクトル

　自己免疫疾患は，その原因となる機序，特に誘発する因子など不明な点も多く，明確に分類することが困難な場合も少なくない．しかし，概念的に自己免疫疾患は疾患が特定の臓器に限局した「臓器特異的自己免疫疾患」と，多くの臓器が多発的に傷害される「全身性自己免疫疾患」に分類される．臓器特異的自己免疫疾患には，甲状腺，神経，消化器，血球，腎，心，血管，膵臓など，ほとんどすべての臓器においてみられる．自己免疫疾患の一部では，体液性免疫（自己抗体）あるいは細胞性免疫（T細胞）のどちらかが病態の主体となる傾向があるが，ほとんどの場合は，1つだけでなく，多数の免疫機構がその発症に関わっていることが明らかになってきた．

17-3 代表的な臓器特異的自己免疫疾患

17-3-1 ● 自己免疫性内分泌疾患

A　バセドウ病 Basedow's disease（Graves' disease）

概念：甲状腺腫，頻脈，眼球突出を三徴とする甲状腺機能亢進症・腺中毒症の代表的疾患である．
病態：バセドウ病は，甲状腺刺激ホルモン（TSH）受容体に対する抗体が原因で，この抗体により甲状腺は刺激され甲状腺腫ができ，甲状腺ホルモンの産生・分泌が促され，血中の甲状腺ホルモンが増加する．抗TSH受容体抗体産生は，TSHの場合のように甲状腺ホルモンからの負のフィードバックを受けることがないため，持続的に甲状腺が刺激されて機能亢進症を引き起こす．性差は1：3〜7で女性に多く，20〜40歳代に多い．
　一般検査では，血清コレステロール値の低下，未治療の場合では約半数で耐糖能異常がみられる．基礎代謝の亢進，甲状腺ヨード取り込みの増加，血中甲状腺ホルモンの増加がみられる．血中TSHは低値で，甲状腺刺激ホルモン放出ホルモン（TRH）による反応はみられない．抗TSH受容体抗体は，約95％以上で陽性である．
臨床症状：ほとんどの症例で，左右対称のび漫性甲状腺腫がみられる．甲状腺中毒症状として，頻脈，発汗，体重減少などみられる．他に全身倦怠感，心悸亢進，高血圧，不整脈，下痢などがみられる．神経・筋症状として，手指の振戦や四肢の脱力感，筋力低下がみられ，周期性四肢麻痺などがみられることもある．皮膚は発汗過多による湿潤となり，骨粗鬆症が生じる．女性では

月経過少や無月経などがみられる．また，眼球突出や限局性の粘液水腫は，バセドウ病に特徴的な所見である．

治療：薬物治療としては，メチルメルカプトイミダゾール，プロピルチオウラシルなどがあり，甲状腺内でのヨードの有機化を阻害し，甲状腺ホルモンの生合成を抑制する．他に，放射性ヨード療法，手術がある．

B　橋本病 Hashimoto's disease

概念：甲状腺に細胞傷害性T細胞が浸潤し，甲状腺ろ胞を破壊し，甲状腺ホルモンの産生が徐々に低下し，甲状腺機能低下症となる自己免疫性疾患である．

病態：抗サイログロブリン抗体，サイロイドペルオキシダーゼ抗体が陽性となるが，甲状腺の組織傷害は細胞性免疫反応による．抗マイクロゾーム抗体の抗原はサイロイドペルオキシダーゼであり同じである．

　血清コレステロール値は高値となり，甲状腺機能が低下すると，血清クレアチニンホスホキナーゼ（CPK（CK））値や乳酸脱水素酵素（LDH）値などの筋由来の逸脱酵素の上昇や肝逸脱酵素（アルカリホスファターゼ：ALK，アスパラギン酸アミノトランスフェラーゼ：AST）も上昇する．血中甲状腺ホルモンは，病初期では正常であるが（一時期は高値のこともある），次第に低下する．チロキシン（T_4）の減少に比べトリヨードチロニン（T_3）はそれほど低下しない．TSHは徐々に高値となる．性差は1：20程度と圧倒的に女性に多い．内分泌系疾患では最も多い疾患である．

臨床症状：甲状腺機能が低下するまでは，種々の程度で甲状腺腫大がみられる以外は一般に無症状である．甲状腺機能の低下に伴い，全身倦怠感，易疲労感，便秘などの不定愁訴を訴える．さらに進行すると顔面や下肢のむくみ，粘液水腫，心囊水貯留などが生じる．

治療：甲状腺機能低下の程度に応じてT_4の補充療法が行われる．また，無機ヨードを大量に摂取すると甲状腺はホルモンの生産・分泌を一時的に中止する性質があるため，T_4補充を行っていない橋本病の患者では，昆布など無機ヨードを多く含まれている食品は大量に摂取しないように注意する．T_4補充療法を行っている場合は問題とならない．

C　1型糖尿病 type 1 diabetes mellitus

概念：インスリンを分泌する唯一の細胞である膵臓β細胞の多くが破壊されることにより，インスリンの絶対的欠乏により発症する糖尿病である．

病態：自己免疫性と特発性に分けられる．自己免疫性1型糖尿病では，膵臓β細胞の構成分子を標的とする細胞傷害性T細胞が活性化され，膵β細胞を破壊すると考えられている．グルタミン酸デカルボキシラーゼ抗体（GAD抗体），膵島抗体，インスリン自己抗体など自己抗体がみられるが，膵β細胞傷害の機序は細胞性免疫であり，これらの自己抗体は疾患のマーカーとしてとらえられている．特発性は，膵細胞の構成成分に対する抗体が検出されないタイプである．一部で，ウイルス感染後に発症する例がみられ，ウイルスに対して産生された抗体による膵細胞との交差反応などが考えられているが，β細胞の破壊機序は不明である．発症に関与されると推測されているウイルスは，コクサッキーウイルス（特にB4），流行性耳下腺炎ウイルス，風疹ウ

イルスなどである．これらの発症機序の背景には，2型糖尿病ほどではないが，遺伝因子が関与する．HLAのタイプにより発症しやすさが推定されている．ほとんどすべての1型糖尿病患者は，HLA-DR3とHLA-DR4のいずれかあるいは両者をもっており，HLA-DR3/DR4のヘテロ接合体は特に多いことが知られている．一方で，HLA-DR2遺伝子は1型糖尿病患者にほとんどみられず，1型糖尿病の耐性遺伝子と考えられている．

臨床症状：急激な口渇，多飲・多尿，体重減少などがみられる．特発性1型糖尿病で，ケトーシスやケトアシドーシスで発症する劇症1型糖尿病が存在し（全体の1型糖尿病の約20%），直ちに適切な治療をしないと重症のケトアシドーシスになり，生命に危険が及ぶタイプが存在する．1型糖尿病は全糖尿病患者の5%以下と発症頻度は低いが，劇症型や若い人に発症することが多く，生涯インスリン補充療法が必要なため，患者のQOLが悪化するなど重要な疾患である．

治療：急性の合併症（ケトアシドーシス）の対応と，慢性の合併症の発症予防が重要である．インスリンの絶対的欠乏が原因であるため，インスリン補充療法が基本である．

17-3-2 ● 自己免疫性消化器疾患

A 潰瘍性大腸炎 ulcerative colitis（UC）とクローン病 Crohn's disease（CD）

概念：潰瘍性大腸炎とクローン病は，あわせて inflammatory bowel disease（IBD，炎症性腸疾患）と呼ばれる原因不明の炎症性疾患である．

病態：UCでは，大腸の粘膜を侵し，びらんや潰瘍を形成し，病変は直腸に始まり連続性に上行する．その原因は免疫寛容の破綻と考えられている．CD4陽性T細胞がT_H2に分化しやすい環境（T_H2優位）にあり，B細胞の活性化を通して自己抗体を含む様々な抗体が産生され，その結果として大腸炎が生じると考えられている．CDほどではないが，遺伝的素因が認められている．UCはCDとともに増加傾向にあり，好発年齢は20歳代であるが，若年者から高齢者まで幅広く認められる．長期間の罹患で，癌化のリスクが高くなる．

一方，CDの好発部位は回腸末端〜回盲部，次いで直腸であるが，口腔から肛門まですべての消化管が傷害される可能性のある疾患である．病変は非連続性で，粘膜だけでなく筋層や漿膜まで侵される全層性の炎症性疾患である．CDでは自己抗体は検出されないが免疫寛容の破綻がその原因と考えられている．CD4陽性T細胞がT_H1に分化しやすい環境（T_H1優位）にあり，T_H1細胞はIFN-γなどのサイトカインを分泌してマクロファージを活性化させる．その結果，活性化されたマクロファージはTNF-αを分泌し細胞を傷害し，またIL-12を産生することでさらなるT_H1への分化を誘導する．活性化したマクロファージは類上皮細胞になり非乾酪性肉芽腫を形成する．CDは，家族発生率が10倍以上であることや，一卵性双生児の発症率などから，強く遺伝的要因が予想されているが，発症には食生活や生活環境などの影響も大きい．CDはUCの約1/4であるが，増加傾向にあり，好発年齢は10歳代〜20歳代である．UCと同様，癌化のリスクが高くなる．

治療：UCの薬物療法は，原則としてサリチル酸誘導体が第一選択薬である．サラゾスルファピリジンやメサラジンなどがある．重症例に対しては副腎皮質ステロイド剤が第一選択薬となる．

他に，白血球除去療法や外科的手術も症状に応じて適応になる．

　CD の治療は，栄養療法による栄養状態の改善だけでなく消化管病変の改善が認められることが明らかにされ，現在では第一選択の治療法である．しかし，栄養療法を中止すると症状の再燃がみられ，単独での根治は難しい．薬物療法は，基本的には補助的に用いられる．副腎皮質ステロイド剤，サリチル酸誘導体などである．最近では，細胞傷害の中心である活性化されたマクロファージから分泌される TNF-α を標的とした抗 TNF-α 抗体が用いられ，十分な効果が認められている．本製剤は，既存の薬剤の効果が不十分で，重症度が中等度以上の症例に用いられる．しかし，TNF-α は細胞性免疫の要ともいえるサイトカインであるので，感染症（ウイルスや細胞内寄生菌，結核など）や発癌のリスクなどが危惧されている．外科手術では基本的に根治的な治療法は望めず対症療法的な場合が多い．

B　自己免疫性肝炎 autoimmune hepatitis（AIH）

概念：肝細胞の構成成分に対して，原因不明であるが何らかの自己免疫反応が起こり，細胞が傷害される．

病態：肝組織への多数の CD8 陽性 T 細胞の浸潤による直接的な傷害のほか，T_H2 細胞優位による B 細胞の活性化亢進も病態に関与すると考えられている．本症は，40 歳以上の中年女性に多く，適切な治療を行わないと肝硬変へ早急に進行する．わが国では，HLA-DR4 陽性患者が約 90％以上を占め，遺伝的要因が推測されている．本症は 3 つの型に分類されているが，わが国のほとんどの症例が I 型で，抗核抗体や抗平滑筋抗体が陽性となるタイプである．

治療：副腎皮質ステロイド剤の有効性が確立している．

C　原発性胆汁性肝硬変 primary biliary cirrhosis（PBC）

概念：肝内の小葉間胆管が慢性炎症により傷害され，胆管が消失し慢性的に胆汁がうっ滞する．

病態：胆管の破壊は，慢性非化膿性破壊性胆管炎と呼ばれ，原因不明の自己免疫的機序に基づく疾患と考えられている．中年以降の女性に多く，進行すると病名のように胆汁うっ滞による肝硬変に移行する．PBC では約 90％に抗ミトコンドリア抗体 anti-mitochondrial antibody（AMA）が陽性となる．PBC では，M1～M9 までのある AMA のうち，M2 が特異的な抗体である．AMA の抗原は，ミトコンドリア内膜に存在する呼吸関連酵素群 2-oxo-acid dehydrogenase complex（2-OADC）で，類似した分子が胆管上皮細胞上に発現すると考えられている．また，IgM の高値も特徴的である．症状としては，皮膚瘙痒感で発症し，高コレステロール血症，黄疸，門脈圧亢進症などがみられる．肝細胞癌や胆管細胞癌の合併は多くない．

治療：ウルソデオキシコール酸が第一選択である．肝細胞保護と機序不明の局所的な免疫抑制作用が報告されている．副腎皮質ステロイド剤は，胆管が閉塞する前に投与すれば効果がみられるが，閉塞後は有効でないとされている．末期の患者では，肝移植以外に治療法はない．

　他に，線維性閉塞性胆管炎と呼ばれ原因不明の自己免疫的機序によると推測されている原発性硬化性胆管炎 primary sclerosing cholangitis（PSC）があり，治療は PBC に準じるが，進行性で予後は悪く，移植以外に効果的な治療法はない．PBC に比べはるかにまれな疾患である．

17-3-3 ● 自己免疫性血液疾患

A 自己免疫性溶血性貧血 autoimmune hemolytic anemia（AIHA）

概念：赤血球膜上に存在する抗原に対して自己抗体が産生され，Ⅱ型アレルギー反応により赤血球が傷害され溶血を呈し，貧血に至る疾患である．

病態：AIHA は，自己抗体の性質から，① 温式抗体によるもの（抗体の至適結合温度が 37℃ 付近），② 冷式抗体によるもの（抗体の至適結合温度が 37℃ 以下），③ 混合型（温式抗体と冷式抗体の両方が存在）に分けられる．成人では温式自己抗体が多く約 80％ を占め，AIHA といった場合にはこのタイプを指すことが多い．冷式抗体によるものは，寒冷凝集素症，発作性寒冷（夜間）ヘモグロビン尿症などがある．また，基礎疾患の有無により，特発性と続発性に分類される．続発性の場合には，リンパ増殖性疾患，他の自己免疫疾患，マイコプラズマなどの感染症，卵巣癌などの悪性腫瘍，潰瘍性大腸炎などの慢性炎症，メチルドパなどの薬剤性などがある．貧血は正球性正色素性貧血を呈し，溶血を反映した網赤血球の増加，LDH 上昇やハプトグロビン低下，間接ビリルビン上昇がみられる．確定診断には赤血球表面タンパク質に対する抗体を測定するクームス試験が必要である．赤血球に結合している抗体や補体を検出する直接クームス試験と，赤血球から遊離して血中に存在する抗体を検出する間接クームス試験がある．

治療：続発性 AIHA の場合は，原因の除去あるいは基礎疾患の治療が原則である．特発性の場合の第一選択薬は副腎皮質ステロイド剤である．ステロイドに抵抗性の場合は，脾臓の摘出や免疫抑制剤が用いられる．

B 特発性血小板減少性紫斑病 idiopathic thrombocytopenia purpura（ITP）

概念：血小板の表面抗原に対して自己抗体が産生され，血小板が破壊され，血小板減少に伴う皮膚の紫斑などの出血症状を呈する疾患である．

病態：発症様式と経過から，半年以内に自然寛解する急性型と，半年を超えて持続する慢性型に分類される．急性型は 2～6 歳の小児で，先行感染がみられる場合が多く，慢性型は 20～40 歳に多くみられるが通常先行感染はみられない．急性型に性差はないが，慢性型は 1：2～4 と女性に多い．血小板膜糖タンパク質である GPⅡb-Ⅲa や GPⅠb-Ⅸ などに対する自己抗体が産生され，脾臓などの網内系で Fcγ レセプターを介して血小板が捕捉，貪食される．出血傾向が主な症状で，皮下や歯出血，鼻出血，性器出血が主で，点状あるいは斑点状の皮下出血を呈する場合が最も多い．

治療：症状と血小板数に応じて治療を考慮する．血小板が 5 万/μL 以上の場合は経過観察の場合が多い．H. pylori 感染の関与が示唆され，陽性の場合は除菌療法が行われる．治療適応例では，薬物療法としての第一選択薬は副腎皮質ステロイド剤である．慢性型には脾臓の摘出が考慮される．ステロイド投与および脾臓摘出にもかかわらず，改善がみられない難治例では，各種免疫抑制剤，ダナゾールなどが用いられる．最近ではリツキシマブの有効性も報告されている．

C 血栓性血小板減少性紫斑病 thrombotic thrombocytopenic purpura（TTP）

概念：血小板減少，細小血管障害性溶血性貧血，腎機能障害，発熱，動揺性精神神経症状を五徴とする疾患である．

病態：病因は von Willebrand 因子切断酵素 VWF-cleaving protease（VWF-CP）の活性低下と考えられている．先天性 TTP は，VWF-CP の遺伝子変異により酵素活性が欠損しており，後天性 TTP は，VWF-CP に対する自己抗体が産生され，酵素活性の低下が生じるとされている．このため，切断されていない高分子量 VWF 複合体が出現し血栓形成が生じる．

治療は，先天性と後天性，後天性では特発性か二次性の分類することは重要であるが，このほかに TTP と類似した症状を呈する，溶血性尿毒症症候群や播種性血管内凝固症候群との鑑別が必要である．先天性は，新鮮凍結血漿の輸注が唯一の治療法である．後天性は，血漿交換や副腎皮質ステロイド剤，難治性の場合は免疫抑制剤や脾臓摘出などが行われる．

17-3-4 ● 自己免疫性神経疾患

A 重症筋無力症 myasthenia gravis（MG）

概念・病態：神経筋接合部の後シナプス膜に存在するニコチン性アセチルコリン受容体 acetylcholine receptor（AChR）に対する自己抗体が産生され，神経筋伝達障害を呈する自己免疫疾患である．II 型アレルギーによる機序が考えられている．

臨床症状・治療：眼瞼下垂や複視で発症することが多く，日内変動がみられ，朝や休んだ後は症状が軽い．昼～夕方にかけて症状の悪化がみられる．眼症状は両側の場合も片側の場合もみられる．顔面筋や咬筋も傷害され，嚥下障害や構音障害がみられることがある．四肢の近位筋の筋力低下も認められる．合併症として，20～30％に胸腺腫が認められ，自己免疫性甲状腺疾患や RA，SLE などがみられることがある．抗 AChR 抗体の検出や，本疾患が疑われた場合には，抗コリンエステラーゼ剤である塩化エドロホニウムテスト（テンシロンテスト）が行われる．胸腺腫の合併がみられる場合は，切除が行われる．抗コリンエステラーゼ剤は，対症療法であり，コリン作動性クリーゼ（急性悪化）を引き起こすことを念頭に入れる必要がある．副腎皮質ステロイド剤が主に用いられるが，ステロイドが無効の場合，保険適応はないが免疫抑制剤が用いられる．

B 多発性硬化症 multiple sclerosis（MS）

原因不明の中枢神経の炎症性脱髄疾患である．遺伝的背景をもとに，何らかの誘因によりミエリンやオリゴデンドログリアなどに対する異常な免疫応答が生じると考えられている．病気の特徴は，中枢神経の時間的・空間的多発性であり，様々な症状が組み合わさって症状を呈する．ラットやマウスの実験モデルである experimental autoimmune encephalomyelitis（EAE）では，ミエリンのタンパク質に特異的な CD4 陽性ヘルパー T 細胞（T_H1 および T_H17 細胞）の発症への関与が示されている．患者にもミエリン特異的な T_H1 や T_H17 細胞が検出されているが，これらの細胞がどのように誘導され活性化されるのか未解明である．

17-3-5 ● 自己免疫性腎疾患

A 糸球体腎炎 glomerulonephritis

　糸球体腎炎は，糸球体に病変・炎症がある腎疾患で，通常腎炎といえば糸球体腎炎を指す．原発性，続発性ともに多くの分類がなされているが，ほとんどはⅢ型アレルギーあるいはⅡ型アレルギーの機序に基づく疾患である．近年では，抗好中球細胞質抗体 anti-neutrophil cytoplasmic antibody（ANCA）が検出される ANCA 関連腎炎が注目されている．ANCA は，蛍光染色パターンにより，細胞質型の C-ANCA（cytoplasmic-ANCA）と核周囲型の P-ANCA（perinuclear-ANCA）に分けられる．ANCA 関連腎炎は血管炎との関連性が指摘されている．腎炎の治療は，副腎皮質ステロイド剤，必要に応じて免疫抑制剤，各症状に対して降圧剤などが用いられる．

17-3-6 ● 自己免疫性呼吸器疾患

A 過敏性肺炎・好酸球性肺炎・アレルギー性気管支肺真菌症

　過敏性肺炎は，真菌や細菌，鳥類の糞，化学物質などを反復して吸引するうちに，感作されて細気管支から肺胞にⅢ型アレルギーあるいはⅣ型アレルギー反応が生じる疾患である．

　好酸球性肺炎は，好酸球の肺組織への浸潤を来す疾患の総称である．アレルギーの関与が考えられており，原因物質は多岐にわたるが，わが国ではおよそ 3/4 は原因不明である．血中好酸球の増加や血清 IgE の増加がみられることがある．好酸球性肺炎の分類は確立していない．

　アレルギー性気管支肺真菌症は，末梢血の好酸球増多を伴う PIE（pulmonary infiltration with eosinophilia）症候群のうち，真菌が原因のものである．特にアスペルギルスによるものを呼ぶことが多い．好酸球性肺炎は総称のため，概念として重複するところがあるが，アスペルギルスが原因となるときにはアレルギー性気管支肺真菌症とするようである．

　その他皮膚疾患として天疱瘡などがある．

17-4　代表的な全身性自己免疫疾患

17-4-1 ● 関節リウマチ rheumatoid arthritis（RA）

概念：関節滑膜を侵し，多発性関節炎を主徴とする慢性炎症性疾患であり，進行すると関節の破壊（骨破壊）と変形を生じる．一部の症例では全身の臓器の障害を伴うため，全身性の自己免疫

性疾患として扱う．RAは自己免疫疾患の中で最も多くみられ，有病率は0.5～1.0％でわが国では50万～100万人に及ぶと推測されている．2番目に多いSLEの約10～15倍でもある．性差は1：3と女性に多く，好発年齢は30～60歳である．関連した疾患として，血管炎を伴ったRAと呼ばれている悪性関節リウマチ，長期間RAを罹患した患者に，脾腫と好中球減少を伴うFelty症候群，16歳未満の小児に発症する関節リウマチと定義される若年性関節リウマチjuvenile RA（JRA），JRAの一種である全身型類似の病態を呈し16歳以上で発症する成人Still病がある．また，関節炎を呈するが，リウマトイド因子が陰性の疾患に強直性脊椎炎やReiter症候群があり，これらはHLA-B27との関連が深い．

病態：関節包の内面を覆う滑膜細胞は抗原提示機能があり，原因は不明であるが，何らかの物質等が関節内に入り込み滑膜周囲に達すると，滑膜細胞によって捉えられ抗原として提示される．そして種々の炎症細胞（主役はT細胞）が滑膜に浸潤し，炎症とともに著明な血管新生が生じる．浸潤したT細胞から様々なサイトカインが分泌され，滑膜細胞が反応し，マクロファージ様の機能や線維芽細胞様の機能を果たし，新たな炎症細胞の遊走を促す．その結果，炎症が激しくなり，軟骨を食い込むようにパンヌスと呼ばれる肉芽組織を形成する．さらに進行すると破壊は骨に及び関節内腔の狭小化，癒合がみられ関節の可動がなくなる．炎症の程度が非常に大きい場合には，血管や他臓器の障害を呈するようになる．また，RAは遺伝的素因が認められ，特定のHLA-DRを有するタイプで好発することが知られている．RAの発症にはT細胞の異常な活性化がその背景にあると考えられている．以前は抗IgG自己抗体であるリウマトイド因子reumatoid factor（RF）と抗体の免疫複合体によるIII型アレルギーが原因と考えられていたが，約1/4～1/5でRFが陰性であり，加齢とともに正常人でもRFが陽性になる場合があること，RFの免疫複合体による障害だけでは病態が説明できないことなどから，現在ではRAにおけるRFの役割は不明である．

　本症では，原因は不明だが鉄利用の障害によると考えられる低色素性～正色素性の貧血がみら

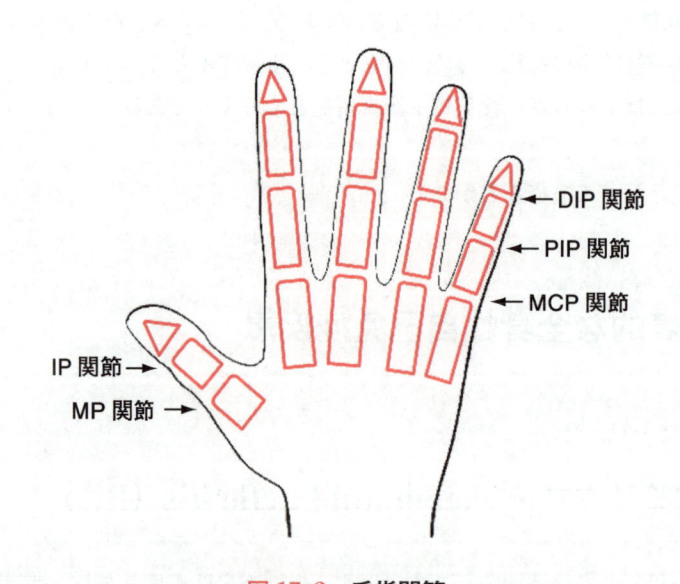

図17-2　手指関節
PIP関節とMCP関節が傷害される．DIP関節単独の傷害はない．

れる．免疫学的検査では，抗 CCP 抗体 anti-cyclic citrullinated peptide antibody の本症での特異度が約 95％以上と高く，早期診断や確定診断に重要視されている．角質化上皮細胞には塩基性タンパク質であるフィラグリンが存在し，それがシトルリン化されたものを検出するために改良したものが抗 CCP 抗体である．一方 RF は約 80％で陽性となるが，特異性は低い．

臨床症状：関節の朝のこわばりは，RA を特徴づける症状の1つである．滑膜細胞はヒアルロン酸を分泌するが，RA では滑膜細胞の増殖により水分保持能を有するヒアルロン酸分泌が増加し，大量の水分貯留による腫脹がみられる．ヒアルロン酸は安静時に蓄積され運動により排泄されるため，長時間安静状態が続いた直後の起床時に症状（朝のこわばり）が起こると考えられている．本疾患の重要な鑑別疾患である変形性関節症でも朝のこわばりがみられるが，RA では持続時間がはるかに長く，1時間以上に及ぶことも少なくない．本症の関節炎は多発性で左右の対称性が特徴で，傷害されやすい関節も決まっていて，手では PIP 関節（近位指節関節），MCP 関節（中手指節関節），手関節である．DIP 関節（遠位指節関節）が単独で侵されることはほとんどなく，傷害される関節部位は他の疾患（変形性関節症など）との鑑別に重要となる（図17-2）．関節が破壊されると変形が生じ，尺側変形（小指側に曲がる）やスワンネック変形（DIP 関節が曲がったままで，しかも PIP 関節が伸び切ったままの状態），ボタン穴変形（スワンネック変形と逆で，DIP 関節が伸び切って，PIP 関節が曲がったままの状態）などがみられる．

関節外症状として，本症の約 20％で皮下結節（リウマトイド結節，無痛性の結節で，肘，膝などに出現）がみられる．血管炎の結果生じる皮膚潰瘍は難治性である．肺病変として，間質性肺炎，肺線維症，胸膜炎などがみられ，いずれも活動性の強い男性に多くみられる．間質性肺炎は，本症の約 10％にみられるが，肺病変は軽度のものも含めると，全体の約 1/3 に認められる．眼の症状として，本症例ではしばしば強膜炎を呈する．強膜と結膜の境目は上強膜と呼ばれるが，強膜炎とともに，上強膜炎，虹彩毛様体炎は本症の活動期と一致して認められる．また，乾燥性角結膜炎はシェーグレン症候群の合併時にみられる．本症におけるシェーグレン症候群の合併率はおよそ 1/3 である．

治療：従来型では，まず副作用の少ない非ステロイド性抗炎症薬（NSAIDs）を第一選択とし，これで効果がみられない場合は，疾患修飾性抗リウマチ薬（DMARDs）や副腎皮質ステロイド，免疫抑制薬であるメトトレキサート（MTX）が使用されている．これは，RA の根治療法がなく患者の負担・副作用の影響を少なくすることが前提となっている．しかし，多くの症例で関節破壊が発症後早期（約2年）で進行する一方で，関節破壊が生じる前に積極的な治療が，本症を寛解に導くことができることが示されたため，現在では本症を早期に診断し，DMARs（金製剤やサラゾスルファピリジンなど），免疫抑制剤（MTX やレフルノミドなど），生物学的製剤（インフリキシマブやエタネルセプト）などを早期から用い，効果が出現するまで，NSAIDs や少量の副腎皮質ステロイド剤を併用する方法が中心となり始めている．

17-4-2 ● 全身性エリテマトーデス systemic lupus erythematosus（SLE）

概念：免疫異常を背景に多彩な自己免疫現象を特徴として，多臓器を侵す全身性炎症性疾患である．本症の性差は 1：10 と女性に多く，20～40 歳の妊娠可能年齢に好発する．

病態：本症の原因は不明であるが，免疫学的異常は確実視されている．ヒトのSLE患者ではFas抗原遺伝子に異常はないが，Fas抗原（CD95）に関連したT細胞性免疫異常（自己反応性T細胞アポトーシス異常）が推測されている．また，T_H1/T_H2バランスの異常が認められ，体内では抗体の産生が過剰な状態になっている．これらのため，自己抗体の産生も過剰になり，SLEのほとんどの例で自己抗体が認められる．また，遺伝的要因の関与，特にHLA-DR1との関連性や，女性に圧倒的に多く，好発年齢が妊娠可能年齢であることや妊娠により症状の増悪がみられることから，女性ホルモンの関与も指摘されている．

SLEでは，液性免疫による高γ-グロブリン血症を呈するため血沈の亢進がみられるが，肝臓でCRP産生を促進するIL-6の分泌が増加しないため，CRP値はあまり上昇しない．また，汎血球減少症（赤血球減少，白血球減少，血小板減少）がみられ，II型アレルギーの機序によると考えられている．本症の99％で抗核抗体が陽性である．陰性の例も検査で検出されないだけで抗核抗体は存在すると考えられている．SLEでみられる抗核抗体は次のようなものがある．①2本鎖DNA double strand DNA（dsDNA）抗体：本症の50〜70％で陽性で，本症に特異性が高く，活動性を反映する．②抗ヒストン抗体：ヒストンまたはヒストンとDNA複合体に対する抗体である．本症の約70％で陽性であるが，本症に特異的ではない．抗ヒストン抗体により露出した核を貪食した白血球をLE細胞と呼び，抗ヒストン抗体同様本症の約70％程度陽性になるが，本症に特異性はない．③抗Sm抗体：本症の20〜30％に陽性であるが，dsDNA抗体同様に特異性は高い．真核細胞の核内には，ウリジンを大量に含む低分子リボ核タンパクribonucleoprotein（RNP）が存在し，分子構造によりU1〜U13まで分類されている．抗Sm抗体は，U1，U2，U4〜U6に対する抗体である．RPNに対する抗体としては，U1に対する抗体，抗U1-RNP抗体（U1にのみ反応する）が陽性となる場合がある．他に，リウマトイド因子，抗リン脂質抗体などが陽性となる場合がある．他に，血清補体価は，免疫複合体の沈着による組織傷害（III型アレルギー）で消費されるため，血清補体価が消耗性に低下する．

臨床症状：多彩な皮膚症状がみられる．その形態からいわゆる蝶形紅斑と呼ばれる頬部と鼻梁にかかる丘疹状紅斑は約半数の症例でみられ診断価値は高い．また，円板状紅斑と呼ばれる頭皮や顔面，耳介などに角化した小円板状の丘疹，手掌や爪周囲の出血性紅斑，指先の凍瘡様皮疹が出現する．日光や紫外線にあたると既にある皮膚病変が悪化する光線過敏症や，半数の症例では脱毛がみられる．また，口腔内・鼻咽頭内には無痛性の潰瘍が出現し，約25％の症例でレイノー症状がみられる．レイノー症状（現象）は，寒冷刺激や緊張などにより手足の末梢の小動脈の収縮により血流が悪くなり，手足指の皮膚の色が蒼白・暗紫色になる現象で，冷感や痺れ，痛みを伴うことがある．約80％以上の症例で，骨破壊を伴わない多発性関節炎を認める．体重のかかる股関節では，治療薬（副腎皮質ステロイド）の副作用の可能性もあるが，無菌性の骨壊死（大腿骨頭壊死）は，他の疾患に比べ頻度は高い．

約70％以上の症例で腎障害（ループス腎炎）がみられる．WHOによるループス腎炎の生検組織学的分類（I型〜VI型）は，腎障害の評価と治療効果の判定，予後の予測に重要である．このうち，本症の典型的な活動性病変はIV型（び漫性糸球体腎炎）で，最も予後が悪く，腎不全への移行が多い．V型は，び漫性膜性糸球体腎炎で，ネフローゼ症候群を呈する．中枢神経症状は，本症の約10〜30％にみられ，腎障害とともに予後に影響する重要な症状である．基本的な症状

は痙攣発作と精神症状で，集中力低下，見当識障害，抑うつ症状，幻覚など多彩な精神症状がみられる．まれに無菌性髄膜炎や脳血管障害（血管炎や抗リン脂質抗体症候群などの自己免疫疾患に伴う）がみられる．他に，心外膜炎，胸膜炎や網膜では，細動脈が侵され血行障害による綿花様白斑（軟性白斑）がみられる．これは神経線維の浮腫による腫脹が本態であり，本症以外にも高血圧症や他の自己免疫疾患でもみられる眼底所見である．

治療：SLEは，増悪と寛解を繰り返し慢性に経過することが多い．副腎皮質ステロイドにより現在では5年生存率は95％を超えている．予後を左右する主な因子として，腎障害，次いで中枢神経症状があげられるが，現在では，治療（副腎皮質ステロイド剤など）に伴う感染症や血管障害による死亡例が増えている．治療の基本は副腎皮質ステロイド剤の全身投与であり，症状や抗核抗体，補体活性などに応じて増減し，再燃を阻止する最低量を維持する．副腎皮質ステロイド剤の効果が不十分な場合や使用不可の症例には他の免疫抑制剤が用いられる．日常生活では日光や紫外線，過労などが症状を増悪する因子のため，これらを避ける生活が必要である．また，妊娠も本症を増悪させる要因であるが，状態に応じて個別に考える事案である．最も注意すべきは感染症であり，症状を増悪させるだけでなく直接死因につながる場合も少なくない．風邪症状や下痢症状などの症状が出現した場合には，細菌性・ウイルス性日和見感染症の早期発見が重要である．

17-4-3 ● 抗リン脂質抗体症候群 anti phospholipid syndrome

概念：自己免疫性血栓症と自己免疫性妊娠合併症を起こす疾患群で，抗リン脂質抗体が存在する患者に血栓症や妊娠合併症（習慣性流産など）が起こると抗リン脂質抗体症候群と診断される．

病態：SLEなどの基礎疾患があるもの（続発性）と基礎疾患がないもの（原発性）に分けられる．本症は，妊娠合併を含めると好発年齢は30〜40歳代であるが，血栓症の場合は小児から高齢者まで幅広く発症する．性差は2:8と女性に多い．

　抗リン脂質抗体はリン脂質に対する抗体ではなく，リン脂質に結合するアポタンパクの一種である β_2 グリコプロテインⅠ（β_2-GPⅠ）やプロトロンビンに対する抗体である．リン脂質を必要とする血液の凝固反応を阻害し，検査（試験管内）では凝固反応の抑制を示す活性化部分トロンボプラスチン時間 activated partial thromboplastin time（APTT）の延長が認められる．しかし，生体では機序は不明だが血栓形成傾向が主体である．妊娠合併症は，抗リン脂質抗体が胎盤のリン脂質と反応して胎盤発育を障害することが考えられている．診断を確定する検査は，カルジオリピン抗体（aCL）である．aCLはカルジオリピンと β_2-GPⅠの複合体を認識し，本症に特異性が高い．

臨床症状：静脈血栓の多くは下肢の深部静脈血栓症で肺梗塞を合併する．時にBudd-Chiari症候群を呈することがある．本症では動脈血栓を生じることがある．虚血性心疾患は少なく，一過性脳虚血発作（TIA）や脳梗塞などが報告されている．妊娠合併症には，習慣性流産や胎盤不育症がみられる．流産の原因として，子宮自体の問題や胎児染色体異常などと並び本症は比較的多い．本症の20〜40％に血小板減少症がみられ，また，脳梗塞に由来しない舞踏病や痙攣などの神経症状がしばしばみられる．

治療：動脈血栓にはアスピリンやシロスタゾールなどが，静脈血栓にはワルファリンなどが用いられる．弁膜症などの合併がある動脈血栓ではワルファリンなどが併用される．また，流産の既往がある妊娠患者には，アスピリンを基本に症状に応じてヘパリンなどが併用される．

17-4-4 ● 全身性強皮症 systemic sclerosis（SSc）

概念：皮膚の硬化を特徴とする全身性疾患であり，小血管や肺，腎臓，消化器，心臓など内臓の諸臓器の結合組織を傷害し，線維化を伴う．本症は，びまん型，限局型，オーバーラップ型の3つに分類されている．また，局所性強皮症は，皮膚硬化だけみられる疾患で，小児期に多くみられることや硬化病変の性状が異なることなどから，全身性強皮症とは別の疾患と考えられている．

病態：原因は不明の自己免疫的機序によるコラーゲン代謝の異常が考えられている．何らかの理由で線維芽細胞が活性化され必要以上にコラーゲンを産生し，皮膚や内臓の諸臓器に過剰のコラーゲンが沈着する．線維芽細胞を無制限に活性化させる機序は不明であるが，自己免疫性の細胞傷害性T細胞やマクロファージ，サイトカインの異常などが考えられている．男女比は約1：7〜10と女性に多く，好発年齢は30〜50歳代にピークがみられる．特異的な抗核抗体として，抗トポイソメラーゼI（Scl-70）抗体，抗セントロメア抗体があり，それぞれびまん型，限局型で陽性となる．

臨床症状：皮膚病変は，四肢末端や顔面より始まり左右対称性に中枢側（体幹部）へと拡大する．初期の皮膚症状は手指の腫脹で，ソーセージ様と呼ばれる（浮腫期）．この腫脹は，通常の浮腫と異なり指圧痕はみられない．腫脹は数か月すると線維性組織に置き換わり，手指などの細かな動きができなくなる．顔面の表情は乏しく口の周囲は放射状に広がったしわが出現し，特徴的な顔貌（仮面様顔貌）となる（硬化期）．やがて皮膚真皮への線維化がおよび，色素沈着，色素脱失や石灰沈着がみられるようになる（萎縮期）．レイノー症状は他の自己免疫疾患でも認められるが，本症ではほとんどの症例（90％以上）で認められる．

　約半数で，肺線維症がみられ，拘束性換気障害や拡散障害がみられる．消化器症状として舌の線維化による短縮が生じる．消化器では線維化により蠕動運動が低下し，麻痺性イレウス（腸閉塞）や吸収不良症候群，腸管の拡張などをきたす．腎臓では血管内皮細胞が傷害され，高血圧や軽度のタンパク尿，軽度の腎機能障害がみられる．わが国での頻度は少ないが，輸入細動脈の攣縮による急激な腎機能の低下（強皮症腎クリーゼ）をきたす場合がある．

治療：本症に対する根治的治療法は確立していないが，副腎皮質ステロイド剤や肺線維症にはシクロホスファミド投与などが試みられている．対症療法として，線維化の予防にD-ペニシラミン，レイノー症状に対してプロスタグランジンE_1製剤やカルシウム拮抗剤，強皮症腎クリーゼにはACE阻害剤などが用いられている．

17-4-5 ● 多発筋炎 polymyositis（PM）・皮膚筋炎 dermatomyositis（DM）

概念：横紋筋・骨格筋をび漫性に侵す全身性炎症性疾患である．原因は不明であるが，自己免疫疾患と考えられている．多発筋炎に皮膚病変を伴うものを皮膚筋炎と呼ぶ．

病態：両者の疾患は相違点がいくつかみられ，異なる疾患という考え方が有力である．筋生検では，いずれの疾患も筋細胞に炎症細胞浸潤が認められるが，PM では細胞傷害性 T 細胞とマクロファージが，DM ではヘルパー T 細胞と B 細胞の浸潤がみられる．また，PM ではび漫性浸潤であるのに対し，DM では血管周囲性に著明な浸潤がみられる．PM は細胞性免疫が，DM は体液性免疫の機序が関与し，血管傷害の合併が推測されている．PM はあらゆる年齢で発症するが好発年齢は 10 歳前後，30～60 歳代で，男女比は 1：2 で女性に多いが，小児例では性差はない．

血清クレアチニンキナーゼ（CK），アルドラーゼ，LDH，AST などの筋原性酵素が上昇し，筋障害が高度になるとミオグロビン尿症がみられる．約 70％で何らかの自己抗体が出現する．本症に特異性の高い抗体としては，抗 Jo-1 抗体があげられるが出現率は 20～30％で感度は高くない．抗 Jo-1 抗体陽性の患者では，間質性肺炎を高率に合併し，予後を悪化させる重要な要因である．

臨床症状：多くの場合四肢近位筋の筋力低下で発症する．下肢から始まることが多く，立ち上がれない，階段昇降ができないなどが主訴となる．頸部屈曲筋群が傷害されると，仰臥位で頭部の挙上が困難となる．また，しばしば咽頭・喉頭筋が傷害され嚥下困難がみられる．

皮膚症状（DM）は，両側上眼瞼部の浮腫状の青紫色皮疹（ヘリオトロープ疹），両側手指関節背側（伸側）の落屑を伴う暗赤色の紅斑（Gottron 徴候）が出現する．いずれも特異性が高く，診断価値の高い所見である．骨破壊のない多発性関節炎（約 30％）や間質性肺炎（30～40％）の合併がみられる．原因は不明であるが悪性腫瘍の合併がみられ，特に高齢者の皮膚筋炎患者では，60％以上に悪性腫瘍の合併がみられる．

治療：薬物療法としては副腎皮質ステロイド剤が用いられる．効果が不十分の場合には免疫抑制剤の併用が用いられる．悪性腫瘍の合併が最大の死因であるので，早期の発見が重要である．

17-4-6 ● シェーグレン症候群 Sjögren syndrome（SS）

概念：多彩な自己抗体の出現を認め，慢性唾液腺炎，乾燥性角結膜炎を特徴とする自己免疫疾患である．現在は，口腔内乾燥や眼の乾燥を呈する原因不明の疾患を SS と呼んでいる．他の自己免疫疾患の合併がみられない一次性 SS と SLE などを合併する二次性 SS とに大別される．さらに一次性 SS は，眼や口腔内の乾燥だけの腺型と腺外症状を伴う腺外型に分けられる．

病態：SS では，外分泌腺（特に唾液腺と涙腺）に多数のリンパ球を主体とする炎症細胞浸潤が認められる．初期は，CD4 陽性 T 細胞浸潤が主体であるが，やがて B 細胞浸潤が増加する．炎症細胞により腺房の破壊と分泌機能低下が生じる．SLE の一部とする考え方もあるが，SS 発症機序は不明である．性差は 1：10～15 で圧倒的に女性に多く，好発年齢は 30～40 歳代である．

抗核抗体の出現率は約 70％でみられ，抗 SS-A 抗体と抗 SS-B 抗体が検出される．RF が約 70％にみられる．抗 SS-A 抗体は約 50％にみられるが，SLE でも約 30％にみられる．これに対し抗 SS-B 抗体は，約 30％と検出頻度は低いが特異的にみられる．

臨床症状：口腔内の乾燥により虫歯ができやすく，食物が飲み込みにくくなる．乾燥性角結膜炎では眼の異物感や疲労感が出現する．また，他の外分泌腺として汗をかきにくくなり，気管支粘膜の分泌物減少による気道の乾燥により空咳がみられる．腺外症状として，リンパ球の増加によ

る全身のリンパ節腫脹がみられる．本症では，B細胞系の悪性リンパ腫の発症率が高いことが報告されている．自己免疫疾患では，SLEやRAなどの合併がみられる．

治療：腺型では，乾燥に対する対症療法が主体で，副腎皮質ステロイド剤の適応はない．腺外症状や二次性の場合は，必要に応じて副腎皮質ステロイド剤が用いられる．悪性リンパ腫誘発の危険性があるため原則として免疫抑制剤は用いられない．非ステロイド性抗炎症薬は無効である．

17-4-7 ● 混合性結合組織病 mixed connective tissue disease（MCTD）

SLE＋SSc＋PM/DMのオーバラップ（合併）を思わせる疾患で，抗U1-RNP抗体が高力価で検出される疾患である．それぞれの自己免疫疾患の合併ではなく，独立した疾患と考えられている．

17-4-8 ● 血管炎症候群 vasculitis syndrome

血管壁を炎症の場とする疾患の総称であり，罹患する血管のサイズにより分類される．大型血管には高安病（高安動脈炎）や側頭動脈炎，中型血管炎には結節性多発動脈炎や川崎病，細小血管炎にはWegener肉芽腫やアレルギー性肉芽腫性血管炎，Schönlein-Henoch紫斑病，顕微鏡的多発血管炎などがある．多くは原因不明の免疫学的機序が働いていると考えられている．

17-5　自己免疫疾患の治療

自己免疫疾患の治療薬として，症状に応じて副腎皮質ステロイド剤が用いられるが，免疫抑制剤（一部の抗癌剤），分子標的製剤・生物学的製剤が場合により用いられる．

17-5-1 ● 副腎皮質ステロイド剤

副腎皮質ステロイド剤は，免疫系や炎症に関与するサイトカインや細胞接着分子などの遺伝子発現を抑制することで，その効果を発揮すると考えられている．ステロイド剤の適応，初回投与量，投与方法は，各疾患やその病状，ステロイド反応性，副作用発現のリスク因子など考慮して決定される．活動性の高い急性期では，原則的に連日投与から始め，病態が改善し疾患の活動性が十分低下したことを確認したのち漸減する．1〜2週間で10％の速度で減量するのが一般的であるが，副作用の発現などにより，急速な減量を要する場合もある．ステロイドパルス療法の場合，多くは水溶性プレドニゾロン（メチルプレドニゾロン）が用いられる．400〜1,000 mgを原則3日間連続の点滴静注，これを1クールとし，数週間の投与後，症状の改善をみながら漸減していく．副作用の出現には特に注意を要し，副作用としては感染症，骨粗鬆症，動脈硬化症，副腎不全症候群（ステロイド離脱症候群），無菌性骨壊死，糖尿病・高脂血症，クッシング症候群

などがある.

17-5-2 ● 免疫抑制剤

　組織・細胞傷害の抑制目的として用いられる．副腎皮質ステロイド剤不応性の自己免疫疾患だけでなく，多くの自己免疫性疾患や移植の際などに用いられる．メトトレキサート（MTX）は，抗リウマチ薬として用いられる場合と抗癌剤として用いられる場合とでは，投与法・用量が異なる．

17-5-3 ● 生物学的製剤

　主に抗体製剤と受容体関連製剤に分けられる．TNF-αを標的としたものは，抗体製剤（インフリキシマブ），受容体-Ig融合タンパク質（エタネルセプト）があり，IL-6（サイトカイン）を標的としたものは，抗体製剤（トシリズマブ）がある．生物学的製剤の副作用は，副腎皮質性ステロイド剤や免疫抑制剤と同様，感染症が重要な問題である．特にTNF-αにより制御されている結核などは，インフリキシマブ使用例では発症リスクが7倍程度高くなると報告されている．他に，神経性自己免疫疾患には使用されないこと，悪性腫瘍（特に悪性リンパ腫）の発症頻度上昇の可能性が懸念されている．

コラム

癌と免疫の接点

　癌細胞は，遺伝子異常に基づく細胞内シグナル伝達機構の破綻により，制御不能な増殖や浸潤・転移能が備わった細胞である．癌細胞は日々発生し，様々な機序で排除されている．問題となるのは，排除されるより増殖する細胞の数が多くなる，いわゆる塊（腫瘤）を形成する場合である．一方，病原微生物に対する生体防御機構として発達してきたのが免疫システムである．免疫系は，癌細胞を異物として認識し，監視・排除している働きをもつ，いわゆる免疫監視機構が存在すると考えられてきた．しかし，免疫システムが癌細胞を排除できると十分に証明されたわけではない．一度癌細胞が増殖し腫瘍を形成し始めると，何らかの治療がなければ必ず死に至り，そのままの免疫系では一見無力のようである．また，腫瘍を形成した段階で免疫監視機構を癌細胞がくぐり抜けたともいえる．一方で，ごくまれではあるが癌が自然治癒する例が存在することや，近年の免疫学の進歩により，強力な免疫操作をすることで免疫原性がそれほど強くはない抗原を免疫システムの標的とし癌細胞を排除できる可能性を示している．免疫監視機構を強化すれば，十分排除できるというわけである．果たして，癌細胞に対する免疫監視機構による排除は可能なのかどうか，その前に現状における免疫細胞を用いた癌治療の試みをみてみる．

　癌細胞の中には癌細胞特有の抗原（腫瘍関連抗原）を出すものがある．腫瘍関連抗原は正常細胞には全く発現せず癌細胞にのみ発現する分子ではないが，明らかに癌細胞で多く発現している．これら腫瘍関連抗原に対する免疫反応を誘導する試みがなされている．免疫を用

いた治療効果の機序は，自然免疫の活性化，獲得免疫である体液性免疫や細胞性免疫の活性化など，免疫システムのすべてを用いている．癌細胞を排除する機構は，病原性微生物の排除機構と基本的に同じなので，詳細は本書の各項を参照してほしい．免疫反応を用いた治療法は，4種類程度に分けられる．1つめは，免疫系を非特異的に賦活化させる方法で，民間療法から健康食品まで様々である．2つめは抗体医薬品であり，癌治療だけでなく他の疾患にまでその効果は既に臨床的に証明されている．3つめは，抗原ペプチドを取り込ませた樹状細胞を患者に投与する方法や，樹状細胞に取り込ませたのち体外でT細胞（細胞傷害性T細胞）の活性化を誘導させ患者に投与する方法である．しかし，これらの細胞療法により十分な効果が得られたとする報告はあまり知られておらず，その奏効率は30％未満とされている．高額な費用がかかるだけでなく，残念ながら，うたい文句になっているだけの施設もみられる感がある．4つめは癌ワクチン療法である．抗原ペプチドとアジュバント（免疫を活性化する物質）とを混ぜて免疫し，腫瘍特異的キラーT細胞を誘導する方法であり，現在治験の最終段階である．しかし，樹状細胞への取り込みやT細胞の活性化など一連のシステムを効率的に遂行するうえで，癌ワクチンの抗原ペプチドがどのような機序でその効果を発揮するのか，明確に証明されているわけではない．癌細胞の増殖を上回るだけの免疫監視機構を構築するため，関連する免疫細胞の質と量の維持が必要になり，ワクチン接種を長期間受けなければならない．また，癌細胞がいつ変異を起こしてワクチンに抵抗性を示すか不明である．

しかしながら，抗癌剤や放射線治療などの治療効果がみられない，いわゆる末期の癌患者にとっては，免疫療法は最後の望みでもある．再発に不安を抱える患者にとっても同様である．癌患者にとって最後の，そして長年希望していた治療法ではあるが，現状の免疫療法の位置づけは，第一選択の治療法ではなく，他の治療法が無効な場合や，他の治療法との併用・補助療法として考えられている．癌ワクチンが効く場合と効かない場合は何なのか，どうすればより効果の強いワクチンが開発されるのか，解明されていない点はまだ多いのが現状である．

さて，癌細胞に対する免疫監視機構による排除は可能なのかどうか．最近になり，マウスにおける免疫反応が，そのままヒトには当てはまらないことが判明してきた．また，マウスでの癌細胞株を用いた実験系では，免疫原性が比較的強く，免疫系を刺激しやすい．ヒトでは当然ながら自然発生した癌であり，もともと免疫寛容の対象であった細胞が癌化する場合と明らかに異なる．後天性免疫不全症候群 acquired immunodeficiency syndrome（AIDS）という病気がある．ヒト免疫不全ウイルス human immunodeficiency virus（HIV）の感染により，CD4陽性T細胞の減少を引き起こし，高度の免疫不全に特徴づけられる感染性疾患である．近年では，逆転写酵素阻害薬 reverse transcriptase inhibitors（RTIs），プロテアーゼ阻害薬 protease inhibitors（PIs）などの抗HIV薬が用いられ，RTIsとPIsを組み合わせた抗レトロウイルス薬による強力な化学療法 highly active anti-retrovirus therapy（HAART）により，AIDS患者の症状が改善され死亡率が減少し，長期の生存者が増えてきている．このため，今までAIDSにおける癌のほとんどはいわゆるAIDS関連腫瘍であったが，自然発生癌との関連性に関して報告されはじめた．当然ながら，CD4陽性T細胞で

獲得免疫のすべてが説明できるわけでなく，樹状細胞や他のリンパ球サブセットの役割など，各段階での癌との関連性を議論すべきであるが，CD4 陽性 T 細胞の数を減らす疾患と癌との関連が明らかになれば，癌細胞に対する免疫監視機構解明の糸口になるかもしれない．免疫療法に携わっている関係者や患者の立場では，免疫の活性化により癌細胞を排除可能であると思いたいが，その結論は今後の免疫学研究の進歩に委ねるしかない．もし癌に対する排除機構がたとえ不十分であっても，様々な問題点の追究と克服によって，近い将来免疫療法が集約治療の 1 つとなるように期待したい．

18 移植免疫と免疫抑制薬

　動物や他人の細胞あるいは臓器を移植し，患者を治療する医療行為は，20世紀初頭から試みられてきたが，1954年のメリルとマレーによる一卵性双生児の腎移植（同種同系移植）以外は成功しなかった（表18-1）．その原因は，免疫機構に基づいた**拒絶反応** rejection，すなわち他人の細胞や臓器を「非自己」と認識する免疫反応による．1952年にドセーによりヒト白血球抗原 human leukocyte antigen（**HLA**）が発見され，拒絶反応のメカニズムが解明されるようなった．HLAは「自己と非自己」を認識して免疫反応を引き起こす**同種抗原**（アロ抗原 alloantigen）であり，ヒトの主要組織適合抗原（MHC）である．MHCの役割は，George SnellらによるMHC

表18-1　臓器移植と免疫抑制薬の歴史

1902年	Ulmann（オーストリア）によるイヌの腎臓を首に移植（自家移植）
1905年	Carrel（フランス）によるイヌとネコで同種腎移植（拒絶反応を観察）
1906年	Jaboulay（フランス）によるヒツジとブタからヒトへ異種腎移植
1936年	Voronoy（ウクライナ）によるヒトからヒトへ同種腎移植（36時間後に死亡）
1940年	Medawar（イギリス）による移植免疫拒絶反応の解明
1952年	Dausset（フランス）によるMac抗原（HLA抗原）の発見
1954年	MerrillとMurray（アメリカ）による一卵性双生児間の腎移植に成功
1956年	楠隆光と井上彦八郎（新潟大学）による日本初の腎移植
1961年	Calne（イギリス）よる免疫抑制薬アザチオプリンの有効性の証明
1963年	Starzl（アメリカ）よる世界初の肝移植（死亡）
	Hardyら（アメリカ）による世界初の肺移植（18日間生存）
1964年	中山恒明ら（千葉大学）による日本初の肝移植
1966年	ミネソタ大学（アメリカ）で世界初の膵腎同時移植
1967年	Starzl（アメリカ）による肝移植に成功（400日生存を記録）
	Barnard（南アフリカ）による世界初の心移植（18日間生存）
1968年	和田寿郎（札幌医科大学）による日本初の心移植
	ハーバード大学で脳死基準作成
1970年	サンド・ファーマ（スイス，現：ノバルティス・ファーマ）によるシクロスポリンの開発
1972年	Borel（スイス）によるシクロスポリンが強力な免疫抑制薬であることを発見
1978年	Calneによる死体腎移植でシクロスポリンを使用
1979年	Calneによる死体肝移植でシクロスポリンを使用
1980年	Starzlによる肝移植にシクロスポリン使用で好成績（1年生存率78％）
1980年	Shumway（アメリカ）による心移植にシクロスポリン使用で好成績（1年生存率80％以上）
1983年	シクロスポリンが免疫抑制薬として世界に普及
1984年	日本の藤沢薬品工業（現：アステラス製薬）によるタクロリムスの開発
1986年	Cooperら（アメリカ）による肺移植に成功
1993年	タクロリムスが免疫抑制薬として世界に普及

遺伝子座のみが異なるマウスを用いた一連の移植実験によって確立してきた．

一方，臓器移植の発展過程で重要なのが，**免疫抑制薬**の存在である．1961 年にカーンにより免疫抑制薬のアザチオプリンの有効性が証明された後，各種の臓器移植が成功し始めた．特に，1972 年にボレルによりシクロスポリンが優れた免疫抑制薬であることを証明されて以来，1980 年代にはシクロスポリンによって臓器移植の成功例が画期的に向上した．

臓器移植では HLA のマッチングが重要であるが，免疫抑制薬による**免疫抑制状態**の誘導も極めて重要である．そこで，この章では移植免疫の種類と病態，および免疫抑制薬の種類と薬理作用について解説する．

18-1　ドナーとレシピエント

移植する細胞や臓器を**移植片** graft，受け入れる生体を**宿主** host と呼び，臨床では移植片の提供者を**ドナー** donor，移植片の受容者を**レシピエント** recipient という．ドナーとレシピエントで MHC が異なると，レシピエントの T 細胞がドナーの組織を認識して免疫応答を示す．そこには 2 つの機構がある．1 つは，レシピエントの T 細胞は自分自身（レシピエント）の MHC に対しては胸腺での負の選択によって免疫寛容（自己寛容）となっている．しかし，構造的に類似していても同種異系（アロ：allogeneic）であるドナーの MHC に対しては免疫寛容となっていない．そこで，レシピエントの T 細胞集団にはアロ MHC に十分に高い親和性をもって結合できる TCR を保有した T 細胞が多く含まれることとなる．よって，ドナー組織に存在するアロ MHC を直接認識したレシピエントの T 細胞が免疫応答を起こす．もう 1 つは，MHC はそれ自身で遺伝的多型に富んだタンパク質なので，それ自身がレシピエントにとって外来抗原として振る舞うことができる．すなわち，ドナー MHC 由来のペプチドを提示したレシピエントの抗原提示細胞によってレシピエントの T 細胞が免疫応答を起こす．実際ゲノム上で MHC が最も遺伝的多型に富んだタンパク質であるため，MHC に対する免疫応答が主要な地位を占めることとなる．ただし，MHC 以外でも遺伝的多型のあるタンパク質がマイナーな移植適合抗原として働く可能性があるが，その寄与はずっと小さい．

免疫応答は，まず移植臓器の所属リンパ節で開始される．移植片からはアロ MHC を細胞表面に発現するドナーの樹状細胞が移動してくる．あるいは，レシピエントの樹状細胞が移植片に侵入し，アロ抗原を拾い上げて再び所属リンパ節に戻る．これらの樹状細胞による抗原提示により，エフェクター T 細胞が誘導される．エフェクター T 細胞は，移植片にホーミングして組織を傷害する．

移植拒絶の反応ではドナー由来の樹状細胞の MHC クラス I によって直接活性化された CD8$^+$T 細胞（細胞傷害性 T 細胞）が移植片に侵入して直接細胞傷害活性を発揮する．このタイプの機構が急性拒絶（後述）で主に働いている．あるいは，レシピエント由来の樹状細胞によって抗原提示されたドナー MHC ペプチドを認識する CD4$^+$T 細胞（ヘルパー T 細胞）や CD8$^+$T 細胞は，サイトカインの産生を通して炎症を起こし移植片を拒絶する．この機構は，慢性拒絶で

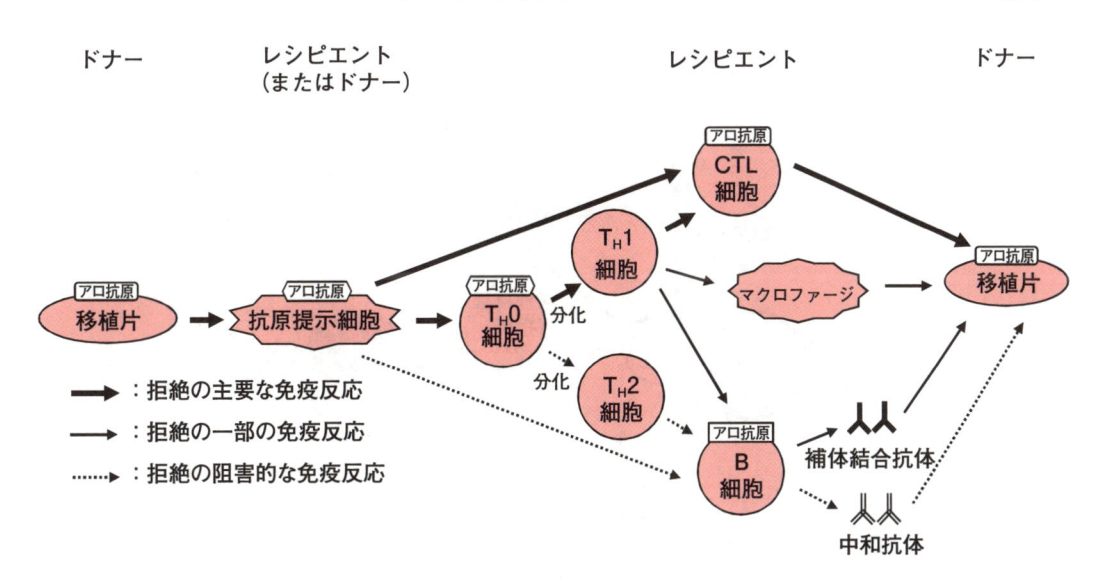

図 18-1 ドナーのアロ抗原に対するレシピエントの免疫反応

主要な機構となっている．また，CD4$^+$T 細胞の補助のもと，B 細胞が MHC に対する抗体を産生し，移植拒絶にかかわることがある．

18-2 移植の種類

移植には，本人の移植片を移植する**自家移植** autologous transplantation，遺伝的に同一個体の移植片を移植する**同系移植** syngeneic transplantation，同種の移植片を移植する**同種移植** allogeneic transplantation，および異種の移植片を移植する**異種移植** xenogeneic transplantation がある（図 18-2）．

18-2-1 ● 自家移植

自家移植では，**自分の移植片** autograft を他の部位に移植する．移植片が自己のものなので，移植片に対して免疫寛容であり，生着する．

18-2-2 ● 同系移植

同系移植は，同種で**同系統**（遺伝的に同一の異個体：例えば，同系統の純系マウス，ヒトでは一卵性双生児）の**移植片** syngraft（例えば a/a）を他の同系統の宿主（a/a）に移植するものである．免疫寛容のため生着する．

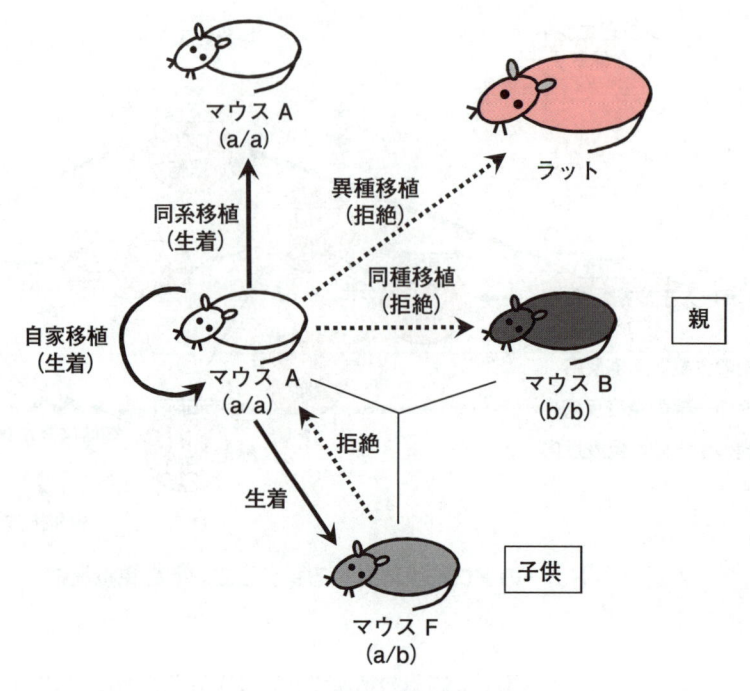

図18-2 移植の種類と拒絶反応

18-2-3 ● 同種異系移植

同種移植は，同種で異系統（例えば，マウスでは異系のマウス，ヒトでは他人）の移植片 allograft を他系統の宿主に移植するものであ．この場合は，アロ抗原に対する免疫反応により拒絶が起こり生着しない．この場合の免疫反応は，急性拒絶反応が主に関与する．純系マウスの親の移植片（オス a/a，メス b/b）を雑種第一代の子（a/b）に移植した場合は，半同系移植となり，免疫寛容のため拒絶は起こらない（図18-2）．一方，子（a/b）の移植片を親（a/a または b/b）に移植した場合は，親の免疫系が子の移植片に対して免疫寛容ではなく，生着しない．

18-2-4 ● 異種移植

異種移植は，異種の移植片 xenograft を移植（例えば，ブタの臓器をヒトに移植）するもので，異種抗原に対する免疫反応によって拒絶が起こる．この場合の免疫反応は，超急性拒絶反応が主に関与する．

18-3　MHC の多様性と移植拒絶

主要組織適合遺伝子複合体 major histocompatibility complex（MHC）は，ヒトでは HLA 抗

原，マウスでは **H-2抗原** と呼ばれている（9章，p.119，9-1節参照）．ヒトのHLA抗原は **HLAクラスI抗原** と **HLAクラスII抗原** があり，HLAクラスI抗原は **HLA-A，HLA-B，HLA-C抗原**，HLAクラスII抗原は **HLA-DQ，HLA-DR，HLA-DP抗原** がある．HLAは第6染色体上に位置して顕著な多型性を有する．**HLA遺伝子** はクラスI抗原のHLA-Aで414個，HLA-Bで728個，HLA-Cで210個の多型が存在し，クラスII抗原のHLA-DPのαで23個，βで120個，HLA-DQのαで32個，βで68個，HLA-DRのαで3個，βで503個の多型が存在する．したがって，ヒトではHLAの6種類の遺伝子の多型で抗原性（DPとDQではさらにα鎖とβ鎖の各々に多型があるため多数の抗原性）を示すため，極めて多様な抗原性を示すことになる．

また，ヒトの両親は一対の **ハプロタイプ** haplotype（染色体型）からなるHLA遺伝子をもっており，子供には異なる4つの **ディプロタイプ** diplotypeの組合せが出現し，それぞれ異なるアロ抗原を発現することになる（図18-3）．例えば，図18-3の父親のMHCクラスIの1つHLA-Aについては，相同染色体の片方（a）がA^*2402で，もう一方（b）がA^*3303である．現在のHLAのタイピングではPCR法で増幅したDNA配列を直接解析している．ちなみにHLA-A^*2402とは，MHCクラスIのHLA-Aのα鎖が従来血清学的に分類されてきたアロタイプの24に属し，そのサブタイプが02であるという意味である．また，HLA-DRB1^*1502とは，MHCクラスIIのHLA-DRのβ_1タンパク質（ヒトによっては，2種類のβ鎖をもつ場合がある）が血清学的分類のアロタイプ15に属し，サブタイプ02という意味である．そのため，親から子への移植でも，移植片は半分（例えば父から子の場合，染色体型aもしくはbのどちらか）の抗原のセットを有しており，兄弟姉妹同士でHLAの染色体型が一致する確率は1/4（a/b，a/d，b/c，b/dのうちのどれか）となる．なお，父や母のどちらかがホモ接合（例えば父親の染

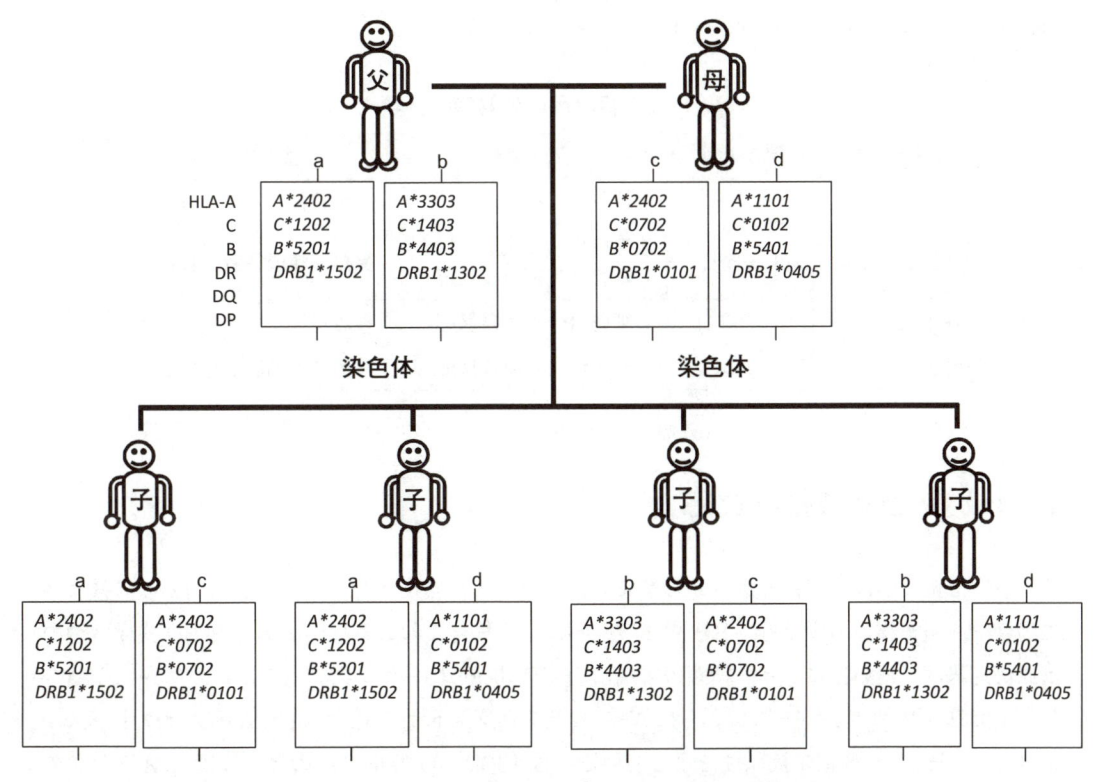

図 18-3　ヒトの家族内HLA遺伝子の遺伝の多様性

色体型が a/a）の場合は，ホモ接合の親から子供への移植は半同系移植となり拒絶反応は起こらず，兄弟姉妹同士で同じ HLA 遺伝を有する確率は 1/2 になる．

移植拒絶では，**HLA-A，B，DR** の遺伝子座のハプロタイプ計 6 個（3 遺伝子座 × 2）の抗原の適合が重要であるとされている．その理由は，HLA-C は HLA-A や HLA-B と比べると多型性が少ないこと，HLA-DQ は HLA-DR と遺伝的挙動を共にするために HLA-DR が一致すれば HLA-DQ も一致する確率が高いからと説明されている．それでも前記のように A 座，B 座および DR 座にも多くの多型が存在し，多様な抗原性を示すため，マッチングするドナーを見つけるのは容易ではない．

18-4 移植拒絶の病態

移植の拒絶反応は，経時的に**超急性拒絶反応** hyperacute rejection，**急性拒絶反応** acute rejection，**慢性拒絶反応** chronic rejection に分類される．また，急性拒絶反応の中には，最初から特異的 IgG 抗体（クロスマッチテストで検出されない低レベルの抗体）や感作 T 細胞が存在する場合に起こる**促進型急性拒絶反応** accelerated acute rejection がある（表 18-2）．

また，移植の拒絶反応は，宿主の免疫系が移植片を非自己と認識して攻撃し，排除しようとする反応であるため，**宿主対移植片反応** host versus graft reaction（**HVGR**）とも呼ばれる．一方，移植片（含有される免疫細胞）が宿主の細胞や組織を非自己と認識して攻撃しようとする**移植片対宿主反応** graft versus host reaction（**GVHR**）がある．

表 18-2　拒絶反応の経時的分類

経時的分類	発症時間	発症機序	移植拒絶例
超急性拒絶	＜1 日	液性免疫（抗体，補体）	異種移植，不適合輸血
促進型急性拒絶	1〜5 日	液性免疫（二次免疫反応） T 細胞（二次免疫反応）	臓器移植既往者の移植
急性拒絶	7〜90 日	T 細胞（一次免疫反応）	臓器移植
慢性拒絶	＞90 日	液性免疫，非免疫反応	移植後の動脈硬化性病変

18-4-1 ● 超急性拒絶反応

超急性拒絶反応は，移植後数分から数時間後に起こる拒絶反応で，異種の動物間での異種移植の場合や，同種移植の中でも **ABO 式血液型不適合**の場合に起こる反応である．ABO 式血液型の抗原決定基は，糖鎖上にあり，糖鎖の末端に O（H）抗原は D-ガラクトースに L-フコースが結合し，A 抗原は D-ガラクトースにさらに N-アセチルガラクトサミン，B 抗原は D-ガラクトースが結合して，H，A，B 型の抗原性を示している（図 18-4）．O 型や B 型のヒトには IgM クラスの

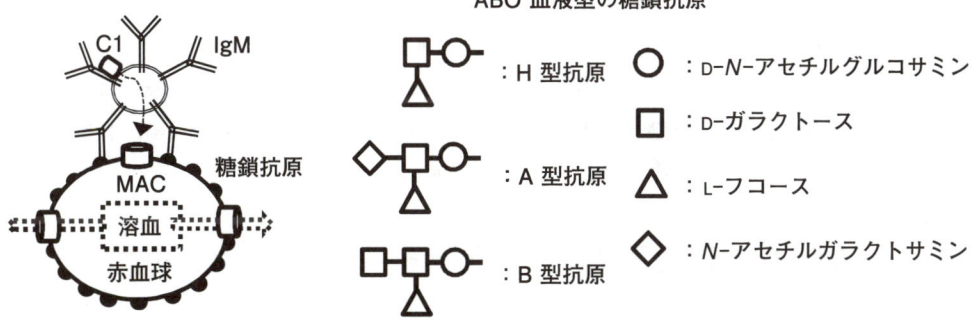

図 18-4　ABO 血液型の不適合輸血（超急性拒絶反応）と糖鎖抗原
MAC：膜傷害性複合体 membrane attack complex

抗 A 抗体，O 型や A 型のヒトには IgM クラスの抗 B 抗体が存在している．不適合輸血の場合，ドナーの赤血球の糖鎖抗原にレシピエントの抗体が結合して補体依存的な赤血球破壊が起きる．（図 18-4）．実は血管内皮細胞にも血液型抗原が発現しており，血液型不適合の臓器を移植すると血管炎や血栓が生じる．血液型不適合による超急性拒絶は，ドナーとレシピエントの血液型を一致させて防ぐことができる．

18-4-2 ● 急性拒絶反応

急性拒絶反応は，予防措置を取らなかった場合，移植後 1 週間から数か月後に起こる拒絶反応で，同種移植，すなわちヒトの臓器移植の際に起こる主要な反応である．現在では免疫抑制薬の進歩により移植後早期では良好に制御される一方で，後で免疫抑制が不十分となった場合のもっと遅い時期（1 年以後）でも起こりうる．移植片にリンパ球浸潤が認められ，CD8$^+$ 細胞傷害性 T 細胞による血管内皮および組織実質細胞に対する直接的傷害が主要な機構である．また，CD8$^+$ T 細胞や CD4$^+$ T 細胞から産生された炎症性サイトカインによって移植片内に炎症性細胞が動員され，組織の傷害が進む（図 18-1）．ドナーの HLA に対する抗体も，移植片の血管内皮細胞上の HLA に結合し，補体活性化を介して血管内皮細胞の傷害，好中球による炎症，血管において貫壁性壊死を誘導する．

なお，アロ抗原には MHC 以外にマウスでは雄抗原 male antigen（H-Y 抗原ともいう）やヒトではペプチド多型性抗原のように**マイナー組織適合抗原** minor histocompatibility antigen がある．一卵性双生児でない限り，HLA が完全一致してもマイナー組織適合抗原が存在するため，何らかの免疫反応が出現する．しかし，GVHR の場合を除いて臨床上問題ではない．ヒトのエビデンスでは異性間の移植が原因で拒絶されるリスクは大きくない．

18-4-3 ● 慢性拒絶反応

慢性拒絶反応は，数か月から数年で起こる拒絶反応で，腎移植では腎糸球体の消失，肝移植では肝内胆管の消失，心移植では冠動脈硬化症が起こる．動脈の閉塞，臓器の虚血，臓器の間質の

繊維化を特徴とする．発現機序は免疫反応と非免疫反応が関与する場合がある．免疫反応では，アロ反応性のT細胞が産生するサイトカインによる血管内皮および平滑筋の増殖，急性拒絶機構による組織傷害の繰り返しとその組織修復過程による繊維化が考えられている．また，非免疫反応では血液凝固の促進，動脈硬化および薬剤による毒性などが誘発原因となる．腎移植では非免疫学的機序による慢性拒絶反応を特に**慢性移植腎症**と呼んでいる．

18-4-4 ● 移植片対宿主反応

ドナーの移植片に含まれる成熟T細胞がレシピエントに対して起こす免疫反応を **GVHR** といい，GVHRによって引き起こされる疾患を**移植片対宿主病** graft versus host disease（**GVHD**）と呼ぶ（図18-5）．GVHDには急性GVHDと慢性GVHDがある．急性GVHDは移植後2～6週間以内に発症し，皮膚，肝臓，腸管が主な標的臓器となる．中等症以上の場合は，副腎皮質ステロイドによる治療を行うが，最も有効な予防法はカルシニューリン阻害薬（シクロスポリンあるいはタクロリムス水和物）とメトトレキサートの併用療法である（後述）．慢性GVHDは100日以降に発症し，同種移植を受けた長期生存者の約50％に発現し，急性GVHDが一旦寛解した後や急性GVHDに引き続いて発症する場合が多い．臨床所見は，強皮症，扁平苔癬，シェーグレン症候群などの自己免疫疾患と類似し，治療はカルシニューリン阻害薬と副腎皮質ステロイドが主体である．

輸血の場合は，ドナーの血液を成分輸血し，さらに放射線照射してリンパ球の増殖を抑制してGVHDを防止できる．

GVHDは，骨髄移植で特に問題となる．骨髄移植では，レシピエントの免疫系が残っていると容易に拒絶されるため，放射線療法や化学療法を行ってレシピエントの免疫系を無力化してしまう．その結果，ドナーの骨髄細胞がレシピエントの骨髄細胞にとってかわり再構築するが，そ

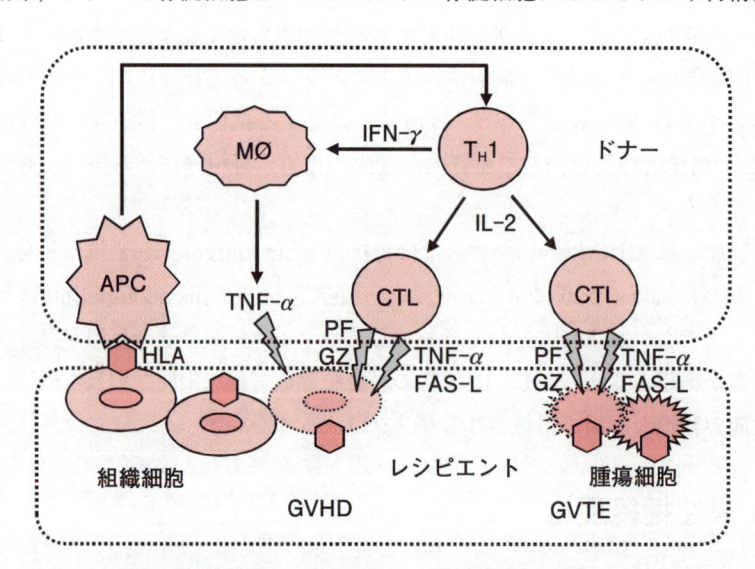

図 18-5 移植片対宿主病（GVHD）と移植片対腫瘍効果（GVTE）
APC：抗原提示細胞，MØ：マクロファージ，PF：パーフォリン，GZ：グランザイム

の際に成熟 T 細胞が存在すると GVHR を誘発し，最終的には骨髄無形成や汎血球減少などの致死的な症状の GVHD を起こす．骨髄移植の場合は，HLA の適合性が重要であり，さらにカルシニューリン阻害薬（シクロスポリンあるいはタクロリムス）とメトトレキサートの併用療法による予防が必要となる．

GVHD に似た反応に**移植片対腫瘍効果** graft-versus-tumor effect（**GVTE**）あるいは**移植片対白血病効果** graft-versus-leukemia effect（**GVLE**）がある．すなわち，ドナーの移植片がレシピエントの組織や細胞に免疫反応を起こすと同様に，レシピエントに残存する腫瘍細胞も非自己と認識して攻撃する（図 18-5）．GVHD と GVTE は両刃の剣であり，GVHD を抑制し過ぎると GVTE は弱くなり，GVTE を高めようとすると GVHD を誘発する可能性が高くなる．現在，GVHD と GVTE を分けてコントロールするための基礎的研究が行われている．

18-5　移植免疫の制御

移植片を生着させるには，免疫寛容状態あるいは免疫抑制が必要である．免疫寛容状態は，マウスでは同系マウス間で成立しているが，ヒトでは一卵性双生児の間でしか成立していない．仮に，HLA が完全一致したとしてもマイナー組織適合抗原に対する免疫反応が起こりうる．

なお，山中伸弥ら（2006 年）によって新しく作製された**人工多能性幹細胞** induced pluripotent stem cell（**iPS 細胞**）が実用化して組織や臓器の再生が可能になれば，移植免疫の問題は解消される．iPS 細胞は，生物の体細胞に新たに遺伝子を導入することによって，それぞれの組織や器官の細胞へ分化させることのできる細胞（幹細胞）にしたものである．したがって，iPS 細胞は自己の細胞由来であるため，レシピエントの免疫系にとって自己であり，拒絶は起こらない．その意味でも，iPS 細胞による再生医療の発展が期待される．

しかし，現時点では，移植免疫の制御には**免疫抑制薬**や放射線による**免疫抑制療法**が必要不可欠であり，その中でも免疫抑制薬の使用が特に重要である．

18-6　移植免疫の制御に用いる薬物

移植免疫の制御に用いる薬物は，**リンパ球機能阻害薬**，**細胞増殖阻害薬**，**抗炎症薬（副腎皮質ステロイド）薬**および**生物学的製剤**に分類される（表 18-3）．リンパ球機能阻害薬は，**細胞増殖シグナル阻害薬**と**カルシニューリン阻害薬**に分けられ，免疫担当細胞に選択的に作用するため，免疫抑制薬として極めて有用である．細胞増殖阻害薬は，**核酸合成阻害薬**と**リンパ球増殖抑制薬**に分けられ，さらに核酸合成阻害薬にはプリン代謝拮抗薬，葉酸代謝拮抗薬，アルキル化薬がある．基本的に，免疫抑制薬は妊婦には禁忌で，日和見感染症に注意が必要である．特に核酸合成阻害薬は非特異的な細胞毒性作用が強いため副作用に注意が必要である．

表18-3 移植用免疫抑制薬

分　類			薬　剤
リンパ球機能阻害薬	カルシニューリン阻害薬		シクロスポリン，タクロリムス水和物
	細胞増殖シグナル阻害薬		エベロリムス
細胞増殖阻害薬	核酸合成阻害薬	プリン代謝拮抗薬	アザチオプリン，ミゾリビン，ミコフェノール酸モフェチル
		葉酸代謝拮抗薬	メトトレキサート
		アルキル化薬	シクロホスファミド水和物
	リンパ球増殖抑制薬		グスペリムス塩酸塩
生物学的製剤	抗リンパ球抗体薬		ムロモナブ-CD3，バシリキシマブ
抗炎症（副腎皮質ステロイド）薬			プレドニゾロン，メチルプレドニゾロン

18-6-1 ● リンパ球機能阻害薬

　カルシニューリン阻害薬には**シクロスポリン**と**タクロリムス水和物**があり，細胞増殖シグナル阻害薬にはエベロリムスがある（表18-3，図18-6）．これら薬物は免疫抑制薬として優れているが，体内動態に個人差が大きいため，**治療薬物モニタリング** therapeutic drug monitoring（**TDM**）による投与量の調整が必要である．

A　シクロスポリン ciclosporin or cyclosporine（CYA）

　世界的には，cyclosporine A と表記する．シクロスポリンは，真菌の*Tolypocladium inflatum*から単離された11個のアミノ酸からなる環状ポリペプチドで（図18-6），リンパ球（特にT細胞）のIL-2産生やその他のサイトカイン産生を抑制する．T細胞では，T細胞受容体 T cell receptor（TCR）が抗原提示を受けると，細胞質のカルシウムイオン濃度が上昇し，カルシウムが**カルモジュリン** calmodulin（**CaM**）に結合する．さらに**カルシニューリン** calcineurin（**CN**）と結合してCN-CaM複合体を形成する．CN-CaM複合体はIL-2の転写因子の1つである**活性化T細胞核因子** nuclear factor of activated T cell（**NFAT**）の脱リン酸化を誘発し，NFATは核内に移行してIL-2の転写を誘導し，IL-2を産生する．シクロスポリンはキャリアタンパク質であるシクロフィリン（イムノフィリンの一種）に結合してシクロスポリン・シクロフィリン複合体を形成する．この複合体がカルシニューリンに結合してNFATの脱リン酸化を阻害することで，NFATの核内移行が阻止され，IL-2の産生が阻止される（図18-7）．

　腎・肝・心・肺・膵・小腸移植時拒絶反応，骨髄移植時拒絶反応およびGVHDの抑制に適用される．腎移植では移植1日前に内服剤9〜12（注射剤3〜5）mg/kg/日を開始し，1日2mg/kgずつ減量して維持量を内服剤4〜6mg/kg/日，肝・小腸移植では移植1日前に内服剤14〜16（注射剤4〜6）mg/kg/日を開始し，漸減して維持量を内服剤5〜10mg/kg/日，心・肺・膵移植では移植1日前に内服剤10〜15（注射剤3〜5）mg/kg/日を開始し，漸減して維持量を内服剤2〜6mg/kg/日，骨髄移植やGVHDでは移植1日前から内服剤6〜12（注射剤3〜5）mg/

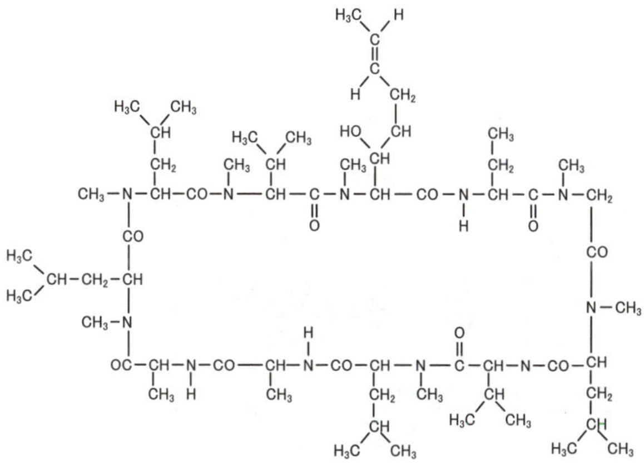

第18章 移植免疫と免疫抑制薬

シクロスポリン

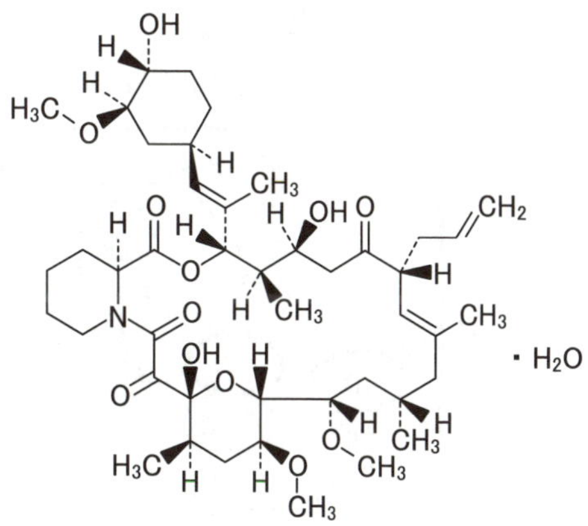

タクロリムス水和物

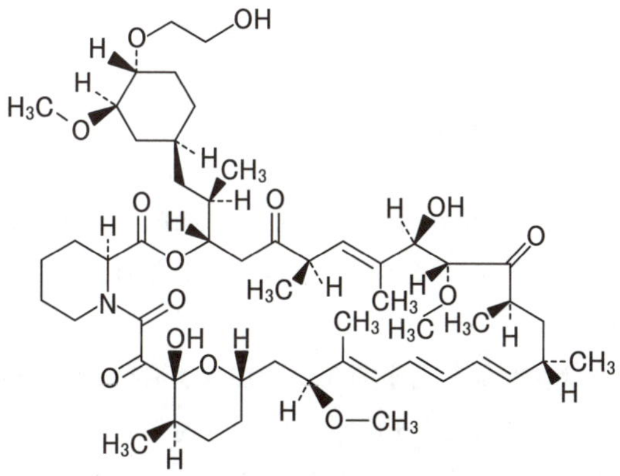

エベロリムス

図 18-6 リンパ球機能阻害薬の構造式

kg/日を 3 〜 6 か月間継続後，漸減して中止するという投与法が用いられる．また，移植以外にも難治性の乾癬，再生不良性貧血，ネフローゼ症候群，重症筋無力症，アトピー性皮膚炎にも用いられる．副作用として腎障害，肝障害，血圧上昇，多毛，歯肉肥厚などに注意が必要である．

B　タクロリムス水和物 tacrolimus hydrate（FK506）

　タクロリムス水和物は，放線菌の *Streptomyces tsukubaensis* から単離された 23 員環の大環状ラクトン構造を有するマクロライド系免疫抑制薬であり（図 18-6），開発コードネームの **FK506** が慣用名として使われている．シクロスポリンと同じ機序で T 細胞の IL-2 産生やその他のサイトカイン産生を抑制するが，シクロスポリンよりも強力な免疫抑制作用を有する．すなわち，キャリアタンパク質の **FK506 結合タンパク質** FK506 binding protein（**FKBP**）に結合してタクロリムス・FKBP 複合体を形成し，カルシニューリンに結合して NFAT の脱リン酸化を阻害し，NFAT の核内移行を阻止する（図 18-7）．

　腎・肝・心・肺・膵・小腸移植時拒絶反応，骨髄移植時拒絶反応および GVHD の抑制に適用

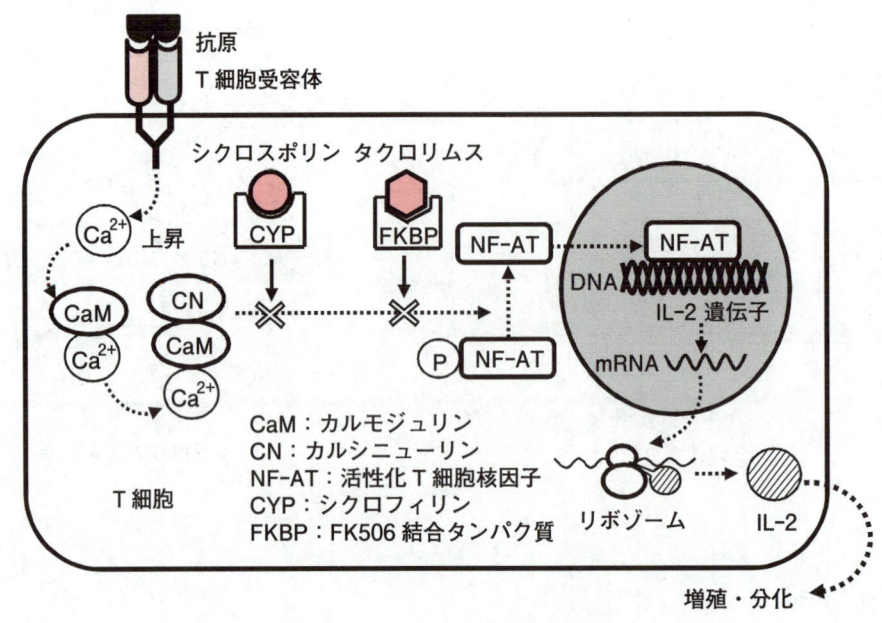

図18-7 カルシニューリン阻害薬の作用メカニズム

される．腎移植では移植2日前に内服剤0.3（注射剤0.1）mg/kg/日を開始し，漸減して維持量を内服剤0.12 mg/kg/日，肝移植では初期量を内服剤0.3（注射剤0.1）mg/kg/日から漸減して維持量を内服剤0.1 mg/kg/日，心移植では初期量を内服剤0.06～0.3（注射剤0.05）mg/kg/日から漸減して維持量を内服剤0.1 mg/kg/日，肺移植では初期量を内服剤0.1～0.3（注射剤0.05）mg/kg/日から漸減して維持量を最少量，膵・小腸移植では初期量を内服剤0.3（注射剤0.1）mg/kg/日から漸減して維持量を最少量，骨髄移植では移植1日前から術後初期に内服剤0.12（注射剤0.03）mg/kg/日，GVHD発現後に内服剤0.3（注射剤0.1）mg/kg/日の投与法が用いられる．また，移植以外にも，重症筋無力症，関節リウマチ，ループス腎炎，難治性の潰瘍性大腸炎にも用いられ，さらにアトピー性皮膚炎の局所外用薬としても用いられる．副作用として腎障害，肝障害，心不全，高血圧，高血糖，高尿酸血症などに注意が必要である．

C　エベロリムス everolimus

エベロリムスは，放線菌の *Streptomyces hygroscopics* から単離されたラパマイシン rapamycin（別名シロリムス sirolimus）の誘導体で，大環状ラクトン構造を有する31員環のマクロライド系免疫抑制薬であり（図18-6），**mTOR**（mammalian target of rapamycin：哺乳類ラパマイシン標的タンパク質）の阻害作用によりT細胞の増殖を抑制する．mTORはラパマイシンの標的タンパク質として発見されたが，細胞の増殖，代謝および生存を調節する細胞内シグナル伝達に関与するプロテインキナーゼ（セリン・スレオニンキナーゼ）である．mTORにはmTORC（mTOR compex）1とmTORC2の2種類の分子複合体があり，mTORC1はタンパク質生合成や細胞増殖の制御，mTORC2は細胞のアポトーシス，成長および骨格の制御に関与する．mTORC1は，T細胞ではIL-2受容体からのシグナル伝達経路の1つであるホスファチジルイノシトール3キナーゼ（PI3 kinase）の下流に位置し，IL-2依存的な細胞増殖で働く．エベロリムスは細胞質

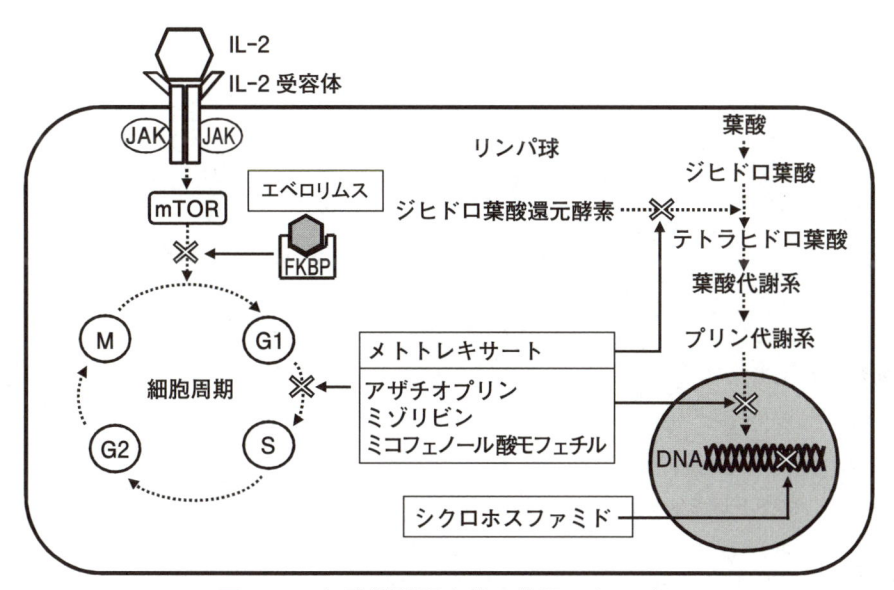

図 18-8　細胞増殖阻害薬の作用メカニズム

内の FKBP12 と結合してエベロリムス・FKBP 複合体を形成し，mTORC1 だけを阻害して細胞周期の G1 での停止を引き起こし，細胞増殖を抑制する（図 18-8）．また，mTOR は癌細胞の増殖や血管新生に関わる調節因子でもあるため，腫瘍細胞の増殖抑制と血管新生阻害作用を発揮して抗腫瘍効果も示す．

腎・心移植時拒絶反応の抑制に適用され，開始用量は 1.5 mg/日で，患者の状態やトラフ値（最低血中濃度）で適宜増減する．ただし，心移植では開始用量 3 mg/日まで増量可能である．また，移植以外にも，大量使用（10 mg/日）で腎細胞癌，膵神経内分泌腫瘍および結節性硬化症に伴う腎血管筋脂肪腫，3 mg/m^2/日の使用で結節性硬化症に伴う上衣下巨細胞性星細胞腫に用いられる．副作用として腎障害，血液障害，高脂血症，高血糖などに注意が必要である．

18-6-2 ● 細胞増殖阻害薬

移植に用いられる細胞増殖阻害薬は，プリン代謝拮抗薬，葉酸代謝拮抗薬およびアルキル化薬に分けられ，プリン代謝拮抗薬にはアザチオプリン，ミゾリビン，ミコフェノール酸モフェチル，葉酸代謝拮抗薬にはメトトレキサート，アルキル化薬にはシクロホスファミド水和物がある（表18-3，図 18-8，18-9）．細胞増殖阻害薬は免疫担当細胞に特異的に作用する薬物でないため，骨髄抑制，肝障害，消化管障害，脱毛など非特異的細胞毒性を有する．

A　アザチオプリン azatioprine（AZP）

アザチオプリンはプリンアナログの前駆体で，細胞周期の G1 期から S 期への進行を阻害する（図 18-8，18-9）．すなわち，生体内（肝臓や赤血球）で 6-メルカプトプリン 6-mercaptopurine（6-MP）に変換され，6-MP は細胞内でチオイノシン酸となり，イノシンと拮抗してプリンヌクレオチドの生合成を阻害する．

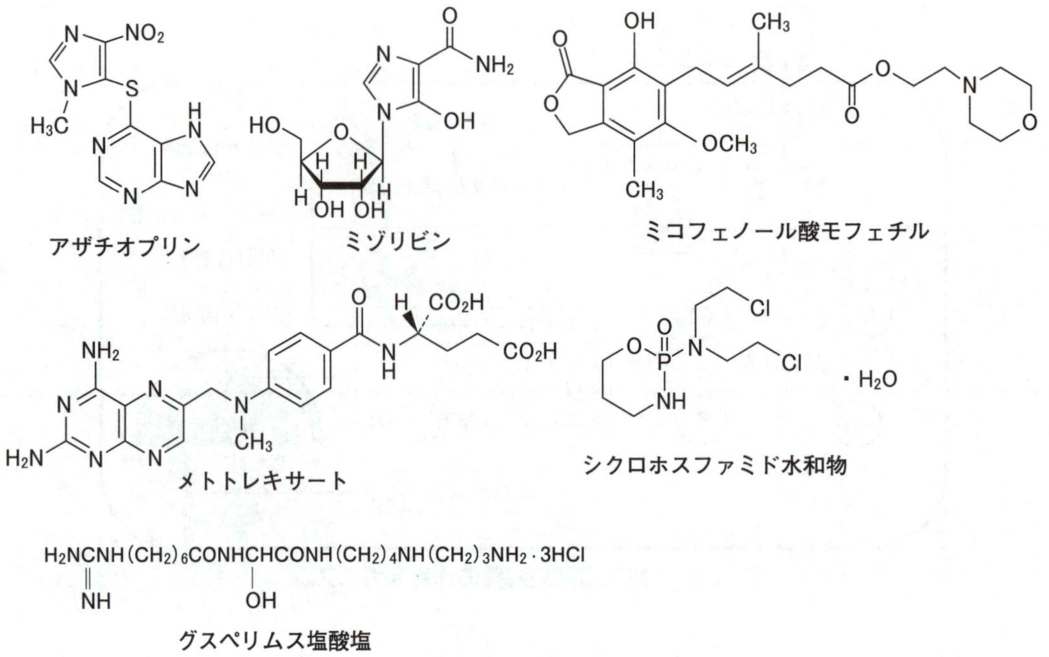

図 18-9　細胞増殖阻害薬の構造式

腎・肝・心・肺移植時拒絶反応の抑制に適用される．腎移植では初期量 2〜3 mg/kg/日，維持量 0.5〜1 mg/kg/日，肝・心・肺移植では 1〜2 mg/kg/日が用いられる．また，移植以外にも難治性のクローン病，潰瘍性大腸炎，リウマチ性疾患，全身性エリテマトーデスなどの自己免疫疾患にも用いられる．副作用として血液障害（骨髄抑制），肝障害，間質性肺炎，消化管障害，脱毛などに注意が必要である．特に，白血球が 3,000/mm^3 以下の患者，フェブキソスタット（痛風治療薬）投与中患者および妊婦には禁忌である．なお，6-MP の不活化酵素である**チオプリン S-メチル転移酵素** thiopurine S-methyltransferase（TPMT）には遺伝子多型があり，poor metabolizer（PM）の遺伝子型 *TPMT*3C* を有する患者（日本人で約 1%）は，重篤な毒性を発現するので投与量に注意が必要である．

B　ミゾリビン mizoribine（MZR）

ミゾリビンは，核酸のプリン合成系を阻害する代謝拮抗薬で，プリン合成系のイノシン酸からグアニル酸（グアノシン一リン酸 guanosine monophosphate, GMP）に至る経路を拮抗阻害する（図 18-8，18-9）．細胞内でリン酸化されてミゾリビン 5′-リン酸となり，リンパ球の核酸合成の *de novo* 経路（新合成経路）の律速酵素である**イノシン一リン酸デヒドロゲナーゼ** inosine-5′-monophosphate dehydrogenase（IMPDH）を特異的に競合阻害することにより，GMP の合成を阻害し，T 細胞や B 細胞の増殖を阻害する．

腎移植時拒絶反応の抑制に適用され，初期量 2〜3 mg/kg/日，維持量 1〜3 mg/kg/日が用いられる．また，移植以外にも難治性のネフローゼ症候群，ループス腎炎，関節リウマチ，IgA 腎症に用いられる．副作用として血液障害（骨髄抑制），肝障害，消化管障害，腎障害，高血糖，

高尿酸血症などに注意が必要である．特に，白血球が3,000/mm³以下の患者および妊婦には禁忌である．

C　ミコフェノール酸モフェチル mycophenolate mofetil

ミコフェノール酸は真菌のPenicillium属から発見され，体内動態を改善する（生物学的利用率を上げる）目的でプロドラッグのミコフェノール酸モフェチルが開発された（図18-8）．血液や組織中のエステラーゼにより加水分解されてミコフェノール酸となり，ミゾリビンと同様にGMP産生の律速酵素のIMPDHを阻害薬する（図18-9）．ミコフェノール酸のリンパ球への選択毒性は，リンパ球のプリン代謝がde novo経路に依存している（その他の細胞ではsalvage経路に依存している）点，IMPDHのⅡ型（Ⅰ型とⅡ型のアイソザイムのうちリンパ球ではⅡ型が多く発現している）を優先的に阻害する点が挙げられる．

腎・肝・心・肺・膵移植時拒絶反応の抑制に適用される．腎移植では2,000（上限3,000）mg/日（小児：600〜1,200 mg/日，上限2,000 mg/日），肝・心・肺・膵移植では1,000〜3,000 mg/日が用いられる．また，移植以外に，保険適応外としてループス腎炎，GVHDおよび全身性エリテマトーデス（海外）にも用いられる．副作用として血液障害（骨髄抑制），消化管障害，肝障害，高尿酸血症などに注意が必要であり，妊婦には禁忌である．

D　メトトレキサート methotrexate（MTX）

メトトレキサートは葉酸類似体で（図18-9），ジヒドロ葉酸からテトラヒドロ葉酸に還元するジヒドロ葉酸還元酵素を阻害し，活性型葉酸を枯渇させてプリンヌクレチドの生合成を阻止し，リンパ球の増殖を抑制する（図18-8）．

白血病，悪性リンパ腫，乳癌，肉腫などの抗悪性腫瘍薬として多く用いられている．また，少量投与では，関節リウマチの基礎薬「アンカードラッグ anchor drug」として第一選択薬になっている．免疫抑制薬としての使用は，保険適応外で造血幹細胞移植時のGVHDの管理に用いられる．GVHDでは初日15 mg/m²/日，その後10 mg/m²/日を用いる．副作用として血液障害（骨髄抑制），肝障害，消化管障害，腎障害などに注意が必要であり，葉酸欠乏症のためのサルベージが必要となる．

E　シクロホスファミド水和物 cyclophosphamide hydrate（CPA or CPM）

シクロホスファミドは，ナイトロジェンマスタードの誘導体で（図18-9），直接DNAを攻撃して二重鎖のグアニル塩基同士を架橋し，二本鎖DNAの分離を阻害して細胞の増殖を抑制する（図18-8）．なお，シクロホスファミドはB細胞の増殖を抑制するが，制御性T細胞を強く抑えてT細胞の反応を高めることがある．

各種疾患における造血幹細胞移植時の前治療に用いられる．白血病や骨髄異形成症候群では60 mg/kg/日（2日間），再生不良性貧血や悪性リンパ腫では50 mg/kg/日（4日間），遺伝性疾患では50 mg/kg/日（4日間）または60 mg/kg/日（2日間）の投与法を行う．また，多くの癌種（白血病，多発性骨髄腫，悪性リンパ腫，肺癌，乳癌，子宮癌，卵巣癌，神経腫瘍など）の治療に用いられている．さらに，治療抵抗性のリウマチ性疾患（全身性エリテマトーデス，全身性

血管炎，多発性筋炎，強皮症など）の治療にも用いられる．副作用として血液障害（骨髄抑制），心筋障害，出血性膀胱炎，排尿障害，腎障害，肝障害，消化管障害，間質性肺炎，錐体外路症状，頻脈，脱毛などに注意が必要である．特に，出血性膀胱炎予防のためにメスナの併用投与が必要であり，ペントスタチン（白血病治療薬；プリン代謝拮抗薬）との併用は心毒性を誘発するので禁忌である．

18-6-3 ● 抗炎症（副腎皮質ステロイド）薬

副腎皮質から分泌されるホルモンは，鉱質コルチコイド，糖質コルチコイドおよび男性ホルモン（アンドロゲン）のステロイド骨格を有するホルモンであるが，抗炎症作用を示すステロイドホルモンは糖質コルチコイドである．糖質コルチコイドには，コルチゾン，ヒドロコルチゾン，コルチコステロンがあり，これら天然のステロイドの他にプレドニゾロン，メチルプレドニゾロン，トリアムシノロン，デキサメタゾン，ベタメタゾンが全身用の（副腎皮質）ステロイド薬として合成されている（図18-10）．

ステロイド薬の抗炎症作用や免疫抑制作用のメカニズムは，プロスタグランジンの産生抑制と炎症性サイトカインの産生抑制の2つが考えられる（図18-11）．ステロイド薬は，拡散により細胞内に入ると2分子の熱ショックタンパク質90 heat shock protein 90（HSP90）が結合した糖質コルチコイド受容体 glucocorticoid receptor（GR）と結合する．その際，HSP90が分離し，活性化したステロイド-受容体複合体はホモ2量体を形成して核内に移行し，DNA上の糖質コルチコイド応答性エレメント glucocorticoid responsive element（GRE）に結合してリポコルチンなどの抗炎症性タンパク質のmRNAの転写を誘導してタンパク質を合成させる．リポコルチンはホスホリパーゼA_2を阻害してアラキドン酸カスケードにおけるプロスタグランジンの合成を抑制し，抗炎症作用を示す．一方，ステロイド-受容体複合体はNF-κBやAP-1などの炎症性転写因子とヘテロ2量体を形成してNF-κBやAP-1の核内移行を阻害し，IL-1，IL-6，TNF-αなどの炎症性サイトカインやIL-2の産生を抑制して免疫抑制作用を示す．

ステロイド薬は，アレルギー疾患，自己免疫疾患および炎症性疾患など極めて多くの疾患に用いられるが，臓器移植の拒絶反応抑制のための薬物治療では全身用ステロイド薬とカルシニューリン阻害薬の併用が基本であるため，臓器移植でも有用な薬剤である．また，急性拒絶反応が起きた場合やGVHDが発症した場合には，ステロイドパルス療法を行う．臓器移植に用いられるステロイド薬は，全身用ステロイド薬の経口剤と注射剤（水溶性エステル）であるが（図18-10），汎用されている経口剤はプレドニゾロン，注射剤はメチルプレドニゾロンである．例えば，移植の術前や術中ではメチルプレドニゾロンの注射剤500 mg/日を点滴静注し，術後漸減して食事可能に伴いプレドニゾロンの内服剤20〜40 mg/日に切り替え，さらに漸減して維持量を5〜10 mg/日とする．ステロイドパルス療法はメチルプレドニゾロンの注射剤500〜1,000 mg/日を3日間点滴静注し，その後漸減して行く投与方法である．ステロイド薬は，大量投与では日和見感染症，糖尿病，胃潰瘍，ムーンフェイス，精神症状など，長期投与では副腎機能の低下，骨粗鬆症，高脂血症，高血圧，筋力低下，白内障，緑内障など多くの副作用に注意が必要である．

ステロイド	構造式					糖質コルチコイド作用[3]	鉱質コルチコイド作用[3]	血中半減期 ($t_{1/2}$, 時間)
	R_1[1]	R_2	R_3	R_4	R_5			
ヒドロコルチゾン	−	H	H	H	H	1	1	1.5
プレドニゾロン	=	H	H	H	H	4	0.8	2〜3
メチルプレドニゾロン	=	CH_3	H	H	H	5	0	2〜3
トリアムシノロン	=	H	F	H	OH	5	0	5〜6
デキサメタゾン	=	H	F	H	CH_3	25	0	5〜6
ベタメタゾン	=	H	F	CH_3	H	25	0	5〜6

図 18-10　ステロイド薬の構造式と特徴

[1] R_1：−；一重結合，＝；二重結合，[2] R_6：H；内服剤，エステル；注射剤
[3] 糖質コルチコイド作用・鉱質コルチコイド作用：ヒドロコルチゾンを1とした場合

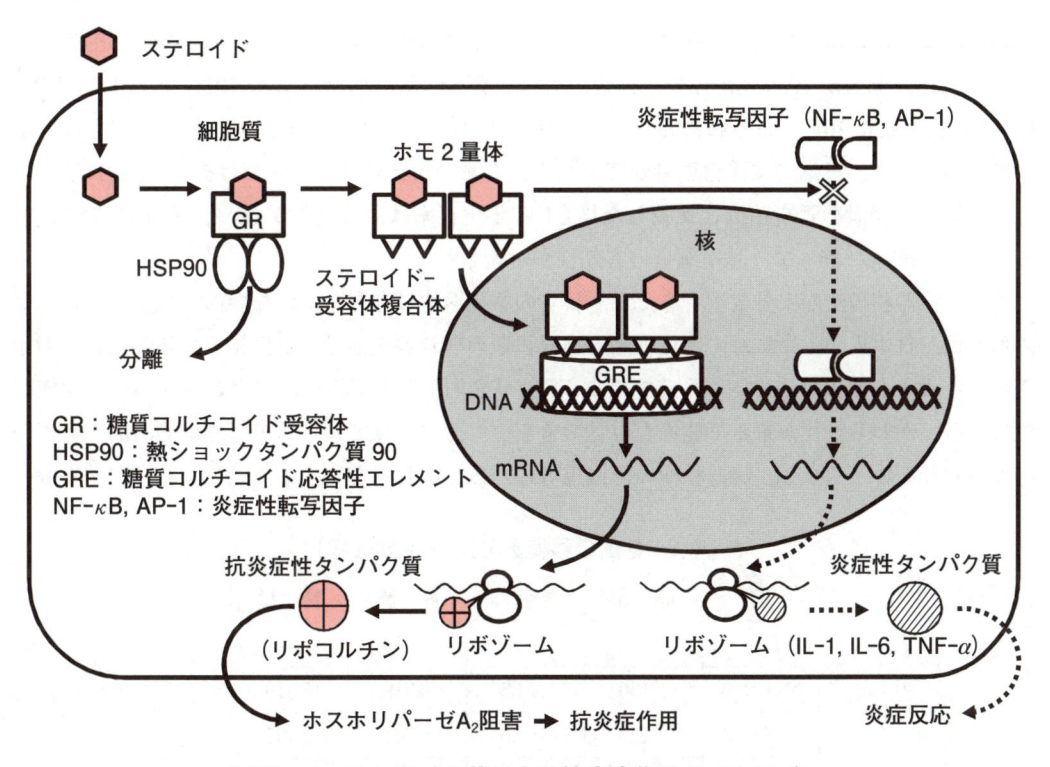

GR：糖質コルチコイド受容体
HSP90：熱ショックタンパク質90
GRE：糖質コルチコイド応答性エレメント
NF-κB, AP-1：炎症性転写因子

図 18-11　ステロイド薬による抗炎症作用のメカニズム

18-6-4 ● 生物学的製剤

抗体医薬といわれるモノクローナル抗体は，特定の抗原に対して作用するため特異性が高く，原則的に副作用は少ない．現在，移植拒絶反応の抑制に用いられている抗体医薬は，CD3に対するモノクローナル抗体のムロモナブ-CD3とIL-2受容体（CD25）に対するモノクローナル抗体のバシリキシマブがある．詳細については，第19章 抗体医薬の利用，19-3 移植免疫の制御を参照．

18-7 移植医療

18-7-1 ● 移植医療の現状

現在，日本では臓器移植を受けた人が15,000人以上おり，臓器移植は1年間に約2,000例行われているが，ほとんどが生体臓器移植（脳死・心停止下臓器移植は約100例）であり，欧米先進国と比べると少ない（表18-4）．日本の臓器移植の待機患者は，約13,000人といわれている．日本における臓器移植後5年生着率は，腎臓が75%（n=2,860），肝臓が79%（n=136），心臓が95%（n=120），肺臓が70%（n=124），膵臓が78%（膵臓・腎臓同時移植n=121）であり（NEWS LETTER Vol.16, 1012；日本臓器移植ネットワークより），日本の移植医療は世界的にも高い水準である．また，日本では透析患者が毎年約1万人ずつ増え続け，現在では約30万人に達している．腎不全患者の透析治療と比較した場合，5年生存率は血液透析が60%，生体腎移植が93%，死体腎移植が85%で，移植医療の有効性が示唆される．

近年，臓器移植法が大分変更されたが，日本の移植医療は進展していないのが現状である．その原因は，日本人の生命に対する倫理感，臓器移植の普及啓発活動，提供施設の体制などの問題があり，大きな壁になっている．前述のように，iPS細胞による再生医療が発展すると，移植医療にとってかわる時代が来る可能性も否定できない．その意味では，移植医療は過渡的な医療なのかも知れない．しかし，臓器移植の待機患者にとっては緊急を要する問題であり，移植医療の

表18-4 各国の移植数の比較（2008年）

国	心臓	肺	肝臓	腎臓
日本	13	25	476	1,201
アメリカ	2,190	1,505	6,319	16,519
イギリス	133	146	701	2,497
フランス	379	215	1,011	2,937

（日本移植者協議会のホームページより抜粋）

停滞は深刻な問題である．

18-7-2 ● 移植の適合条件

　移植片に対する免疫寛容の視点から，移植においてHLAの適合は重要である．しかし，移植医療の現場では，HLAに適合するドナーを見つけることは困難であり，骨髄移植を除いてHLAのマッチングは適合条件になっていない（表18-5）．臓器移植で適合条件になっている免疫学的項目は，ABO式血液型とリンパ球交差試験（別名：リンパ球クロスマッチテスト lymphocyte cross match test）である．ABO式血液型の不適合は超急性拒絶反応（18-4-1 超急性拒絶反応，p.254参照）を誘発するので重要である．また，リンパ球交差試験は，ドナーの末梢血リンパ球を標的細胞として，レシピエントの血清中にドナー抗原（ドナーHLAなど）に対する既存抗体の有無を検出する試験であり，抗体依存性の超急性拒絶や急性拒絶のリスクを評価するものである．

　上述のように，HLAの適合性は急性拒絶反応に関係する．臨床では，HLA-A，B，DRの遺伝子座のハプロタイプの計6種の抗原の適合が重要であるが，ドナーとレシピエントで6個のう

表18-5　移植医療の適合条件

適合条件	心臓	肺臓	肝臓	腎臓	膵臓	骨髄
ABO式血液型	適合	適合	適合*	適合	適合	選択基準なし**
リンパ球交差試験	陰性	陰性	選択基準なし（検査登録）	陰性	陰性	選択基準なし
HLA適合	選択基準なし（検査登録）	選択基準なし（検査登録）	選択基準なし（検査登録）	優先順位	優先順位	適合（HLA-A, B, DR）
サイズ	体重差	肺の大きさ	選択基準なし	選択基準なし	選択基準なし	選択基準なし
虚血許容時間	摘出後4時間	摘出後8時間	摘出後12時間	優先順位	優先順位***	採血後24時間

　*選択時2歳未満で余命1か月以内の場合は，血液型不適合でも待機候補者とする．
　**血液型が適合しない場合は，赤血球の除去が必要となる．
　***膵腎同時移植は，DR座の1マッチ以上のHLAの適合がある場合に優先される．

表18-6　ミスマッチ数別生着率（生体腎；1983〜2001）

ミスマッチ数	移植例数	1年	3年	5年	10年	15年
0	462	96%	91%	87%	73%	61%
1	923	94%	89%	81%	63%	48%
2	2270	94%	87%	80%	60%	44%
3	2295	94%	87%	78%	55%	44%
4	324	91%	83%	75%	59%	43%
5	106	93%	82%	73%	59%	40%
6	34	97%	88%	68%	56%	56%

（日本移植学会のホームページより抜粋，一部改変）

ち1つの抗原が異なっている場合を**一抗原不適合**（別名：**1ミスマッチ** one locus mismatch）という．生体腎移植の場合を例にとると，生着率はミスマッチ数と移植後年数の増加によって確実に低下している（表18-6：ミスマッチ数6は移植例数が少ないため，生着率の数値の信頼性は低い）．しかし，最も差が大きい15年生着率のミスマッチ数0（61%）とミスマッチ数5（40%）の差でも21%であり，HLAの適合性は絶対条件にはならない．ただし，ミスマッチ数0と1（48%）の間には13%の違いがあり，HLAの適合の効果は認められる．ミスマッチ数が2以上の場合は，その数が増えても大きな違いはない．実際の移植数を見るとミスマッチ数2と3が非常に多く実施されており，5年生着率も80%と78%で一定の成績を得ている．これは，シクロスポリンやタクロリムス水和物のような優れた免疫抑制薬の使用に起因するところが大きい．そのため，移植医療では免疫抑制薬の適正な使用方法が重要であり，将来的にはさらに進化した免疫抑制薬の開発が期待される．

18-7-3 ● 造血幹細胞移植 hematopoietic stem cell transplantation

造血幹細胞移植は白血病，再生不良性貧血，免疫不全症などのように正常な血液をつくることが困難な疾患のレシピエントに対して，ドナーの造血幹細胞を移植して正常な血液をつくることができるようにする治療である．造血幹細胞移植は，高度な外科的手術手技を必要としないが，ドナーの免疫細胞が混入する可能性が高いのでGVHDを起こすリスクが他の臓器移植より高い．一方，GVHDの発現率が高いほどGVTEやGVLEが高いともいわれている（18-4-4 移植片対宿主反応，p.256参照）．

造血幹細胞移植は**自家造血幹細胞移植**（悪性リンパ腫，多発性骨髄腫，一部の白血病の治療に限定），**同系造血幹細胞移植**および**同種造血幹細胞移植**に分けられ，自家造血幹細胞移植には**骨髄移植** bone marrow transplantation（**BMT**）と**末梢血幹細胞移植** peripheral blood stem cell transplantation（**PBSCT**），同系造血幹細胞移植には骨髄移植，同種造血幹細胞移植には骨髄移植，末梢血幹細胞移植，**臍帯血移植** cord blood stem cell transplantation（**CBT**）がある（表18-7）．

表18-7 造血幹細胞移植の種類

自家造血幹細胞移植	骨髄移植
	末梢血幹細胞移植
同系造血幹細胞移植	骨髄移植
同種造血幹細胞移植	骨髄移植
	末梢血幹細胞移植
	臍帯血移植

A 骨髄移植

骨髄移植はレシピエントの異常な骨髄を正常ドナーの骨髄造血幹細胞で置き換える移植で，保存しておいた自分の骨髄を移植する**自家骨髄移植**，一卵性双生児をドナーとする**同系骨髄移植**，

他人をドナーとする同種骨髄移植があるが，臨床上最も汎用されるのが同種骨髄移植である．同種骨髄移植では，HLA の適合（HLA-A，B，DR のハプロタイプ 6 抗原の一致）が必要となる．HLA 適合の血縁ドナーを選ぶか，骨髄バンクを介して非血縁者から HLA 適合ドナーを探すことになる．ただし，日本造血細胞移植学会のガイドラインでは，ミスマッチ数 1 の血縁ドナーは，ミスマッチ数 0 の非血縁ドナーと同等の成績が得られたとして推奨されている．生着後はドナー由来造血幹細胞がレシピエントの骨髄にて造血組織や免疫担当細胞を再構築するため，ABO 式血液型は一致しなくても移植は可能である．すなわち ABO 式血液型や血液細胞の遺伝子はドナー由来のものに変わる．

骨髄移植は，前処置〔レシピエント〕→骨髄採取〔ドナー〕→骨髄移植〔以下レシピエント〕→造血開始→社会復帰の手順で行われる．前処置は，レシピエントの骨髄とリンパ球を根絶する目的で行われるが，大量シクロホスファミド＋全身放射線照射（CY-TBI）療法を標準として，抗悪性腫瘍薬のブスルファン，エトポシド，メルファラン，シタラビンのいずれかを加える療法が用いられる．また，急性 GVHD の予防では，カルシニューリン阻害薬＋メトトレキサート（CYA＋MTX）が標準療法である．さらに，感染予防では，細菌感染にニューキノロン薬，真菌感染にトリアゾール系抗真菌薬，ヘルペス感染にアシクロビル，ニューモシスチス肺炎にスルファメトキサゾール・トリメトプリム（ST），腸管内殺菌にバンコマイシンを用いる．骨髄採取では，全身麻酔下で腸骨から骨髄穿刺により行う．移植後の急性 GVHD 発症の治療にはカルシニューリン阻害薬＋ステロイド薬（重症度に応じて局所療法→全身療法→パルス療法）の併用療法が用いられる．

B 末梢血幹細胞移植

末梢血幹細胞移植は末梢血から採取した幹細胞を移植片として行う造血幹細胞移植である．末梢静脈血中の幹細胞数は骨髄の約 1/100 と少ないが，顆粒球コロニー刺激因子 granulocyte-colony stimulating factor（G-CSF）投与により造血細胞は骨髄から末梢血に動員され，一過性に骨髄と同程度にまで著増する．この回復時期にアフェレーシス apheresis（血液成分分離装置による成分採血）により CD34 陽性細胞（造血幹細胞含有細胞群）を採取し，骨髄の代わりに移植する．末梢血造血幹細胞移植は骨髄移植よりドナーの負担が少なく，造血回復が早く，移植する幹細胞数を制御できるため，自家末梢血造血幹移植は自家骨髄移植にとってかわって用いられている．末梢血幹細胞採取には，一定頻度で末梢血に幹細胞が動員されない問題があり，このようなドナーを poor mobilizer と呼ぶ．また，末梢血幹細胞採取では血栓症のリスクが高まるので，高血圧，糖尿病，高脂血症のドナーは注意が必要である．

C 臍帯血移植

臍帯血移植は出産時に娩出される胎盤中から採取された臍帯血を用いて行う造血幹細胞移植である．造血幹細胞移植の中で最もドナーの負担が少なく，少数の細胞で生着し（骨髄移植の 1/10），移植までの時間が短く（移植片の凍結保存が可能），感染症のリスクが低く，GVHD が軽度で，HLA 不適合の許容度が高い（HLA-A，B，DR のハプロタイプ 6 抗原のミスマッチ数 2 まで提供可能）というメリットがある．それは，臍帯血中の T リンパ球が成人に比べて未熟で移

植患者の細胞を異物と認識して増殖する力が弱く，GVHDが重症化しにくいためと考えられている．しかし，造血回復が遅く，生着不全（移植細胞が働かない現象）が多いというデメリットもある．

19 抗体医薬の利用

　抗体医薬品[*1]は，一般にモノクローナル抗体を指すが，免疫血清療法に用いられる抗毒素（日本薬局方，乾燥破傷風ウマ毒素など）も広義の抗体医薬品である．しかし，これら抗毒素（抗体）はヒトにとって異種のタンパク質（ウマ血清）であるため，アナフィラキシーショックの危険性や異種タンパク質に対する抗体が生じるため，複数回の投与が難しいなどの問題点がある．

　抗体医薬品開発の基礎となるモノクローナル抗体の作製方法は，1975 年，Kohler と Milstein によって確立した（7-5　ポリクローナル抗体とモノクローナル抗体を参照）．近年，マウスの抗体をヒト化抗体にする技術や完全ヒト型抗体を作製する方法が開発された．これらの技術革新によって，悪性腫瘍，アレルギー疾患，自己免疫疾患などの治療に用いられる抗体医薬品が開発された[*2]．

19-1　悪性腫瘍

　癌治療に用いられる抗体医薬には，リガンド阻害薬としてのベバシズマブ，膜受容体阻害薬としてのトラスツズマブやセツキシマブ，膜上分化抗原標的薬としてのリツキシマブやゲムツズマブオゾガマイシンがある．細胞外標的分子の高分子阻害薬である他，補体依存性細胞傷害作用 complement-dependent cytotoxicity（CDC）や抗体依存性細胞介在性細胞傷害作用 antibody-dependent cell-mediated cytotoxicity（ADCC）も薬効に関与しうる．

　ベバシズマブ bevacizumab は，血管新生に関与する血管内皮増殖因子 vascular endothelial

[*1] 抗体医薬品の命名法：抗体の名称は WHO の命名法による．モノクローナル抗体である抗体医薬品の名称の末尾には "-mab"（マブ）が付加される．これはモノクローナル抗体 monoclonal antibody の略．"-mab" の直前には抗体の由来の種を示す文字が追加される．マウス抗体は "o"，キメラ抗体は "xi"，ヒト化抗体は "zu"，ヒト型抗体は "u"．例えば，オマリズマブ omalizumab は，ヒト化抗体である．命名法の詳細は，www.who.int/medicines/services/inn/BioRevforweb.pdf を参照．
[*2] 抗体医薬品と世界の医薬品売上高：抗体医薬品は今までの医薬品と異なり，特異性が非常に高い分子標的医薬品の1つである．しかし，その開発には膨大な費用と時間がかかること，および培養動物細胞を用いる製造コストが高いため，薬価は高額である．そのため，世界の医薬品売上高ランキングの上位に多数の抗体医薬品が含まれている（例：インフリキシマブの売上高は世界第 3 位（2011 年））．

growth factor（VEGF）ファミリーの1つであるVEGF-Aに対するヒト化モノクローナル抗体である．VEGF-Aに特異的に結合し，血管内皮細胞に発現するVEGF受容体との結合を阻害する．この作用により，腫瘍組織での血管新生を阻害し，腫瘍の増殖を阻害する．適応は，①切除不能な進行・再発の結腸癌・直腸癌，②扁平上皮癌を除く切除不能な進行・再発の非小細胞癌，③切除不能な進行・再発の乳癌．

トラスツズマブ trastuzumab は，癌遺伝子と同定された185 kDa の膜貫通型増殖因子受容体であるヒト上皮成長因子受容体2型 human epidermal growth factor receptor type 2（HER2；ErbB-2；ERBB2）に対するヒト化モノクローナル抗体である．（腫瘍）細胞の膜表面に発現しているHER2受容体に特異的に結合し，ナチュラルキラー細胞などを介するADCCにより抗腫瘍効果を発揮する．また，HER2受容体の数を減らすことにより細胞増殖のシグナルを低下させることで，細胞増殖の抑制作用も考えられている．現在の適応は，以下の通りであるが，今後広がる可能性も示唆されている．適応は，①HER2受容体を過剰発現している転移性乳癌および乳癌における術後補助化学療法，②乳癌における術前補助化学療法，③治療切除不能な進行・再発の胃癌である．

セツキシマブ cetuximab は，上皮成長因子受容体 epidermal growth factor receptor（EGFR）に特異的に結合するキメラ型モノクローナル抗体である．上皮成長因子とその受容体との結合を阻害することにより，腫瘍細胞の増殖や転移などの機能を抑制する．これらの薬理作用は，*KRAS*遺伝子変異との関連性が報告されている．すなわち，野生型*KRAS*遺伝子をもつ患者には薬効が認められるが，変異型*KRAS*遺伝子を有する場合は作用の効果が期待できない．わが国の大腸癌ガイドライン（2010年改訂版）には，治療指針に*KRAS*遺伝子変異の有無についての記載がある．また，パニツムマブ panitumumab も，EGFRに対する完全ヒト化モノクローナル抗体であり，セツキシマブと同様に*KRAS*遺伝子変異と薬効の関連が報告されている．適応は，*KRAS*遺伝子野生型の治癒切除不能な進行・再発の結腸癌・直腸癌である．

リツキシマブ rituximab は，B細胞表面に発現する約35 kDaの細胞膜貫通型細胞表面抗原であるCD20抗原に特異的に結合するキメラ型モノクローナル抗体である．CD20抗原に結合後，CDCやADCCにより抗腫瘍効果を発揮する．わが国の悪性リンパ腫の30〜40％を占めるびまん性大細胞型B細胞リンパ腫や10％を占める濾胞性リンパ腫などのB細胞性非ホジキンリンパ腫では，従来のCHOP療法（シクロホスファミド，ドキソルビシン，ビンクリスチン，プレドニゾロン）との併用（R-CHOP）が標準療法となっている．また，ガンマ線を放出する放射性同位元素であるインジウム（^{111}In）やベータ線を放出する放射性同位元素であるイットリウム（^{90}Y）で標識されたインジウム（^{111}In）イブリツモマブ・チウキセタンやイットリウム（^{90}Y）イブリツモマブ・チウキセタンなどが開発されて，それぞれC20陽性細胞の生体内分布の解析やベータ線放出による殺細胞作用が示されている．リツキシマブの適応は，CD20陽性のB細胞性非ホジキンリンパ腫で，他にインジウム（^{111}In）イブリツモマブ・チウキセタン注射液およびイットリウム（^{90}Y）イブリツモマブ・チウキセタン注射液投与の前投与薬として適応がある．

ゲムツズマブオゾガミシン gemtuzumab ozogamicin は，単球，部の赤芽球，巨核球系や顆粒球などに発現するCD33抗原に対するヒト化モノクローナル抗体である．CD33抗原の機能は不明であるが，正常な造血幹細胞，リンパ球系細胞，非造血器細胞に発現していない．この抗

体は，CD33抗原と結合すると速やかに細胞内に取り込まれ，取り込んだ細胞の増殖を抑制することが報告されている．キャリアー機能を利用した初の抗癌抗体医薬品である．適応は，再発または難治性のCD33陽性の急性骨髄性白血病である．

19-2 アレルギー／炎症性疾患

19-2-1 ● 気管支喘息の治療に用いられる抗体医薬品

オマリズマブomalizumabは，気管支喘息の治療に用いられる．この抗体はヒト化抗IgE抗体でIgEのH鎖定常部ドメインの1つ$C\varepsilon 3$に結合する．$C\varepsilon 3$ドメインはIgEが高親和性IgE受容体（FcεRⅠ）α鎖へ結合するの部位である．血中IgEにオマリズマブが結合することによってIgEがFcεRⅠに結合することを阻害する（図19-1）．オマリズマブは，既存薬物治療によってコントロールできない難治性の気管支喘息患者の治療に適応される．

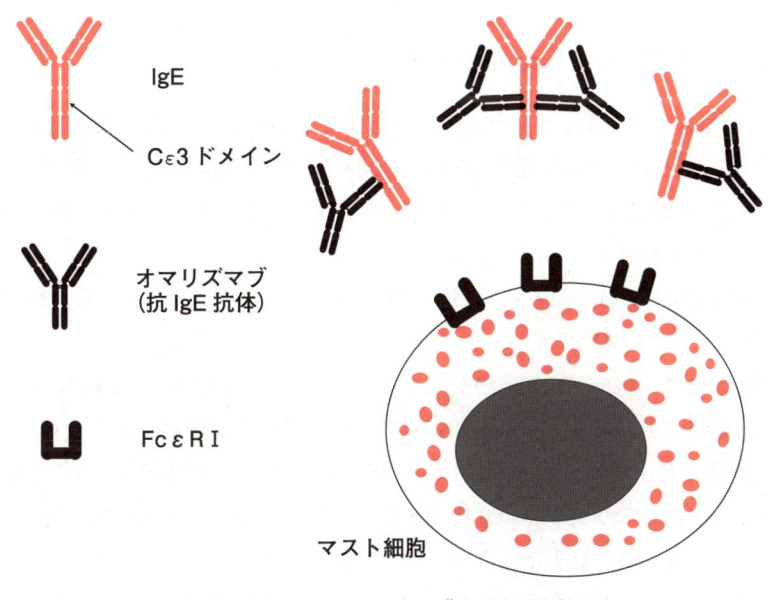

図 19-1 オマリズマブの作用機序

19-2-2 ● 関節リウマチの治療に用いられる抗体医薬品

関節リウマチの病態にはTNF-αやIL-6などのサイトカインが関与している．関節リウマチに治療に用いられる抗体医薬品として，インフリキシマブ，アダリムマブ，ゴリムマブ，トシリズマブなどがある．

インフリキシマブ infliximab は，キメラ抗体型の抗 TNF-α 抗体である．抗体が TNF-α に反応することにより，その受容体への結合を阻害する．関節リウマチのほか，クローン病，ベーチェット病などの治療に用いられている．

アダリムマブ adalimumab は，完全ヒト型抗 TNF-α 抗体である．関節リウマチ，尋常性乾癬，強直性脊椎炎などの治療に用いられる．

ゴリムマブ golimumab も，完全ヒト型抗 TNF-α 抗体で関節リウマチの治療に用いられる．

トシリズマブ tocilizumab は，わが国で開発されたヒト化抗ヒト IL-6 受容体抗体である．抗体が IL-6 受容体に結合することによって，IL-6 の作用を阻害する．関節リウマチ，若年性特発性関節炎，キャッスルマン病の治療に用いられる．

これらの TNF-α や IL-6 に対する抗体医薬品は，その副作用として感染症がある．

19-3 移植免疫の制御

移植拒絶反応の抑制に用いられている抗体医薬には，CD3 に対するモノクローナル抗体の**ムロモナブ-CD3** と IL-2 受容体（CD25）に対するモノクローナル抗体の**バシリキシマブ**がある．

A　ムロモナブ-CD3 muromonab-CD3（OKT3）

ムロモナブ-CD3 は，**抗 CD3 モノクローナル抗体**であるが，マウス由来の IgG2a に属する異種タンパク質で，1,406 個のアミノ酸残基からなる分子量約 15 万のタンパク質である．すべての成熟 T 細胞にある T 細胞受容体複合体に結合して T 細胞数を減少させるか，TCR からのシグナルを受容する機能を失わせる．

腎移植時拒絶反応の抑制に適用され，注射剤 5 mg/ 日（小児 5 mg/m^2/ 日，最高 5 mg/ 日）を 10 日間静注する．開発初期のモノクローナル抗体で，マウス由来の異種タンパク質であるため，中和抗体の産生やアレルギー反応の発現リスクが高い．そのため，副作用としてアナフィラキシー反応，白血球減少，肝障害，無菌性髄膜炎，肺浮腫などに注意が必要であり，マウス由来製品の過敏症歴既往者，妊婦・授乳婦には禁忌である．また，初回投与で TCR-CD3 複合体と結合し，細胞を活性化してサイトカイン放出を促し，インフルエンザ様症状（発熱，悪寒，筋肉痛，関節痛，悪心，嘔吐および下痢の症状）を引き起こすので，ステロイド薬，解熱薬および抗ヒスタミン薬の前投与が必要である．なお，ムロモナブ-CD3 は，現在製造中止となり，2011 年 11 月に販売終了となった．

B　バシリキシマブ

バシリキシマブは，遺伝子組換えによるヒト / マウス キメラ型の**抗 CD25（IL-2 受容体 α 鎖）モノクローナル抗体**（IgG1）で，1,316 個のアミノ酸残基からなる分子量約 14.7 万の糖タンパク質である．T 細胞表面の IL-2 受容体 α 鎖（CD25）に結合し，抗原特異的に活性化された T 細胞の IL-2 受容体への IL-2 の結合を妨害し，T 細胞のクローン増殖を抑え，T 細胞の生存期間

を短縮させる．

　腎移植時拒絶反応の抑制に適用され，注射剤 20 mg を 2 回（初回：移植術前 2 時間以内，2 回目：移植術 4 日後）静注する（幼児は 10 mg を 2 回）．また，適応外であるが，腎以外の臓器移植の拒絶反応に用いられる場合がある．副作用としてアナフィラキシー反応，肝障害，咽頭痛などに注意が必要で，妊婦には禁忌である．

日本語索引

ア

アイソタイプ 55
アイソタイプスイッチ 108
悪性腫瘍 217, 271
アザチオプリン 261, 262
アジュバント 89, 201
アスパラギンエンドペプチダーゼ 130
アスピリン 241
アゼラスチン 226
アダリムマブ 274
アデノシンデアミナーゼ 210
アトピー 219
アナジー 160
アナフィラキシーショック 10, 222
アナフィラトキシン 73
アビディティ 173
アフィニティークロマトグラフィー 88
アフェレーシス 269
アポトーシス 40
アルカリホスファターゼ 81
アルツス反応 223
アレルギー 6, 9, 219, 273
アレルギー性気管支肺真菌症 237
アレルギー性接触性皮膚炎 224
アレルギー反応 220
アレルゲン 219
アロ抗原 249
アロタイプ 55
アンカー残基 134
アンレキサノクス 227
α-マンナン 44
I 因子 71
IFN-γ 誘導性タンパク質 10 36
IgE 受容体 220
IL-1 受容体 146
IL-7 受容体 α 鎖欠損症 208
iPS 細胞 257
RAG-1/RAG-2 欠損症 208, 209
RIG-I 様受容体 46

イ

異系統の移植片 252
異種移植 251, 252
異種の移植片 252
移植 251
　適合条件 267
移植医療 10, 266
移植拒絶 252
　病態 254
移植片 250
移植片対宿主反応 254, 256
移植片対宿主病 256
移植片対腫瘍効果 256, 257
移植片対白血病効果 257
移植免疫 249, 274
移植用免疫抑制薬 258
I 型アレルギー 220
　治療薬 225
I 型サイトカイン受容体 144
1 型糖尿病 232
I 型 IFN 34, 43
一抗原不適合 268
一次応答 6, 7, 89
一次元放射状免疫拡散法 77
一次リンパ器官 18
一酸化窒素 37
イットリウム (^{90}Y) イブリツモマブ・チウキセタン 272
一本鎖 RNA 44
イディオタイプ 55
遺伝子再構成 97
イノシン一リン酸デヒドロゲナーゼ 262
イブジラスト 227
異物識別 40
イムノグロブリン 53
イムノクロマトグラフィー 94
イムノブロット 84
インジウム (^{111}In) イブリツモマブ・チウキセタン 272
インスリン補充療法 233
インターフェロン 17, 34, 135, 140
インターロイキン 34, 135, 139
インテグリン 29
インバリアント鎖 130
インフラマソーム 45
インフリキシマブ 245, 274
インフルエンザ菌 b 型ワクチン 205
インフルエンザワクチン 203
E-セレクチン 30, 48, 213

ウ

ウイルス 41, 198
ウイルス中和反応 81
ウエスタンブロット 84
受身凝集反応 79
受身免疫 80
ウラシル DNA グリコシラーゼ 108
ウルソデオキシコール酸 234

エ

エイズ 150, 214
液相エンドサトーシス 129
エタネルセプト 245
エバスチン 226
エピトープ 51
エピナスチン 226
エフェクター細胞 8
エフェクターリンパ球 14
エフェクター T 細胞 186, 224
エベロリムス 259, 260
塩化エドロホニウムテスト 236
塩基性ペプチド 33
炎症 20, 39, 47, 68, 72
　サイトカイン 146
炎症性サイトカイン 30, 37, 47
炎症性疾患 273
炎症性腸疾患 233
炎症の 4 徴候 146
エンドソーム 43

日本語索引

エンベロープ　41
ABC トラスポーター　128
ABC 法　85
ABO 式血液型不適合　254
ADA 欠損症　208, 210
ELISA 抗体価　83
Fab 断片　55
Fab 部　55
Fc 受容体　62, 189
Fc 断片　55
Fc 部　55
FK506 結合タンパク質　259
H 因子　71
H 抗原　41
H 鎖　53
H 鎖遺伝子　98
H-2 抗原　253
HIV
　ウイルス粒子　215
　感染様式　216
HLA 遺伝子　253
HLA クラス I 抗原　253
HLA クラス II 抗原　253
HLA 抗原　252
HLA-A 抗原　253
HLA-B 抗原　253
HLA-C 抗原　253
HLA-DP 抗原　253
HLA-DQ 抗原　253
HLA-DR 抗原　253
H-Y 抗原　255
L 鎖　53
L-セレクチン　28, 30
M 細胞　22
MHC 遺伝子座　133
MHC クラス I 経路　126
MHC クラス I 抗原　121
MHC クラス I 負荷複合体　128
MHC クラス I 分子　121, 122, 194
MHC クラス II 欠損症　211, 212
MHC クラス II 抗原　121
MHC クラス II 対立遺伝子　230
MHC クラス II 分子　123, 130, 193
　基本構造　124
MHC・抗原ペプチド複合体　86

MHC 拘束性　120, 158
MR 混合ワクチン　202
MR ワクチン　200
N-ヌクレオチド　105, 106
NF-AT ファミリー　173
NK 細胞　15, 39, 189, 190
NK-T 細胞　16
NOD 様受容体　44
SP 細胞　155
X 連鎖高 IgM 症候群　211
X 連鎖重症複合免疫不全症　208, 209
X 連鎖無 γ グロブリン血症　208, 210

オ

オキサトミド　226
オクタロニー法　77
オザグレル　227
雄抗原　255
オートクリン　172
オートファジー　131, 197, 198
オプソニン　68, 73
オプソニン化　17, 34, 189
オプソニン作用　193
オマリズマブ　273
オーメン症候群　208
O 抗原　41

カ

回文構造　105
外膜　41
潰瘍性大腸炎　233
化学的バリアー　33
架橋　221
角化層　33
核酸　43
核酸合成阻害薬　257
獲得免疫　6
　サイトカイン　141
活性型受容体　39
活性化部分トロンボプラスチン時間　241
活性化誘導細胞死　160
活性化誘導シチジンデアミナーゼ　108
活性 T 細胞核因子　258
活性酸素　37
カッパ鎖　55

カテプシン B　130
過敏症　219
過敏性肺炎　237
カプソメア　41
可変部　53
可変領域　98
仮面様顔貌　242
カラム法　89
顆粒球　16
顆粒球コロニー刺激因子　269
カルシニューリン　258
カルシニューリン阻害薬　257, 260
カルネキシン　128
カルパイン　136
カルモジュリン　258
カルレチクリン　128
がん　150
感作　7
癌細胞　245
間接凝集反応　79
間接法　82
関節リウマチ　229, 237, 273
完全抗原　51
癌ワクチン療法　246
γ-グロブリン　53
γc 鎖　145
γc 欠損症　208, 209
κ 鎖遺伝子　98

キ

記憶細胞　8
記憶リンパ球　14
記憶 B 細胞　188
記憶 T 細胞　186, 187
気管支喘息　273
キメラ抗体　91
逆受身凝集反応　80
逆転写酵素阻害薬　246
キャリアー　52
急性期タンパク質　48
急性拒絶反応　252, 254, 255
急性灰白髄炎　202
胸管　20, 28
共刺激　188
共刺激分子　38, 170
凝集抗体価　79
凝集反応　75, 79
共焦点レーザー顕微鏡　86
胸腺　9, 15, 19, 153, 154

日本語索引

胸腺依存性抗原　52
胸腺細胞　19
胸腺ストロマ　153
胸腺内T細胞分化　155
胸腺非依存性抗原　52
強直性脊椎炎　238
強皮症　229
巨核球　14
局所性強皮症　242
局所免疫系　23
拒絶反応　249
　経時的分類　254
キラーT細胞　15, 167, 175, 187, 190

ク

グアニル酸　262
グアノシン一リン酸　262
グスペリムス水和物　262
クッパー細胞　17, 36
クラススイッチ　75, 89, 108, 188
グラム陰性菌　41
グラム陽性菌　41
グルカン受容体　36
クロスプレゼンテーション　131, 176
クローナルデリーション　159
クロモグリク酸　227
クロルフェニラミン　225
クローン　8
クローン選択　8
クローン選択説　75, 97
クローン病　233

ケ

経口寛容　162
蛍光顕微鏡　86
蛍光抗体法　86
経口トレランス　162
軽鎖　53
形質細胞　14, 75
血液型不適合輸血　223
血液細胞
　分化　13, 142
血管炎症候群　244
血管内皮細胞　27
血管内皮増殖因子　271
結合組織病　229

結合部の多様性　104
結合領域　98
血小板　13
血小板活性化因子　221
血清病　223
血清療法　75, 80
結節性多発動脈炎　229
血栓性血小板減少性紫斑病　236
結腸癌　272
ケトチフェン　226
ケミカルメディエーター遊離抑制薬　226
ゲムツズマブオゾガマイシン　271, 272
ケモカイン　29, 36, 39, 136, 147, 148, 186
ゲル内拡散法　76, 77
原発性硬化性胆管炎　234
原発性胆汁性肝硬変　234
原発性免疫不全症　207
KRAS遺伝子変異　272

コ

20Sコアサブユニット　127
抗ウイルス作用　34
好塩基球　16, 220
抗炎症薬　257, 264
硬結　224
抗原　4, 51
抗原決定基　51, 89
抗原抗体反応　5
抗原受容体　7
抗原処理　185
抗原性　51
抗原提示　6
抗原提示細胞　17, 188
　サイトカイン　173
膠原病　229
抗好中球細胞質抗体　237
抗サイログロブリン抗体　232
交叉抗原提示　38
交差反応　5
好酸球　16, 39, 189
好酸球性肺炎　237
抗腫瘍作用　34
甲状腺刺激ホルモン　231
高親和性IgE受容体　220
構成プロテアソーム　127
酵素抗体法　81

抗体　4, 14, 51, 67
　基本構造　53
　クラス　58
　クラススイッチ　110
抗体依存性細胞性細胞傷害　15, 40, 59, 190, 271
抗体医薬　5, 75, 91, 246, 271
抗体クラススイッチ
　サイトカイン　175
好中球　16, 39, 44
後天性免疫不全症候群　214, 246
抗毒素血清　80
高度免疫血清　75, 89
高内皮細静脈　21, 27, 185
高内皮細胞　27
抗ヒスタミン薬　225
抗免疫グロブリン抗体　82
抗リン脂質抗体症候群　241
抗CD3モノクローナル抗体　274
抗CD25モノクローナル抗体　274
コガタアカイエカ　203
骨髄　13, 18
骨髄移植　268
骨髄系　14
骨髄腫細胞　89
古典経路　67, 68
古典的な造血モデル　151
コメットテイル　197
ゴリムマブ　274
コレクチン　34
コ・レセプター　123
混合性結合組織病　244
混合リンパ球培養　119
混合ワクチン　200
common γ鎖　209

サ

臍帯血移植　268, 269
最適比　76
サイトカイン　5, 15, 135, 185
　炎症　146
　抗原提示細胞　173
　抗体クラススイッチ　175
　細胞死　143
サイトカイン受容体　209
サイトカイン受容体ファミリー　143, 144

細胞外細菌　194, 207
細胞死
　　サイトカイン　143
細胞質内核酸受容体　46
細胞傷害性T細胞　8, 15, 175, 187, 190, 232
　　ウイルス感染細胞の排除　199
細胞性免疫　5, 193
細胞接着装置　33
細胞接着分子　28, 186
細胞増殖因子　136, 140
細胞増殖シグナル阻害薬　257
細胞増殖阻害薬　257, 261, 262
細胞内寄生細菌　196
細胞表面補体受容体1型　71
細胞壁　41
細胞変性効果　198
サイロイドペルオキシダーゼ抗体　232
サーファクタントタンパク質　33
ザフィルルカスト　228
サラゾスルファピリジン　233
III型アレルギー　223
III型IFN　34
三次元画像　86
サンドイッチELISA　82

シ

次亜塩素酸　39
ジアシルリポペプチド　43
シェーグレン症候群　243
自家移植　251
自家骨髄移植　268
自家造血幹細胞移植　268
自家末梢血造血幹移植　269
磁気セルソーター　88
糸球体腎炎　223, 237
シグナロソーム　179
シクロオキシゲナーゼ　47
シクロスポリン　258, 259
シクロホスファミド水和物　262, 263
自己寛容　9, 18, 20, 229
自己免疫疾患　10, 229, 231
　　治療　244
自己免疫性肝炎　234
自己免疫性溶血性貧血　235
脂質メディエーター　221

シース液　86
ジスルフィド結合　55
自然免疫　6, 33
　　異物認識機構　40
　　サイトカイン　141
　　受容体　42
疾患修飾性抗リウマチ薬　239
実効組織　24
シトクロムb-558　212
ジフェンヒドラミン　225
ジフテリアトキソイド　200
ジフテリア・百日咳・破傷風三種混合ワクチン　202
シプロヘプタジン　225
自分の移植片　251
ジメンヒドリナート　225
弱毒生ワクチン　200
若年性関節リウマチ　238
重鎖　53
重症筋無力症　223, 236
重症複合免疫不全症　209
重層法　76
宿主　250
宿主対移植片反応　254
手指関節　238
樹状細胞　17, 20, 36, 185
受動免疫　6
主要組織適合遺伝子複合体　119, 252
主要組織適合抗原　9, 15, 185, 249
受容体エディティング　152
受容体介在性エンドサイトーシス　129
常染色体重症複合免疫不全症　208
上皮成長因子受容体　272
食細胞　16, 212
食作用　193
食胞　193
食物アレルギー　10, 219
シロスタゾール　241
シロリムス　260
人工多能性幹細胞　257
新生児溶血性貧血　223
真皮　24
親和性成熟　109, 188
C遺伝子群　98
C型レクチン様受容体　44
Cドメイン　53
C反応性タンパク質　48, 147

C1インヒビター　72
C1複合体　68
C3転換酵素　69
C5転換酵素　70
CCケモカイン　147
CD抗原　86, 91
CD分類　91
CD4⁺T細胞　167, 186
CD8陽性細胞　198
CD8⁺T細胞　187
CD20抗原　272
CD33抗原　272
CD40欠損症　211
CD40リガンド　211
CHOP療法　272
*CHS1*遺伝子　212
CpG配列　42
CTL
　　ウイルス感染細胞の排除　176
　　エフェクター作用　177
CXCケモカイン　147
Gタンパク質共役型受容体　44
G励起　86
J遺伝子群　98
J鎖　61
JAK3欠損症　208, 209

ス

髄質　19
膵臓β細胞　232
水痘　204
水痘ワクチン　204
水溶性プレドニゾロン　244
スカベンジャー受容体　36
ステロイド-受容体複合体　264
ステロイドパルス療法　244, 264
ステロイド薬　265
スーパーオキサイドアニオン　37
スフィンゴシン1-リン酸　30
スプラタストトシル酸塩　228
刷り込み現象　31

セ

制御性T細胞　15, 23, 161, 167, 183
正常細菌叢　33

成人 Still 病　238
正の選択　151, 156
生物学的製剤　257, 266
成分ワクチン　200, 204
世界アレルギー機構　219
赤芽球　14
赤脾髄　22
赤痢菌　197
セツキシマブ　271, 272
赤血球　13
赤血球凝集素　203
赤血球凝集反応　79
接触性過敏症　224
セラトロダスト　227
セリンプロテアーゼ　69
セリンプロテアーゼ阻害剤　72
セルソーター　88
セルピン　72
セレクチン　30
全身性エリテマトーデス　223, 229, 239
全身性強皮症　242
全身性硬化症　229
全身性自己免疫疾患　231
全身用ステロイド薬　264
先天性免疫　6
蠕動運動　33
線毛運動　33
ZAP-70 欠損症　211

ソ

走化性　29
臓器移植　249
臓器特異的自己免疫疾患　231
造血　13
造血因子　136, 140
造血幹細胞　151
造血幹細胞移植　268
相補性決定領域　56
即時型過敏症　219
即時型反応　222
即時相　222
促進型急性拒絶反応　254
続発性免疫不全症　214
組織球　36

タ

体液性免疫　4, 193
体細胞高頻度突然変異　75, 89

体細胞超変異　108, 110
帯状疱疹　204
第二経路　70
多価ワクチン　200
タクロリムス水和物　258, 259
多形核白血球　16
多重染色　85
脱プリン脱ピリミジン部位エンドヌクレアーゼ　108
多能性幹細胞　142
多能性造血幹細胞　13
タパシン　128
多発性硬化症　236
多発性筋炎　229, 242
ダメージ関連分子パターン　45
多様性領域　98
単核食細胞　16
単球　16, 36
type I インターフェロン　198
WSXWS モチーフ　144

チ

チェディアック-東症候群　212
遅延型過敏症　219
チオプリン S-メチル転移酵素　262
遅発型反応　222
遅発相　222
中枢性寛容　159
中和反応　80
蝶形紅斑　240
超可変部　56
超可変領域　56
腸間膜リンパ節　21, 23
超急性拒絶反応　252, 254
直接法　82
直腸癌　272
治療薬物モニタリング　258
チロシンキナーゼ型受容体　146
沈降線　77
沈降反応　75, 76

ツ

ツベルクリン反応　224

テ

定期接種　205
定常部　53
定常領域　98
ディジョージ症候群　154, 208, 210
ディフェンシン　33
ディプロタイプ　253
適応免疫　6
デキサメタゾン　264
テンシロンテスト　236
天疱瘡　237
D 遺伝子群　98
D 因子　70
DP 細胞　155
DPT 三種混合ワクチン　200
DPT ワクチン　203
T 細胞　5, 15, 181
　分化　153
T 細胞抗原受容体　15, 113, 163
T 細胞抗原受容体組換えシグナル配列　116
T 細胞分化　141
T 細胞/B 細胞抗原受容体複合体　114
T リンパ球　5, 15
TCR
　シグナル伝達　166
TCR 複合体　164, 165
TCRA 遺伝子座　115
TCRB 遺伝子座　115
TCRD 遺伝子座　115
TCRG 遺伝子座　115
TD 抗原　52, 178
TGF-β 受容体　146
TH1 型ヘルパー T 細胞
　マクロファージの活性化　168
TH2 型ヘルパー T 細胞
　B 細胞の補助　169
TH2 サイトカイン経路標的薬　228
TH1 細胞　167, 186
TH2 細胞　167, 186
TH17 細胞　167, 186
TI 抗原　52, 178
TNF 型受容体　145
TNF ファミリー　135, 140

ト

TNF-α 抗体　234

動員　27
同系移植　251
同系骨髄移植　268
同系造血幹細胞移植　268
同系統の移植片　251
糖質コルチコイド　264
糖質コルチコイド応答性エレメント　264
糖質コルチコイド受容体　264
同種異系移植　252
同種移植　251
同種抗原　249
同種骨髄移植　269
同種造血幹細胞移植　268
トキソイド　200, 201
特発性血小板減少性紫斑病　223, 235
トシリズマブ　245, 274
ドナー　250
トラスツズマブ　271, 272
トラニラスト　227
トリアシルリポペプチド　43
トリアムシノロン　264
トレランス　159
トロンボキサン A_2 標的薬　227
貪食　16, 185
Toll 様受容体　17, 37, 42

ナ

ナイーブ細胞傷害性 T 細胞　198
ナイーブヘルパー T 細胞　168
ナイーブリンパ球　14
ナイーブ T 細胞　183
ナチュラルキラー細胞　39
軟性白斑　241

ニ

II 型アレルギー　222
II 型サイトカイン受容体　145
II 型 IFN　34
二次応答　6, 7, 89, 189
二次元免疫拡散法　77
二次抗体　79, 83

二次リンパ器官　20, 186
二本鎖 RNA　41, 43
日本脳炎ワクチン　203
任意接種　205

ヌ

ヌクレオチド結合性多量体形成ドメイン　44

ネ

ネガティブセレクション　156
熱ショックタンパク質 90　264
ネフェロメトリー法　76, 78
粘液　33
粘膜　23, 33
粘膜固有層　23
粘膜免疫系　23

ノ

能動免疫　5

ハ

パイエル板　22, 23, 27
肺炎球菌ワクチン　204
敗血症　49
肺線維症　242
胚中心　21, 188
ハイブリドーマ　89
肺胞マクロファージ　17
白脾髄　22
破骨細胞　17
麻疹・風疹混合ワクチン　202
麻疹ワクチン　200
橋本病　232
播種性血管内凝固　49
破傷風トキソイド　200
バセドウ病　223, 231
パターン認識受容体　42
白血球　13, 27
白血球接着不全症　213
バッチ法　89
パニツムマブ　272
パパイン　55
ハプテン　51
ハプロタイプ　253
半同系移植　252
HAT 培地　89

ヒ

皮質　19, 21
非小細胞癌　272
ヒスタチン　33
ヒスタミン　18, 47
非ステロイド性抗炎症薬　239
脾臓　22
ヒト化抗体　91
ヒト上皮成長因子受容体 2 型　272
ヒト白血球抗原　119, 249
ヒト免疫不全ウイルス　214, 246
ヒト T 細胞抗原受容体遺伝子座　115
ヒト TCRα 鎖 H 鎖遺伝子　115
ヒト TCRβ 鎖 H 鎖遺伝子　115
ヒト TCRγ 鎖 H 鎖遺伝子　115
ヒト TCRδ 鎖 H 鎖遺伝子　115
皮膚　24, 33
皮膚筋炎　242, 229
皮膚免疫系　24
肥満細胞　18, 220
非メチル化 CpG 配列　44
百日咳ワクチン　200
表皮　24
日和見感染症　217
ヒンジ領域　54
B 因子　70
B 型肝炎母子感染防止事業　204
B 型肝炎ワクチン　204
B 細胞　4, 14
　活性化　179, 181
　シグナル伝達　180
　発生と分化　152
B 細胞抗原受容体　14, 106
B 細胞受容体　178
B リンパ球　4, 14
B 励起　86
B-1 細胞　15
BCG ワクチン　201
Hib ワクチン　205
P 因子　70
P-セレクチン　30, 213
P-ヌクレオチド　104, 105
PAP 法　85
PI レスポンス　44
PNP 欠損症　208

フ

ファゴサイトーシス 129, 193
ファゴソーム 37, 193
フィコリン 34, 69
フィンゴリモド 31
風疹ワクチン 200
フェキソフェナジン 226
不活化ワクチン 200, 201
不完全抗原 51
副腎皮質ステロイド 234, 239, 241, 243, 244, 257, 264
物理学的バリアー 33
負の選択 151, 156
フラジェリン 41, 43
ブラジキニン 47
プランルカスト 228
プレドニゾロン 264
不連続エピトープ 52
フローサイトメーター 86, 87
プロスタグランジン 47
プロスタグランジン D_2 221
ブロッキング 82
プロテアーゼ阻害薬 246
プロテアソーム 127
プロテイン A 84, 196
プロテイン G 84
プロパージン 70
プロピルチオウラシル 232
プロメタジン 225
分泌型 IgA 24, 61
分泌片 61
V 遺伝子群 98
V ドメイン 53
von Willebrand 因子切断酵素 236

ヘ

ペア型受容体 39
ベタメタゾン 264
ベバシズマブ 271
ペプシン 56
ペプチドグリカン 41, 43
ペプチド結合溝 122
ペプチド結合モチーフ 134
ペミロラスト 227
ペルオキシダーゼ 81
ヘルパー T 細胞 8, 15, 167, 186

ヘルパー T 細胞サブセット 169
辺縁帯 22
鞭毛 41, 43
β-グルカン 44
β-ディフェンシン 48
βc 鎖 145

ホ

傍皮質 21
ポジティブセレクション 156
ホスファチジルイノシトール 3 キナーゼ 260
ホスファチジルイノシトール代謝回転 44
ホスホリパーゼ A 33
捕捉抗体 82
補体 34, 67, 189
補体依存性細胞傷害作用 271
補体活性化経路 69
補体系
　制御機構 71
補体系カスケード 68
補体欠損症 213, 214
補体成分 67
哺乳類ラパマイシン標的タンパク質 260
ホーミング 23, 27, 31
ポリオ 202
ポリオ不活化ワクチン 200
ポリオワクチン 202
ポリクローナル抗体 89
ポーリン 41
ポリ Ig 受容体 24, 61
ホルミルペプチド 41
ホルミルペプチド受容体 44
ホルミルメチオニン 41

マ

マイナー組織適合抗原 255
膜侵襲複合体 70, 193
マクロピノサイトーシス 38, 129
マクロファージ 16, 36, 42
マスト細胞 18, 220
末梢血幹細胞移植 268, 269
末梢性寛容 159
末梢リンパ節 21
慢性移植腎症 256

慢性拒絶反応 254, 255
慢性肉芽腫症 212
マンノース結合レクチン 33, 69
マンノース受容体 36
マンノース特異的レクチン 189

ミ

ミエロペルオキシダーゼ 39
ミエロペルオキシダーゼ欠損症 212
ミクログリア 36
ミクログリア細胞 17
ミコフェノール酸モフェチル 262, 263
ミゾリビン 262

ム

ムロモナブ-CD3 274

メ

メキタジン 225
メサラジン 233
メチルプレドニゾロン 244, 264
メチルメルカプトイミダゾール 232
メトトレキサート 239, 263
メモリー細胞 8
6-メルカプトプリン 261
免疫 3
免疫応答 3
　サイトカイン 141
免疫記憶 7, 8
免疫グロブリン 14, 53
免疫グロブリン遺伝子 97
免疫グロブリンスーパーファミリー 29, 54
免疫グロブリン様ドメイン 54, 55
免疫系 3
免疫原 4, 51
免疫原性 51
免疫組織化学染色 85
免疫担当細胞 14
免疫的寛容 159
免疫電気泳動法 78

免疫粘着現象　73
免疫反応性　51
免疫複合体　75
免疫不全症　207
免疫プロテアソーム　127
免疫抑制薬　10, 245, 249, 250, 257
免疫抑制療法　257
綿花様白斑　241

モ

モノクローナル抗体　75, 89
モノクローナル抗体作成法　90
モンテルカスト　228

ユ

遊走因子　44, 68, 147
誘導組織　23
輸出リンパ管　21, 28
輸入リンパ管　20

ヨ

溶菌　67
溶血　67
抑制型受容体　39
予防接種　4, 205, 206
IV型アレルギー　198, 224

ラ

ライセンシング　38
落射式蛍光顕微鏡　87
ラクトフェリン　34
ラパマイシン　260
ラマトロバン　227
ラムダ鎖　55
ランゲリン　38
ランゲルハンス細胞　17, 38
λ鎖遺伝子　98
Reiter症候群　238

リ

リウマチ熱　229
リステリア　197
リステリオリシンO　197
リゾチーム　33
リツキシマブ　271, 272
リピドA　41, 43
リポキシゲナーゼ　47
リポタイコ酸　37, 41
リポ多糖　34, 53
リポタンパク質　43
リンパ球　14
リンパ球機能阻害薬　257, 258, 259
リンパ球交差試験　267
リンパ球再循環　27

リンパ球増殖抑制薬　257
リンパ系　14
リンパ節　20, 27
リンパろ胞　21, 174, 187

ル

ループス腎炎　240

レ

レイノー症状　240, 242
レクチン経路　69
レシピエント　250
連続エピトープ　52

ロ

ロイコトリエン　47, 221
ロイコトリエン標的薬　228
ローダミン　86
ろ胞樹状細胞　17
ろ胞ヘルパーT細胞　174, 188
ローリング　28, 48

ワ

ワクチン　3, 189, 200
ワクチン接種　4
ワルファリン　241
1ミスマッチ　268

外国語索引

A

Ab 51
accelerated acute rejection 254
acquired immunity 6
acquired immunodeficiency syndrome 246
activated partial thromboplastin time 241
activation-induced cell death 160
activation-induced cytidine deaminase 108
activation-induced deaminase 188
active immunity 5
acute rejection 254
ADA 210
adalimumab 274
adaptive immunity 6
ADCC 15, 40, 59, 190, 271
adenosine deaminase 210
adhesion molecule 28
adjuvant 89
AEP 130
AFC 182
affinity maturation 109, 188
Ag 51
agglutination test 79
AICD 160
AID 108, 188
AIDS 214, 246
AIH 234
AIHA 235
AIRE 156
allergen 219
allergy 9
alloantigen 249
allogeneic transplantation 251
allograft 252
allotype 55
alternative pathway 70
alveolar macrophage 17

ANCA 237
anchor residue 134
anergy 160
antibody 4, 14, 51
antibody-dependent cell-mediated cytotoxicity 59, 271
antibody dependent cellular cytotoxicity 15, 40
antibody-forming cell 182
antigen 4, 51
antigenic determinant 51
antigenicity 51
antigen presentation 6
antigen-presenting cell 17
anti-neutrophil cytoplasmic antibody 237
anti phospholipid syndrome 241
AP-1 264
APC 17
APE-1 109
apheresis 269
apoptosis-associated speck-like protein containing a CARD 45
APTT 241
apurinic/apyrimidinic endonuclease-1 109
aquired immunodeficiency syndrome 214
ASC 45
ATP-binding cassette transpoter 128
autograft 251
autoimmune disease 10
autoimmune hemolytic anemia 235
autoimmune hepatitis 234
autoimmune regulator 156
autologous transplantation 251
autophagy 131
avidin-biotinylated enzyme complex 85
avidity 173

azathioprine 261
AZP 261

B

Bacille de Calmette et Guérin 201
bare lymphocyte syndrome 211
Basedow's disease 231
basophil 16
B cell 14
B cell antigen receptor 106
B cell linker 179
B cell receptor 14
BCR 14, 106, 178
bevacizumab 271
BLNK 179
B lymphocyte 14
BMT 268
bone marrow 13, 18
bone marrow transplantation 268

C

γc 209
C3a 72
C4a 72
C5a 72
calcineurin 258
calmodulin 258
calnexin 128
calreticulin 128
CaM 258
C-ANCA 237
CARD 44
carrier 52
caspase 1 136
caspase-recruitment domain 44
CBT 268
CCR5 216
CCR7 153
CCR9 153
CD 233

CD4 15
CD8 15
CD18 213
CD28 161, 171
CDC 271
CD4/CD8 179
CD80/CD86 161, 170, 174
C3dg 71
CD40L 211
CDR 56
cell-mediated immunity 5
cell-surface complement receptor type 1 71
cetuximab 272
c-fos 145
chemokine 29, 147
chemotaxis 29
chronic rejection 254
ciclosporin 258
CLA 31
class II -associated invariant chain-derived peptide 130
classical pathway 68
class switch 188
class switching 108
CLIP 130
clonal selection 8
clone 8
cluster of differentiation 91
CN 258
collagen disease 229
complement 67
complementarity-determining region 56
complement-dependent cytotoxicity 271
complete antigen 51
connective tissue disease 229
constant region 53, 98
continuous epitope 52
cord blood stem cell transplantation 268
co-receptor 123
COX 47
CPA 263
CPE 198
CPM 263
CR1 71
CR2 74
CR3 73
CR4 73

C-reactive protein 48
Crohn's disease 233
crosslink 221
cross-presentation 38, 131
CRP 48, 147
CTL 15, 175
CTLA-4 170
cutaneous lymphocyte antigen 31
CXCL12 149
CXCR4 216
CYA 258
cyclophosphamide hydrate 263
cyclosporine 258
cyclosporine A 258
cytokine 5, 15
cytopathogenic effect 198
cytoplasmic-ANCA 237
cytotoxic T cell 8, 15
cytotoxic T lymphocyte 175
cytotoxic T lymphocyte antigen-4 170

D

DAI 47
damage-associated molecular patterns 45
DAMPs 45
DC 17
DD 143, 146
death domain 143, 146
DEC205 38
Dectin-1 44
Dectin-2 44
delayed-type hypersensitivity 219
Delta-like 4 154
dendritic cell 17
dermatomyositis 242
dermis 24
DIC 49
DID 77
DiGeorge syndrome 208
diplotype 253
discontinuous epitope 52
diversity region 98
DLL4 154
DM 242
DMARDs 239

DNA-dependent activator of IRFs 47
donor 250
double immunodiffusion 77
DPT 202

E

Edward Jenner 200
effector cell 8
effector site 24
EGFR 272
ELISA 81
enzyme-linked immunosorbent assay 81
eosinophil 16
epidermal growth factor receptor 272
epidermis 24
epitope 51
EPO 140
ErbB-2 272
ERBB2 272
erythroblast 14
erythrocyte 13
everolimus 260

F

Fγα/μR I 65
FcαR 62
FcαR I 65
FcγR 39, 62
FcγR I 64
FcγR II A 64
FcγR II -B1 64
FcγR II -B2 64
FcγR III A 64
FcεR 62
FcεR I 65, 220
FcεR II 65
FcR 62
FcRn 59, 65
FDC 17
fingolimod 31
FITC 86
FK506 259
FK506 binding protein 259
FKBP 259
fluid phase endocytosis 129
fMet 41

follicular dendritic cell　17
FTY-720　31

G

gamma-activated sequence　35
GAS　35
G-CSF　140, 269
gemtuzumab ozogamicin　272
gene rearrangement　97
germinal center　21, 188
glomerulonephritis　237
glucocorticoid receptor　264
glucocorticoid responsive element　264
GM-CSF　140
GMP　262
golimumab　274
gp120　216
GR　264
graft　250
graft versus host disease　256
graft versus host reaction　254
graft-versus-leukemia effect　257
graft-versus-tumor effect　257
granulocyte　16
granulocyte-colony stimulating factor　269
Graves' disease　231
GRE　264
guanosine monophosphate　262
GVHD　256
GVHR　254, 256
GVLE　257
GVTE　256, 257

H

HA　203
HAART　246
haplotype　253
hapten　51
Hashimoto's disease　232
HBs　204
heat shock protein 90　264
heavy chain　53

HEC　27
helper T cell　8, 15
hemagglutinin　203
hematopoiesis　13
hematopoietic stem cell　13
hematopoietic stem cell transplantation　268
HER2　272
HEV　21, 27
high endothelial cells　27
high endothelial venule　21
highly active anti-retrovirus therapy　246
hinge region　54
HIV　214, 246
HLA　119, 230, 249
HLA-B27　238
HLA-DM　131
homing　23, 27
host　250
host versus graft reaction　254
HSP90　264
human epidermal growth factor receptor type 2　272
human immunodeficiency virus　214, 246
human leukocyte antigen　119, 249
humoral immunity　4
HVGR　254
hybridoma　89
hyperacute rejection　254
hyperimmune serum　75
hypersensitivity　219
hypervariable region　56

I

IBD　233
iC3b　71
ICE　136
idiopathic thrombocytopenia purpura　235
idiotype　55
IFN　34, 135
IFN-α　34, 198
IFN-α/β　138, 140
IFN-β　34, 198
IFN-γ　34, 140, 172, 175, 224
IFN-λ　34

IFN-stimulated gene factor 3　35
IFN-stimulated response element　35
Ig　53
IgA　24, 61
IgD　62
IgE　62, 220
IgG　58, 68
Igh　98
Igl　98
IgM　61, 68
IKK　44
IL　135
IL-1　136, 139
IL-2　136, 139
IL-3　136, 139
IL-4　137, 139
IL-5　137, 139
IL-6　137, 139
IL-7　137, 139
IL-10　137, 139
IL-12　138, 139, 145
IL-13　138, 139
IL-15　138, 139
IL-17　138, 139, 183
IL-18　139
IIL-21　139
IL-23　139
IL-1β　45
L-1β converting enzyme　136
IL-1R　136
IL-1Ra　136
immediate hypersensitivity　219
immune response　3
immunglobulin superfamily　54
immunity　3
immunization　4
immunogen　4, 51
immunogenicity　51
immunoglobulin　14, 53
immunoglobulin superfamily　29
immunological memory　7
immunoreactivity　51
immunoreceptor tyrosine-based activation motif　40, 165
immunoreceptor tyrosine-

based inhibitory motif 40
IMPDH 262
imprinting 31
incomplete antigen 51
induced pluripotent stem cell 257
induced Treg 161
inductive site 23
induration 224
inflammasome 45
inflammation 20
inflammatory bowel disease 233
infliximab 274
inhibitor κ B kinase 44
innate immunity 6
inosine-5′-monophosphate dehydrogenase 262
integrin 29
interferon 34, 135
interferon-β promoter stimulator-1 46
interferon-regulatory factor 42
interferon-regulatory factor-9 35
interleukin 34, 135
IP-10 36
IPS-1 46
IPV 200
IRF 42
IRF-9 35
ISGF3 35
isotype 55
isotype switching 108
ISRE 35
ITAM 40, 165
ITIM 40
ITP 235
iTreg 161

J

JAK 35
Janus kinase 35
joining chain 61
joining region 98
JRA 238
jun 145
junctional diversity 104
juvenile RA 238

K

killer T cell 15
Kupffer cell 17, 36

L

laboratory of genetics and physiology-2 46
LAM 197
lamina propria 23
Langerhans cell 17
langerin 38
LAT 167
lectin pathway 69
leucin-rich repeat 42
leukocyte 13
LGP2 46
licensing 38
light chain 53
linker for T-cell activation 167
lipo-arabinomannan 197
lipopolysaccharide 53
LPS 34, 37, 41, 42, 53
LRR 42
L-selectin 29
LT 221
LTa 140, 143
lymph node 20
lymphocyte recirculation 27
lymphoid 14
lymphoid follicle 21

M

MAC 70, 193
macrophage 16
macropinocytosis 129
major histocompatibility antigen 15
major histocompatibility complex 119, 252
male antigen 255
mammalian target of rapamycin 260
mannose-binding lectin 33, 69
marginal zone 22
mast cell 18

MBL 33, 48, 69
MCP 71
M-CSF 140
MCTD 244
MDA-5 46
megakaryocyte 14
melanoma differentiation-associated gene 5 46
membrane attack complex 70, 193
membrane cofactor protein 71
memory cell 8
6-mercaptopurine 261
mesenteric lymph node 21
methotrexate 263
MG 236
MHC 9, 15, 119, 185, 230, 249, 252
MHC class I antigen 121
MHC class II antigen 121
MHC class I peptide-loading complex 128
MHC-peptide tetramer 86
MHC-restriction 120
microglial cell 17
minor histocompatibility antigen 255
mixed connective tissue disease 244
mixed lymphocyte culture 119
mixed lymphocyte reaction 119
mizoribine 262
MLC 119
MLR 119
monocyte 16
mononuclear phagocyte 16
6-MP 261
MS 236
mTOR 260
mTORC1 260
mTORC2 260
mTOR compex 260
MTX 239, 263
mucosa 23
multiple sclerosis 236
muromonab-CD3 274
myasthenia gravis 236
myc 145

mycophenolate mofetil 263
MyD88 42
myeloid 14
myeloid differentiation factor 88 42
myeloma 89
MZR 262

N

natural immunity 6
natural killer cell 15
naturally occurring Treg 161
neonatal Fc receptor 59
neutrophil 16
NFAT 258
NF-κB 264
NLRP3 45
NLR protein 3 45
NOD 44
NOD1 44
NOD2 44
NSAIDs 239
nTreg 161
nuclear factor of activated T cell 258
nucleotide-binding oligomerization domain 44

O

OKT3 274
omalizumab 273
one locus mismatch 268
opsonization 17
osteoclast 17

P

PAF 221
palindrome 105
PALS 22
PAMPs 40, 42, 173
P-ANCA 237
panitumumab 272
passive agglutination test 79
passive immunity 6
pathogen-associated molecular patterns 40
pattern recognition receptors 42

PBC 234
PBSCT 268
peptide-binding groove 122
peptide-binding motif 134
periarteriolar lymphoid sheath 22
perinuclear-ANCA 237
peripheral blood stem cell transplantation 268
peripheral lymph node 21
peroxidase-antiperoxidase 85
Peyer's patch 22
PGD2 221
phagocyte 16
phagocytosis 16, 130
phospholipase C-gamma 167
PIE 237
pIgR 61, 65
PI3 kinase 260
PIs 246
plasma cell 14, 75
platelet 13
platelet-activating factor 221
PLC-γ 167
PM 242
P-nucleotide 104
poly-Ig receptor 24
polymorphonuclear leukocyte 16
polymyositis 242
poor mobilizer 269
PPD 224
primary biliary cirrhosis 234
primary response 6
primary sclerosing cholangitis 234
protease inhibitors 246
proteasome 127
protein A 196
PRRs 42
PSC 234
pulmonary infiltration with eosinophilia 237
purified protein derivatives 224

R

RA 229, 237
radio immunoassay 81

RANKL 158
rapamycin 260
R-CHOP 272
receptor-mediated endocytosis 129
recipient 250
recruitment 27
red pulp 22
regulatory T cell 15
rejection 249
retinoic acid-inducible gene-I 46
reverse agglutination test 80
reverse transcriptase inhibitors 246
rheumatoid arthritis 237
RIG-I 46
rituximab 272
RLRs 46
RTIs 246

S

Salmonella pathogenicity island 197
SapM 197
SC 61
SCID 209
secondary response 6
secretory component 61
self tolerance 9, 18
sensitization 7
serine protease inhibitor 72
serpin 72
severe combined immunodeficiency 209
signalosome 179
signal transducers and activator of transcription 35, 172
single radial immunodiffusion 77
sirolimus 260
Sjögren syndrome 243
skin 24
SLE 223, 229, 239
somatic hypermutation 75, 108
S1P 30
sphingosine 1-phosphate 30
SPI-2 197

spleen　22
SRID　77
SS　243
SSc　242
STAT　35
STAT4　172
Streptomyces hygroscopics　260
Streptomyces tsukubaensis　259
syngeneic transplantation　251
syngraft　251
systemic lupus erythematosus　239
systemic sclerosis　242

T

tacrolimus hydrate　259
TANK-binding kinase 1　47
TAP　128, 194
tapasin　128
T-bet　173
TBK1　47
T-box expressed in T cells　173
T cell　15
T cell antigen receptor　113, 163
T cell receptor　15
TCR　15, 113, 163
T-dependent antigen　52, 178
TDM　258
TdT　106
terminal deoxynucleotidyl transferase　106
TFH　174, 188
TGF-β　140
TH17　183
therapeutic antibody　5
therapeutic drug monitoring　258
thiopurine *S*-methyl-transferase　262

thoracic duct　28
thrombotic thrombocytopenic purpura　236
thymocyte　19
thymus　15, 19
T-independent antigen　52, 178
TIR　42
TIR-domain-containing adaptor-inducing IFN　42
TLR　17, 193
TLR1　43
TLR2　43
TLR3　43
TLR4　42
TLR5　43
TLR6　43
TLR7　43
TLR8　43
TLR9　43
TLRs　37, 42
T lymphocyte　15
TNF-α　37, 140, 143
TNF-β　140, 143
tocilizumab　274
tolerance　159
Toll/IL-1 receptor　42
Toll-like receptor　17, 37, 193
Tolypocladium inflatum　258
TPMT　262
TPO　140
transplantation　10
transporter associated with antigen processing　128, 194
trastuzumab　272
Treg　15, 23, 161, 183
TRIF　42
TSH　231
TTP　236
tuberculin reaction　224
tumor necrosis factor　135
tumor necrosis factor-α　37

type 1 diabetes mellitus　232

U

UC　233
ulcerative colitis　233
UNG　108
uracil-DNA glycosylase　108

V

vaccination　4
vaccine　3
variable region　53, 98
vascular endothelial growth factor　271
vasculitis syndrome　244
VEGF　272
VWF-cleaving protease　236
VWF-CP　236

W

WAO　219
white pulp　22

X

xenogeneic transplantation　251
xenograft　252
XLA　208, 210
X-linked agammaglobulinemia　210
X-linked hyper-IgM syndrome　211

Z

ZAP70　167
zeta-chain-associated protein kinase 70　167